国家卫生健康委员会"十四五"规划教材

全国高等学校教材

供本科护理学类专业用

中医护理学基础

（中医特色）

第 3 版

主　编　王俊杰　高　静

副主编　郑方遒　于春光

编　者（以姓氏笔画为序）

于春光（北京中医药大学护理学院）　　　　郑方遒（辽宁中医药大学护理学院）

王云翠（湖北中医药大学护理学院）　　　　施　慧（安徽中医药大学护理学院）

王俊杰（浙江中医药大学护理学院）　　　　施珍妮（广州中医药大学护理学院）

王萍丽（陕西中医药大学护理学院）　　　　高　静（成都中医药大学护理学院）

杨　柳（福建中医药大学护理学院）　　　　覃　勤（广西中医药大学护理学院）

张春宇（黑龙江中医药大学附属第一医院）

学术秘书　詹晓雁（浙江中医药大学附属第一医院）

　　　　　柏丁兮（成都中医药大学护理学院）

人民卫生出版社

·北　京·

图书在版编目（CIP）数据

中医护理学基础：中医特色 / 王俊杰，高静主编
. —3 版 . —北京：人民卫生出版社，2022.4（2024.10重印）
ISBN 978-7-117-33025-1

Ⅰ.①中… Ⅱ.①王…②高… Ⅲ.①中医学 —护理
学 —医学院校 —教材 Ⅳ.①R248

中国版本图书馆 CIP 数据核字（2022）第 051544 号

人卫智网	www.ipmph.com	医学教育、学术、考试、健康，购书智慧智能综合服务平台
人卫官网	www.pmph.com	人卫官方资讯发布平台

中医护理学基础(中医特色)
Zhongyi Hulixue Jichu(Zhongyi Tese)
第 3 版

主　　编：王俊杰　高　静
出版发行：人民卫生出版社（中继线 010-59780011）
地　　址：北京市朝阳区潘家园南里 19 号
邮　　编：100021
E - mail：pmph @ pmph.com
购书热线：010-59787592　010-59787584　010-65264830
印　　刷：北京顶佳世纪印刷有限公司
经　　销：新华书店
开　　本：850×1168　1/16　印张：18
字　　数：533 千字
版　　次：2012 年 6 月第 1 版　　2022 年 4 月第 3 版
印　　次：2024 年 10 月第 5 次印刷
标准书号：ISBN 978-7-117-33025-1
定　　价：65.00 元
打击盗版举报电话：010-59787491　E-mail：WQ @ pmph.com
质量问题联系电话：010-59787234　E-mail：zhiliang @ pmph.com
数字融合服务电话：4001118166　E-mail：zengzhi @ pmph.com

第七轮修订说明

2020年9月国务院办公厅印发《关于加快医学教育创新发展的指导意见》(国办发〔2020〕34号)，提出以新理念谋划医学发展、以新定位推进医学教育发展、以新内涵强化医学生培养、以新医科统领医学教育创新，并明确提出"加强护理专业人才培养，构建理论、实践教学与临床护理实际有效衔接的课程体系，加快建设高水平'双师型'护理教师队伍，提升学生的评判性思维和临床实践能力。"为更好地适应新时期医学教育改革发展要求，培养能够满足人民健康需求的高素质护理人才，在"十四五"期间做好护理学类专业教材的顶层设计和规划出版工作，人民卫生出版社成立了第五届全国高等学校护理学类专业教材评审委员会。人民卫生出版社在国家卫生健康委员会、教育部等的领导下，在教育部高等学校护理学类专业教学指导委员会的指导和参与下，在第六轮规划教材建设的基础上，经过深入调研和充分论证，全面启动第七轮规划教材的修订工作，并明确了在对原有教材品种优化的基础上，新增《护理临床综合思维训练》《护理信息学》《护理学专业创新创业与就业指导》等教材，在新医科背景下，更好地服务于护理教育事业和护理专业人才培养。

根据教育部《关于加快建设高水平本科教育 全面提高人才培养能力的意见》等文件要求以及人民卫生出版社对本轮教材的规划，第五届全国高等学校护理学类专业教材评审委员会确定本轮教材修订的指导思想为：立足立德树人，渗透课程思政理念；紧扣培养目标，建设护理"干细胞"教材；突出新时代护理教育理念，服务护理人才培养；深化融合理念，打造新时代融合教材。

本轮教材的编写原则如下：

1. 坚持"三基五性" 教材编写坚持"三基五性"的原则。"三基"：基本知识、基本理论、基本技能；"五性"：思想性、科学性、先进性、启发性、适用性。

2. 体现专业特色 护理学类专业特色体现在专业思想、专业知识、专业工作方法和技能上。教材编写体现对"人"的整体护理观，体现"以病人为中心"的优质护理指导思想，并在教材中加强对学生人文素质的培养，引领学生将预防疾病、解除病痛和维护群众健康作为自己的职业责任。

3. 把握传承与创新 修订教材在对原有教材的体系、编写体裁及优点进行继承的同时，结合上一轮教材调研的反馈意见，进一步修订和完善，并紧随学科发展，及时更新已有定论的新知识及实践发展成果，使教材更加贴近实际教学需求。同时，对于新增教材，能体现教育教学改革的先进理念，满足新时代护理人才培养在知识结构更新和综合能力提升等方面的需求。

4. 强调整体优化 教材的编写在保证单本教材的系统和全面的同时，更强调全套教材的体系性和整体性。各教材之间有序衔接、有机联系，注重多学科内容的融合，避免遗漏和不必要的重复。

5. **结合理论与实践** 针对护理学科实践性强的特点,教材在强调理论知识的同时注重对实践应用的思考,通过引入案例与问题的编写形式,强化理论知识与护理实践的联系,利于培养学生应用知识、分析问题、解决问题的综合能力。

6. **推进融合创新** 全套教材均为融合教材,通过扫描二维码形式,获取丰富的数字内容,增强教材的纸数融合性,增强线上与线下学习的联动性,增强教材育人育才的效果,打造具有新时代特色的本科护理学类专业融合教材。

全套教材共59种,均为国家卫生健康委员会"十四五"规划教材。

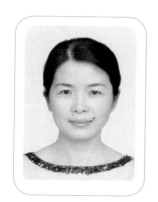

王俊杰,教授,硕士研究生导师,教研室主任。现为国家中医药管理局重点学科中医护理学方向带头人,教育部科技奖励评审专家,浙江省科技厅科技专家,浙江省医药卫生科技评审验收专家,江苏、四川、河北等省科技评审专家。

主要从事中西医结合外科护理、康复护理方面的研究,主持省自然科学基金等项目30余项,以第一作者或通信作者在国内外核心期刊发表学术论文80余篇,主持的有关中医护理技术的科研成果获浙江省科技进步奖三等奖、浙江省中医药科学技术奖一等奖,参与的成果获省科技进步奖二等奖、省中医药科技奖一等奖、中华护理学会科技奖三等奖。主编、副主编规划教材18部,主持省级一流金课3门,荣获省高等教育教学成果奖二等奖等8项。

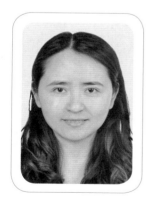

高静,教授,博士生导师、博士后合作导师,成都中医药大学护理学院院长。首批国家级一流本科专业(护理学)建设点负责人、四川省应用型示范专业(护理学)负责人。教育部高等学校护理学类专业教学指导委员会委员、教育部护理学专业认证工作委员会委员、中华护理学会护理教育专业委员会委员、四川省学术和技术带头人、四川省有突出贡献青年专家等。

研究方向为高等护理教育与管理、中西医结合护理。编写教材17部,出版专著3部,主持国家级、省部级课题22项,公开发表SCI和北大中文核心期刊论文44篇,专利7项。先后荣获中华护理学会科技奖三等奖,四川省高等教育教学成果奖一等奖、三等奖,四川省护理学会科技奖二等奖等。

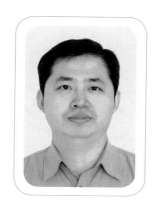

郑方道,副教授,硕士研究生导师,中医护理教研室主任。

主要从事运用中医护理技术防治慢性疑难病证的临床及实验研究,有着较为丰富的临床、教学和科研经验。先后主持并参与省市各类课题10余项,发表教学及科研论文20余篇,编写教材及专著近20部,其中主编高校"十三五"创新规划教材1部,副主编国家卫生和计划生育委员会"十三五"规划教材3部,参编其他国家级规划教材5部。

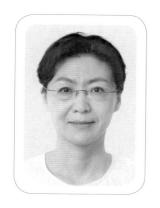

于春光,博士,副教授,硕士生导师。

主要研究方向为中西医结合护理、慢性病健康管理等。主持和参与各级科研项目20余项,在国内外学术刊物发表论文62篇,其中第一作者及通讯作者23篇,SCI收录1篇,获研究成果奖4项。参加全国10部规划教材的编写,其中主编"十二五"职业教育国家规划教材1部,副主编教材4部,出版专著1部。

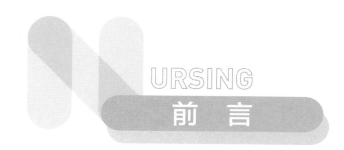

本教材在继承前一版教材精华的基础上,紧扣护理学类教学质量国家标准,密切结合临床中医护理发展现状,坚持以学生为中心、以岗位胜任力培养为导向,注重中医护理的基本理论、基本知识和基本技能,同时吸纳学科发展的最新成果,进一步体现思想性、科学性、先进性、启发性和适用性,力求做到知识、能力、素质的有机融合,着力培养学生的中医思维、运用所学的中医护理理论知识和技能分析问题、解决问题的能力。

结合前期的调研结果,立足于传承与创新,本教材在内容上进行了适当调整。例如,将常用中医护理技术独立成章,用药护理纳入中医基本护理,辨证施护基础和辨体施护后移,使其更符合教学规律,反映学科知识的逻辑性和科学性。把上版教材分列的护士、病人需注意事项合并,以减少不必要的重复。同时,丰富病情观察、饮食调护、小儿推拿的内容,经络与腧穴部分增添特定穴、选穴原则和配穴方法的介绍,常用中医护理技术则补充皮内针、穴位按摩等项目,使教材的中医护理理论知识更为充实,为中医护理技术的实际应用奠定基础。

本教材在结构体例上也有所完善,每一章设定学习目标,从知识、能力、素质三方面帮助学生明确学习要点,并渗透人文情怀,进行价值引领;章节前设置导入情境与思考,启发学生学习兴趣和中医思维,起到抛砖引玉的作用;章内插入 Box,包括知识拓展、学科前沿、临床研究等,开拓学生视野;章末设立思考题,大多以案例分析为主,培养学生中医思维,并融会贯通本章知识要点。此外,本书以融合教材的形式出版,在阅读纸质教材的同时,可以通过扫描书中二维码获取线上教学资源,包括教学课件、目标测试、案例和视频,方便教师教学和学生自主学习。

本教材共九章,分三大模块,即中医护理基本理论知识、中医护理技术、中医护理的临床应用基础。主要包括中医护理学发展简史、中医护理的特点与原则、中医基本护理、经络与腧穴概要、常用中医护理技术,以及辨证施护基础和辨体施护。教材面向全国高等中医药院校本科护理学类专业学生,也可作为职业教育护理专业、研究生以及临床护理人员学习和参考用书。

本教材由来自全国 11 所院校从事中医护理教学和临床一线的护理专家共同编写,具有广泛的代表性和一定的权威性。教材在编写过程中得到编者所在院校、医院领导的大力支持,谨在此一并表示诚挚的谢意!

限于编写时间和作者水平,书中难免存在不足与疏漏之处,恳请读者及时予以指正!

王俊杰　高静

2021 年 12 月

第一章

绪　论

01章　数字内容

学 习 目 标

知识目标：

1. 掌握中医护理学基础课程的地位和任务。

2. 熟悉中医护理学基础课程的内容和中医护理学发展史。

3. 了解中西护理文化内涵的异同。

能力目标：

1. 能根据理论与实践相结合的原则开展课程学习,增强学习效果。

2. 能借鉴历代中医经典文献指导实践和科研。

素质目标：

1. 具有高尚的职业道德和良好的人文素养。

2. 树立文化自信,并以发展中医护理学为己任。

中医学有着数千年的悠久历史,是中华民族在长期的生产、生活和医疗实践中认识生命、维护健康、防治疾病的宝贵经验总结,是中华传统文化的瑰宝。它具有科学的思维方法、原创的理论体系和丰富的实践经验,并不断得到传承与创新。

中医护理学是中医学的重要组成部分,是以中医理论为指导,以整体观念和辨证施护为特点,运用独特的中医护理方法和技术,结合预防、保健、康复等措施,对患者及老、弱、幼、残施以护理,以促进、恢复、维持人类健康的一门学科。中医护理学的内涵丰富,包含中医护理理论知识、中医护理方法和中医护理技术三个层面。服务对象包括患者和健康人;服务范围涉及疾病护理、病后调摄与康复,以及人群的养生保健与防未病;服务场所涵盖医院、家庭和社区;服务领域涉及临床各科专科护理、社区卫生服务和居家护理等。

第一节　中医护理学基础的任务与内容

中医护理学基础是中医护理学科的基础,在中医护理学中占有举足轻重的地位。它是高等中医药院校护理学专业课程体系中最基本、最重要的专业基础课之一,也是护理学专业的主干课程和必修课程,是学生学好中医临床护理课程的前提和保证,在中医基础课程和临床护理课程之间起到承上启下的桥梁纽带作用。

中医护理学基础是运用中医护理学的基本理论知识和基本技能满足患者健康需要的重要课程。它继承了中国历代医家的护理学术思想和医疗护理经验,同时又汲取了现代护理学在理论和实践方面的新成果、新进展,并不断发展完善。

中医护理学基础的任务是以人的健康为中心,以整体观念和辨证施护为特点,研究如何应用中医护理学的基本理论知识和基本方法技术为服务对象提供个性化的整体护理,以达到预防疾病、恢复健康、减轻痛苦、养生保健的目标。整体观念重视人体自身的整体性和人与自然、社会环境的统一性,护理时既要考虑疾病本身,还应关注心理、社会、精神、文化、环境等因素对人的影响。辨证施护是中医护理的精髓,强调在对"病""症"实施护理的同时,更应注重对"证"的护理,显示出中医护理既重视整体又关注个体差异的特点。基本理论知识和方法技术则包括中医基础理论、经络腧穴和方药基本知识、病情观察、情志护理等中医基本护理知识和方法,以及艾灸、拔罐、刮痧等传统中医护理技术,实施时需要因人而异、综合运用。随着医学科学的进步和中医学的快速发展,中医护理的理论、观念、方法和技术在传承精华的基础上也在不断更新和完善,研究不断深入,现代化和国际化步伐加快,以更好地满足人们日益增长的卫生保健需求。

中医护理学基础包括中医护理基本理论知识、中医护理技术、中医护理临床应用基础3个模块。中医护理基本理论知识模块,阐释中医护理学发展简史、中医护理的特点与原则、中医基本护理,以及实施中医护理技术必须掌握的经络与腧穴基本知识。其中中医基本护理包括病情观察、生活起居、情志护理、饮食调护、用药护理等内容,介绍相关的基本知识和中医护理方法。中医护理技术模块,详细阐释成人和小儿常用推拿手法及常见病证推拿、针灸法、耳穴贴压法、拔罐法、刮痧法、穴位按摩法、穴位贴敷法、湿敷法、熏洗法等30余种技术,除传统的护理技术外,还介绍近二十年与现代科技相结合的中医护理操作技术,展示这些技术的最新改良与研究成果。辨证施护基础和辨体施护归入中医护理临床应用基础模块,旨在结合辨证和辨体,对前面的基本理论、基本知识和基本技术进行初步应用,为后续临床护理课程的学习奠定扎实的基础。

学习中医护理学基础要坚持理论与实践相结合。一定要认识到理论是基础,要认真学习,扎实掌握中医护理学的基本理论和基本知识,为实践打下基础。中医护理学基础是一门实践性很强的课程,学习中可结合临床案例,灵活运用所学知识,对具体现象进行综合分析,提出解决办法,提高理论知识的实际运用能力。要重视各项中医护理技能的操作练习,演练过程中应主动参与、积极动脑,改变单纯模仿的被动学习模式,经过反复实践,熟练掌握操作要点。充分利用课间见习、毕业实习等机会,通过四诊仔细收集资料,辨明证型,分析并思考采用哪些调护措施和中医护理技能帮助患者解决问题,进一步加深对理论知识的认识、理解和应用,提高自身的中医护理实践能力。

第二节　中医护理学发展简史

中医护理学的起源、形成与发展和中医学一样,经历了漫长的历史阶段,且与社会各个历史时期的生活和生产实践、科学技术的进步以及哲学思想的发展密不可分。自从有了人类,有了疾病,就有了医和护。但是由于受当时历史条件、人们生活习俗等多方面因素的制约与影响,中医治病往往集医、药、护为一身,护理的职责一般由医者、助手以及患者家属所分担,呈现出医中有护、医护合一的特征。中医历来主张"三分治,七分养",养即是护理。

虽然历史上没有形成独立的护理学科或护理学专业,但是中医护理的理论、方法和技术,却散在记录于浩瀚的中医药文献之中,同时涌现出许多具有护理含义的词汇,如"将护""调护""侍疾"等。数千年来,在历代医家和护理工作者的共同努力下,中医护理的内容不断丰富、完善,并逐渐发展成为一门独立的学科——中医护理学。

一、古代中医护理学的发展

(一)萌芽时期(远古—公元前 21 世纪)

远古时代,我们的祖先为了生存,以植物和野兽为食,用树叶或兽皮作衣,过着"穴巢而居"的生活,并在与大自然做斗争的过程中逐渐积累了很多的护理经验。例如,负伤时会到溪流边用清水冲洗受伤部位,去掉血垢,并学会用草茎、树叶对伤口进行包扎,这便是外科包扎止血术的雏形;不慎骨折时,用树枝固定止痛;为了消肿散瘀,对四肢跌仆损伤的部位进行揉捏按压,形成了最原始的按摩术。通过对动植物的长期观察和尝试,原始人类逐渐认识到动植物的营养、药用价值和毒性,从而加以利用或减少食用。《史记·补三皇本纪》记载:"神农氏以赭鞭鞭草木,始尝百草,始有医药。"《淮南子·修务训》说:"神农……尝百草之滋味,水泉之甘苦,令民知所避就。当此之时,一日而遇七十毒。"原始人类这些本能的自我保护、减轻痛楚的自疗和互助活动,便是医疗护理的萌芽。

(二)夏—春秋时期(公元前 21 世纪—公元前 475 年)

夏—春秋时期,社会生产力的提高改善了人们的物质文化生活,也为医疗护理的发展创造了有利条件。周代就有疾医、疡医、食医、兽医的医学分科,并建立了最早的医政制度,人们逐渐开始关注个人卫生、环境卫生、饮食卫生等。《周礼·天官》记载医师(卫生行政官员)之下设有士、府、史、徒等专职人员,"徒"就兼有护理职能,负责看护患者。在个人卫生方面,洗脸、漱口、洗手、洗脚、沐浴和洗涤食具等卫生习惯开始形成。人们对改善环境卫生的认识亦开始提高,如民宅周围注意排除污水、晒扫居处、灭虫等以保持环境的整洁。随着农副产品品种的增加和烹调技术的改进,人们已经不再满足于充饥,而有了调养和食疗的意识。《周礼·天官》载:"以五味、五谷、五药养其病""凡疗疡,以五毒攻之,以五气养之,以五药疗之,以五味节之。凡药,以酸养骨,以辛养筋,以咸养脉,以甘养肉,以滑养窍"。在情志方面,指出太过的情志活动会有损健康,导致疾病。《周礼·天官》云:"喜、怒、哀、乐、爱、恶、欲之情,过则有伤。"在流行病和传染病的预防方面,《周礼·天官》指出:"四时皆有疠疾,春时有痟首疾,夏时有痒疥疾,秋时有疟寒疾,冬时有嗽上气疾",还从气候转变中提出"孟春行秋令,则民大疫""季春行夏令,则民多疾疫"。说明当时对传染病所特具的时令性有了较系统的认识,并提出顺应节气、保护环境等防疫措施。

(三)战国—东汉时期(公元前 475—公元 220 年)

战国—东汉时期政治、经济和科学文化的繁荣推动了医学的快速发展。学术界诸子蜂起,出现儒家、道家、墨家、法家、阴阳家等不同的学术派别,并展开争鸣。天文、地理、数学、文学、史学等方面都取得了一定的成就,为中医理论体系的形成奠定了坚实的基础。《黄帝内经》(*Inner Canon of Huangdi*)、《伤寒杂病论》(*Treatise on Cold Pathogenic and Miscellaneous Diseases*)、《神农本草经》(*Shennong's Classic of Materia Medica*)等医药学典籍的相继问世,标志着中医学理论体系的初步形成。

1.《黄帝内经》与中医护理学理论基础　《黄帝内经》(以下称内经)是我国现存最早、最完整的一部医学古籍,包括《素问》(*Plain Questions*)和《灵枢》(*Miraculous Pivot*)两部分,系统阐述人体的结构、生理、病理,以及对疾病的诊断、治疗和养生等问题,奠定了中医学和中医护理学的理论基础。其内容包括脏象、经络、病因、病机、诊法、辨证、治则、针灸和汤液治疗等。它在阐述医学理论的同时,还对当时哲学领域的一系列重大问题,如阴阳、五行、气、天人相应、形神关系等,进行了深入探讨。该书同时也涉及中医护理学基础的各个方面,包括生活起居、饮食护理、情志护理、病情观察、用药护理以及护理技术等。

(1)《内经》与生活起居护理:《内经》指出"人与天地相应也",即人与自然界的统一性,人体的生理功能和病理变化不断地受季节气候、昼夜晨昏、地理环境等影响,人体又通过相应的调节来适应这种变化。《灵枢·五癃津液别》说:"天暑衣厚则腠理开,故汗出……天寒则腠理闭,气湿不行,水下留于膀胱,则为溺与气。"指出夏天腠理开泄,汗出而保持正常的体温,以适应外界的天暑地热;冬天腠理闭密,保津蓄温,来适应外界的天寒地冻。《素问·四气调神大论》指出:"夫四时阴阳者,万物之根本也,所以圣人春夏养阳,秋冬养阴,以从其根,故与万物沉浮于生长之门。"提醒人们顺应四时气候,做好生活起居护理,避免疾病的发生。《素问·移精变气论》说:"动作以避寒,阴居以避暑。"在寒冷的季节,应该参加适当的活动,有助机体产生热量;暑热的季节,则应在阴凉处休息避暑。

(2)《内经》与饮食护理:《内经》是首次记载食养食疗理论的经典著作。《素问·五常政大论》中首次提出"谷肉果菜,食养尽之",阐述饮食的最基本要求是结构多元和滋味平衡。《素问·平人气象论》曰:"毒药攻邪,五谷为养,五果为助,五畜为益,五菜为充,气味合而服之,以补精益气",说明了饮食的重要性。书中还介绍过饥过饱不利健康的观点,《灵枢·五味》指出:"天地之精气,其大数常出三入一,故谷不入,半日则气衰,一日则气少矣。"《素问·痹论》说:"饮食自倍,肠胃乃伤。"《内经》中根据五行理论阐释了五味归属五脏的规律,如"酸入肝,辛入肺,苦入心,咸入肾,甘入脾",同时提出"肝病禁辛,心病禁咸,脾病禁酸,肾病禁甘,肺病禁苦"的饮食禁忌。

(3)《内经》与情志护理:《内经》对情志护理已给予高度重视,认为情志关系到疾病的发生、发展、预后。情志过极或情绪刺激可导致人体气血失调,气机不和,脏腑功能紊乱,诱发或加重疾病,如"怒则气上、喜则气缓、悲则气消、恐则气下、惊则气乱、思则气结"等。《素问·汤液醪醴论》提出:"精神不进,志意不治,故病不可愈。"《灵枢·师传》指出:"未有逆而能治之也,夫惟顺而已矣。顺者,非独阴阳脉论气之逆顺也,百姓人民皆欲顺其志也。"强调了解患者的心理状态、顺从患者意愿、做好情志护理的重要性。顺从患者之所愿以取得患者的合作,是施行各种治疗护理的前提。但对骄恣纵欲、不遵守疾病禁忌的患者,《内经》提出"禁之则逆其志,顺之则加其病",此时应"告之以其败,语之以其善,导之以其所便,开之以其所苦"。

(4)《内经》与病情观察:书中涉及丰富的病情观察内容,包括望神、察色、观形、闻声、问病、切脉等。《素问·五脏生成》说:"青如翠羽者生,赤如鸡冠者生,黄如蟹腹者生,白如豕膏者生,黑如乌羽者生,此五色之见生也。"阐明了察色的要点,滋润而有光泽、鲜艳而又含蓄为富有生机之象,若颜色枯槁、晦暗无神则为不良之象。《素问·脉要精微论》云:"五脏者,中之守也,中盛脏满,气胜伤恐者,声如从室中言,是中气之湿也。言而微,终日乃复言者,此夺气也。"说明通过闻声可以判断中气的虚实。治疗护理时,应"察其形气色泽,脉之盛衰,病之新旧",从而采取相应的方法。这些对指导病情观察均有着重要意义。

(5)《内经》与中医护理技术:《内经》中记载了很多中医护理技术,如针灸、推拿、刮痧、敷贴、热熨等。书中的九针便是目前毫针、三棱针、梅花针等针具的起源。《素问·骨空论》中有颈项痛患者针刺

Note:

时的取穴方法:"大风颈项痛,刺风府,风府在上椎""灸寒热之法,先灸项大椎,以年为壮数;次灸橛骨……",介绍了灸法的顺序及灸量的估算。《素问·玉机真脏论》写到:"风者,百病之长也,今风寒客于人……或痹不仁肿痛,当是之时,可汤熨及火灸刺而去之。"指出风寒侵入人体,导致局部麻痹肿痛时,可综合运用各项技术如热熨、针灸和火疗等以祛除邪气。《灵枢·痈疽》较详细地记载了有关药物熏蒸的方法,说明在数千年前人们已使用此法来治疗和护理病患。

2.《伤寒杂病论》与辨证施护 《伤寒杂病论》(*Treatise on Cold Pathogenic and Miscellaneous Diseases*)为东汉末年著名医家张仲景(Zhang Zhongjing)所撰,是我国最有影响的一部临床医学巨著。经晋代王叔和整理,分为《伤寒论》(*Treatise on Cold Pathogenic Diseases*)和《金匮要略》(*Synopsis of the Golden Chamber*)两部。该书总结了汉朝以前的诊疗经验,首创"证候"一词,创立六经辨证和脏腑经络辨证方法,并据此论治用方,它不仅奠定了中医辨证论治理论体系的基础,也为临床辨证施护开了先河。

(1)发展用药护理:在辨证论治思想指导下,张仲景阐述了汗、吐、下、和、温、清、补、消八种用药方法及护理措施,成为中医用药护理的重要原则。该书记载大量汤药的煎煮方法、服药的注意事项、药后的观察和服药饮食宜忌等内容。如桂枝汤的煎煮"以水七升,微火煮取三升,去渣,适寒温,服一升",服后应"啜热稀粥一升余,以助药力""温覆令一时许,遍身漐漐微似有汗者益佳,不可令如水流漓,病必不除";还指出服桂枝汤治疗期间"禁生冷、黏滑、肉面、五辛、酒酪、臭恶等物"。此外,《伤寒论》对用药时间也有严格要求:"凡作汤药,不可避晨夜……若或差迟,病即传变。虽欲除治,必难为力。"在《伤寒杂病论》中不但有丸、散、膏、丹等服药的护理,还记载了各种护理技术,如《金匮要略·杂疗方》记载抢救"尸厥""卒死"等昏迷垂危患者,"吹皂荚末入鼻中""菖蒲屑内鼻两孔中吹之,令人以桂屑着舌下",便是吹药法、舌下含服法的雏形。此外,护理百合病的洗身法,针对狐惑病的熏洗法、烟熏法,也一直沿用至今。

(2)首创灌肠法:《伤寒论·辨阳明病脉证并治》中记载了对津枯肠燥、大便秘结者,"当须自欲大便,宜蜜煎导而通之",或是"土瓜根及大猪胆汁,皆可为导""又大猪胆一枚,泻汁,和少许汁醋,以灌谷道内,如一食顷,当大便出宿食恶物,甚效。"以后逐渐发展成各种灌肠法而用于临床内外妇儿等各科。

(3)开展急救复苏术:在《金匮要略·杂疗方》中有类似现代心肺复苏急救技术的记载,用以抢救自缢、溺死患者。如对自缢者,应"徐徐抱解,不得截绳,上下安被卧之;一人以脚踏其两肩,手少挽其发,常弦弦勿纵之;一人以手按据胸上,数动之;一人摩将臂胫屈伸之。若已僵,但渐渐强屈之,并按其腹。如此,一炊顷,气从口出,呼吸眼开,而犹引按莫置,亦勿苦劳之。"这是迄今世界上最早的关于胸外心脏按压等复苏抢救技术最清晰详细的记载,其时间早于西方一千多年(1771年,Tossach发明成人口对口人工呼吸)。

(4)强调饮食禁忌和卫生:《金匮要略》在饮食护理上已有专篇论述,如食用各种禽兽鱼虫及果实菜谷的禁忌,指出脏病食忌、四时食忌、冷热食忌、妊娠食忌及合食禁忌等。明确指出饮食也应辨证,所谓"所食之味,有与病相宜,有与身为害,若得宜则益体,害则成疾"。在饮食卫生中,已明确告诫"秽饭、馁肉、臭鱼,食之皆伤人""梅多食,坏人齿""猪肉落水浮者,不可食""肉中有米点者,不可食"等。

3.《神农本草经》与用药护理 《神农本草经》(*Shennong's Classic of Materia Medica*)是我国现存最早的药物学专著,对战国至东汉时期的药物学知识和用药经验进行了系统总结。全书载药365种,根据毒性大小分为上、中、下三品:上品"为君,主养命以应天,无毒,多服久服不伤人";中品"为臣,主养性以应人,无毒有毒,斟酌其宜";下品"为佐使,主治病以应地,多毒,不可久服"。对有毒性的药物,强调必须从小剂量开始,逐渐增加剂量,以免造成不良后果。书中概括了中药的药性,如四气(寒、凉、温、热)、五味(酸、苦、甘、辛、咸),明确了"治寒以热药,治热以寒药"的用药原则,并提出药物配合使用时的"七情和合"学说,"药有阴阳配伍,子母兄弟,根茎花实,草石骨肉。有单行者,有相须者,有相使者,有相畏者,有相恶者,有相反者,有相杀者。凡此七情,和合视之。"此外,该书还介绍了根据疾病部位安排服药时间的原则,"病在胸膈以上者,先食而后服药;病在心腹以下者,先服药而后食;病在四肢血脉者,宜空腹而在旦;病在骨髓者,宜饱满而在夜。"该书对护理人员正确掌握服药时间、用药剂量、毒副作用以及用药后效果观察等具有重要的指导意义。

4. 华佗与保健体操 东汉杰出的医家华佗(Hua Tuo)发明中药全身麻醉剂"麻沸散",并将其应用于外科手术中,为中医外科学和中医外科护理学的发展作出巨大贡献;在养生保健方面,他认为:"人体欲得劳动,但不当使极耳。动摇则谷气以消,血脉流通,病不得生,譬如户枢终不朽也",即体育锻炼可以帮助消化、疏通气血、增强体质、减少疾病。他创编的五禽戏(five mimic-animal exercise)是在古代气功导引的基础上模仿虎、鹿、猿、熊、鸟五种动物的姿态动作,把医疗、护理、体育有机地结合起来,开创了我国保健体操的先河。

(四) 魏晋南北朝时期(220—581 年)

魏晋南北朝时期虽经历了长期的分裂和频繁的战争,但文化科学技术却有长足的进步,推动了中医护理理论与各专科护理的发展。

1.《脉经》提供脉象观察依据 王叔和(Wang Shuhe)所著的《脉经》(*Pulse Classic*)第一次全面系统阐述浮、芤、洪、滑、数、促、弦、紧等 24 种病脉的脉象形态及其所主病证;提倡"寸口诊法",明确左寸主心与小肠,左关主肝胆,右寸主肺与大肠,右关主脾胃,两尺主肾与膀胱的三部脉位。此书为中医护理病情观察提供了可靠的依据。

2.《肘后备急方》记载中医各科护理 东晋葛洪(Ge Hong)著《肘后备急方》(*Handbook of Prescriptions for Emergency*),又称《肘后救卒方》,集中医急救、传染病及内、外、妇、五官、精神、骨伤等各科之大成,书中载有较多与护理相关的内容。

(1)急救技术:书中记载抢救自缢时应"徐徐抱解其绳,不得断之,悬其发,令足去地五寸许,塞两鼻孔,以芦管内其口中至咽,令人嘘之。有顷,其腹中砉砉转,或是通气也,其举手捞人,当益坚捉持,更递嘘之。若活了能语,乃可置。若不得悬发,可中分发,两手牵之。"又方:皂荚末,葱叶吹其两鼻孔中,逆出,复内之。此法较之前的急救技术又有新的创新:①注重环境,"扶于通风处",以利改善缺氧;②体位变化,抬高下肢离地"五寸许",增加静脉回心血流;③人工呼吸,直接"吹气入口",形成一定的潮气量并供氧;④加用刺激复苏法,将辛香刺人的药末(皂荚、葱根等)吹入鼻中,促使患者喷嚏或咳嗽而达复苏效果等。其中用芦管吹气复苏正是当今"口咽通气管"的雏形,是葛洪的一大发明。

(2)创面处理:对外伤出血患者,书中建议采用压迫止血,或烧灼止血,或外敷及内服药物止血止痛等,如"苦酒渍棉塞鼻孔""疗金疮方……狼牙草茎叶熟捣,敷贴之,兼止血止痛,又方五月五日掘葛根暴干捣末,敷疮上止血止痛"。明确指出外伤大出血者应禁食热粥,以免迫血妄行,"凡金疮出血,其人若渴当忍之,常用干食并肥脂之物以止渴,慎勿咸食。若多饮粥辈,则血溢出杀人,不可救也";肿疡患者应"忌嗔怒大言笑,思想阴阳,行动作劳,勿多食酸咸,饮酒羹霍辈,皆使疮痛肿发,甚者即死";对蜂螫或蛇咬伤者,要注意创口的清洗,可采用葛根煎汁药洗及盐水洗等,反映出清洗伤口已成为当时创伤治疗的一种常规处理。

(3)二便失调护理:古人认为大便不通为内关,小便不通为外格,二便俱不通为关格。该书在二便失调护理方面提出:"小便不通,土瓜根捣汁,入少水解之,筒吹入下部""大便不通,上方吹入肛门内,二便不通,前后吹之取通。"这些处理方法是目前所能见到的最早关于导尿的中医文献记载,尽管文中"吹入下部"并未言明是吹入前阴,但据后文"前后吹之取通",可以确定其"下部"实即前阴(尿道口),而筒正是导尿工具。该法用导管将黏稠的液体吹入尿道,借助液体的扩张作用,在膀胱与尿道之间构成一个液体通道,达到引出尿液的目的。

(4)疾病的诊疗与护理:该书对于截疟有这样一段记载,"青蒿一握,以水二升渍,绞取汁,尽服之",寥寥数语启发了屠呦呦教授,最后研制出青蒿素,挽救了无数人的生命;葛洪还提出用海藻治疗瘿疾,与后世甲状腺肿大与缺碘相关的认识相一致;采用狗脑敷治被疯狗咬伤的患者,开创免疫法治疗狂犬病的先河。书中还记载了对黄疸患者可用白纸染尿法进行实验诊断,腹水患者饮食应"勿食盐,常食小豆饭,饮小豆汁,鲤鱼佳也。"

3.《刘涓子鬼遗方》发展中医外科护理 南北朝时期龚庆宣(Gong Qingxuan)所著《刘涓子鬼遗方》(*Liu Juanzi's Remedies Bequeathed by Ghosts*)是我国现存最早的一部外科专著。书中记载,对腹部外伤肠管脱出者,还纳时要注意保持环境清洁、安静,还应注意外敷药的干湿,干后即当更换等;在回纳入腹腔后,"十日之内不可饱食,频食而宜少,勿使患者惊",强调饮食护理和情志护理的重要性;在"黄父痈疽论"中强调,痈疽患者须"绝房室,慎风冷,勿自劳动"。这些均充实了中医外科护理的内容。

(五)隋唐五代时期(581—960 年)

隋唐五代时期是我国封建社会的繁荣阶段,隋唐统治者采取了一系列促进医学发展的重大政策和措施,医学理论和技术得到进一步的充实和提高,并且走向专科化。此期出现了众多的名医名著,中医护理理论和专科护理得到全面发展。

1.《诸病源候论》详述各种病证护理 隋代巢元方(Chao Yuanfang)著《诸病源候论》(*General Treatise on Causes and Manifestations of All Diseases*),是中医学第一部病因病机证候学专著,分述内、外、妇、儿、五官、皮肤等诸科病证的病因、病机和症状。虽是阐述病源的专著,但对中医护理学的各种病证护理,尤其是病情观察,有很大的发展与补充。书中记载了通过肤温、脉象对中风、淋证、温热病患者进行观察,"凡皮肤热甚,脉盛躁者,病温也。其脉盛而滑者,汗且出也"。认为脉直疾、脉疾而细、脉来牒牒(累累)等都是病情恶化的表现。对外科肠吻合术后患者的饮食护理,指出"当作研米粥饮之,二十余日,稍作强糜食之,百日后乃可进饭耳。饱食者,令人肠痛决漏。"认为乳痈大多由乳汁郁滞所致,护理时可"手助捻去其汁,并令旁人助嗍引之",使乳汁排出,乳痈消散。在急救处理时,很重视针灸急救,并强调综合处理。该书还发展和补充养生的护理技术,如虚劳者可用呼吸法、健身法、搂肘法等增强自身体质。

2.《备急千金要方》和《千金翼方》重视妇幼保健与医德 唐代孙思邈(Sun Simiao)所著的《备急千金要方》(*Essential Recipes for Emergent Use Worth A Thousand Gold*)和《千金翼方》(*A Supplement to Recipes Worth A Thousand Gold*)为中医学第一部医学百科全书,以"人命至重,有贵千金,一方济之,德逾于此"而命名。该书重视妇幼保健与护理,对食治之宜、养生之术、备急之方、针灸之法等都有详细阐释,并提出"大医精诚"为医学道德准则和追求的境界。

(1)妇产科护理:孙思邈从妇人怀孕养胎、分娩乃至产褥期的护理,都作了详细叙述。如妊娠妇女应"居处简静";在饮食方面,指出应禁酒及冰浆;在临产护理时,不能让不洁者进产房,指出"产妇第一不得匆匆忙忙,旁人极须稳审,皆不得预缓预急及忧惧,忧惧则难产";对产后护理,指出"妇人产后百日以来,极须殷勤",不要"纵心犯触及即便行房"等。这些护理方法对现代妇产科护理实践仍有指导意义。

(2)婴幼儿护理:孙思邈收集和总结唐代以前对小儿保健防病的经验,为儿科临床护理作出了巨大的贡献。他指出"天和暖无风之时,令母将儿于日中嬉戏。数令见风日,则血凝气刚,肌肉牢密,堪耐风寒,不致疾病;若常藏在帏帐之中,重衣温暖,譬犹阴地之草木,不见风日,软脆不堪风寒也。"对初生婴儿,他还指出:"先以绵裹指,拭儿口中及舌上青泥恶血……若不急拭,啼声一发,即入腹成百病矣。"小儿沐浴后,腋窝和阴部要扑上细粉,保持干燥,以防湿疹。在母乳喂养方面,提出对哺乳的次数和量要有一定的限制;乳母在哺乳时应先挤出宿乳;强调乳母的饮食、情志状态、健康状况与婴儿的身心发育关系密切;随着初生儿年龄的增长,要适当增加辅助食品等。以上充分体现了孙思邈对小儿护理的重视。

(3)饮食护理:孙思邈主张"先饥而食,先渴而饮,食欲数而少,不欲顿而多""淡食,食当熟嚼,使米脂入腹,使酒脂入肠""勿食生菜、生米,勿饮浊酒""一切肉惟须煮烂""每食讫以手摩面与腹,令津液流通""食毕当行步踌躇……,则食易消",若"饮食即卧,乃生百病"。在饮食与药疗选择上,强调"须先洞晓病源,知其所犯,以食治之,食疗不愈,然后命药",把饮食疗法放在药疗之上。该书在各种疾病的诊疗中既有药疗方,又有食疗方,如食动物肝脏治疗夜盲症,用谷白皮煎汤煮粥或食牛羊乳防治脚气病,食羊靥、鹿靥治疗甲状腺肿大等,均已被现代科学所证实。

(4)养生保健:孙思邈有关养生保健的思想体现在生活起居、情志调摄等方面,如"湿衣及汗衣皆不可久着""饥忌浴,饱忌沐""沐浴后,不得触风冷",善摄生者"莫忧思、莫大怒、莫悲愁、莫大惧"等。他还主张"凡衣服、巾、栉、枕、镜不宜与人同之",以防传染疾病。对消渴病的护理,提出所慎者有三,"一饮酒,二房事,三咸食及面",并强调"能慎此者,虽不服药而自可无他;不知此者,纵有金丹亦不可救"。对老年人的护理与养生也有较详细的论述,《备急千金要方·养性》中特别强调老年人"唾不至远,行不疾步,耳不极听,目不极视,坐不久处,立不至疲,卧不至懵。先寒而衣,先热而解。不欲极饥而食,食不可过饱;不欲极渴而饮,饮不欲过多",并"兼之以导引、行气"之术。这些论述至今还指导着临床医疗、护理和保健。

(5)葱管导尿术:孙思邈的《备急千金要方》详细记载了葱管导尿术的适应证和具体操作过程:"凡尿不在胞中,为胞屈辟,津液不通,以葱叶除尖头,纳阴茎孔中深三寸,微用口吹之,胞胀,津液大通,便愈。"这种导尿术构思精巧,对人体无损伤,充分体现了古代中国人的智慧。

(6)强调医德:孙思邈的《大医习业》和《大医精诚》两篇专论医德。篇中曰:"凡大医治病,必当安神定志,无欲无求,先发大慈恻隐之心,誓愿普救含灵之苦。若有疾厄来求救者,不得问其贵贱贫富,长幼妍媸,怨亲善友,华夷愚智,普同一等,皆如至亲之想;亦不得瞻前顾后,自虑吉凶,护惜身命。"他强调对患者要不分贫富贵贱,一视同仁;告诫医护人员不可以以医术作为获取钱财的手段;对危急患者要急患者所急,想患者所想;在医疗作风上要有德有体,具有高度的责任感。孙思邈高尚的医德一直流传后世,成为后人学习的典范。

3. 其他著作对中医护理的影响　王焘(Wang Tao)所著的《外台秘要方》(*Arcane Essentials from the Imperial Library*)是一部综合性的巨著,最突出的贡献是对传染病的论述。书中对伤寒、肺结核、疟疾、天花、霍乱等疾病的病情观察方面有较详尽的记载,并提出禁止带菌者进入产房和"不得令家有死丧或污秽之人来探"等护理探视制度。唐代孟诜(Meng Shen)的《食疗本草》(*Materia Medica for Dietotherapy*)总结了汉、魏、晋、隋的食物疗法,是我国现存最早的营养学专著,对中医饮食护理的发展起到推动作用。南唐陈士良的《食性本草》中将食物和药物进行分类,并创立了食医方剂及四时饮食与调养方法,阐述了饮食护理与医疗的重要关系。

(六)宋金元时期(960—1368年)

宋金元时期我国封建社会逐渐走向衰落,但科学技术却取得突出的进步,尤其是活字印刷术的出现给医学著作的传播、整理、研究创造了条件。当时医学界百家争鸣,百花齐放,各抒医理,其中就有著名的金元四大家。这一时期的医学著述颇丰,由北宋政府主持编撰的《太平圣惠方》(*Taiping Holy Prescriptions for Universal Relief*)、《圣济总录》(*General Records of Holy Universal Relief*)等,对当时有效的医方、验方做了系统总结,还广泛收集了内、外、妇、儿等各科的护理经验;《外科精义》《妇人大全良方》《小儿药证直诀》等则分别论述外科、妇产科、儿科的专科护理,显示了中医专科护理的快速发展和长足进步。

1. 用药护理　《太平圣惠方》由北宋王怀隐等撰,书中既有对医方、验方的总结,还提出要根据药物性质的不同选择不同的煎药方法、服药方法和时间。关于煎药,书云:"凡煮汤……常令文火小沸,令药味出。煮之调和,必须用意。然则利汤欲生,水少而多取;补汤欲熟,多水而少取。"书中也提到清利药和补益药的不同服药方法,"凡服利汤,贵在侵早,仍欲稍热,若冷则令人吐呕,又须澄清,若浊则令人心闷,大约分为三服,初与一服,宜在最多,乘病患谷气尚强故也,次与渐少,又次最少……凡服补益丸散者,自非衰损之人,皆可先服利汤,泻去胸腹中壅积痰实,然后可服补药。"在提到服饵之法时,强调"轻重不同,少长殊途,强羸各异,或宜补宜泻,或可汤可丸,加减不失其宜,药病相投必愈。"说的就是要根据患者实情灵活变通,不得千篇一律。"凡药势与食气不欲相逢,食气消即进药,药气散即进食。"明确指出药气和食气不宜同时使用,以免产生副作用。书中对饵汤、助药等护理方法也有完整的阐述。

2. 饮食护理　李杲(Li Gao)的《脾胃论》(*Treatise on Spleen and Stomach*)提出了"安养心神,调治脾胃"的学术见解,认为"内伤脾胃,百病乃生"。他非常重视饮食、劳倦、情志三者的护理,指出:"饮食不节则胃病,胃病则气短,精神少,而生大热""形体劳役则脾病,脾病则怠惰嗜卧,四肢不收,大便泄泻""喜怒忧恐,损耗元气,资助心火。火与元气不两立,火胜则乘其土位,此所以病也"。指出患者应当控制情绪,切忌大喜大悲,宜保持精神愉快。还主张无病亦需保护脾胃功能,不宜常服淡渗利尿之方药,不宜吃酸、咸、苦、辛等食物,以防损伤脾胃的元气;"宜温暖、避风寒、省言语、适劳逸",如此方能正气存内,邪不可干。忽思慧(Hu Sihui)的《饮膳正要》(*Principles of Correct Diet*)是当时营养学方面的代表著作,该书记载了大量饮食养生宜忌和各种珍奇食品的食谱,对每种食物的食用、药用和养生宜忌都详细阐释,并列举"养生避忌、妊娠食忌、乳母食忌、饮酒避忌"等饮食护理内容。该书十分重视饮食卫生,提倡先饥后食,勿令食饱;先渴而饮,饮勿令过;不饱食而卧,尤其夜间不可多食;勿食不洁或变质之品;不可大醉等。朱震亨(Zhu Zhenheng)的《格致余论》(*Further Discourses on the Properties of Things*)提到老年人"饮食尤当谨节",需注意"物性之热者,炭火制作者,气之香辣者,味之甘腻者"皆不可食。

3. 起居护理　蒲虔贯所著《保生要录》是我国较早也较全面的生活护理专著。该书在衣着、睡眠、活动等方面均有较详尽论述:"衣服厚薄欲得随时合度,是以暑时不可全薄,寒时不可极温……衣为汗湿,即时易之";认为盛暑不可露卧,睡眠时提倡用药枕;并提出"小劳之术","养生者,形要小劳,无至大疲。故水流则清,滞则污。养生之人,欲血脉常行,如水之流,坐不欲至倦,行不欲至劳。顿行不已,然后稍缓,是小劳之术也。"如此,方能起到保健养生的作用。朱震亨倡导"节欲""茹淡",指出"纵欲则失血伤津,寡欲能养血生津""人之所为者,皆烹饪调和偏厚之味,有致疾伐命之毒",为生活起居护理提供了理论依据。他主张幼年时不宜过于饱暖,青年时不宜早婚,婚后应节制房事等。

4. 外科护理　宋代东轩居士《卫济宝书》,介绍"五善七恶"之说,成为医护人员判断外科疾病善恶顺逆的标准。书中提出对所制作的刀、钩等外科手术器械要用"桑白皮、紫藤香煮一周时,以紫藤香末藏之",这是世界上对外科手术器械进行煮沸消毒并用香料药粉做灭菌贮藏备用的最早文字记载。

元齐德之(Qi Dezhi)著《外科精义》(*Essentials of External Diseases*),有"论将护忌慎法"一篇,专门论述护理内容。第一,提出病室环境宜安静,"于患人左右止息烦杂,切忌打触器物……咒骂斗殴"。第二,规定探视制度,"只合方便省问,不可久坐多言",劳倦患者。第三,注意情志护理,"勿令于患人左右弹指嗟咨,掩泪窃言,感激病患"。第四,强调饮食卫生,勿食"淹浥臭陈、自死病倒之类"。第五,做好康复护理,如对外科疮疡恢复期的护理,强调"治宜调节饮食,保摄,以待疮瘢平复,精神如故,气力完全"。第六,指出护理人员应具备的素质,需"情性沉厚,勤谨耐烦,仁慈智惠"等。该篇堪称是世界上最早、最全面的外科护理专论。

张子和(Zhang Zihe)的《儒门事亲》(*Confucians' Duties to Parents*)记载了坐浴法在肛肠疾病患者中的应用:"脱肛,大肠热甚也,用酸浆水煎三五沸,稍热涤洗三五度,次以苦剂坚之,则愈。"

5. 妇儿护理　南宋医家陈自明(Chen Ziming)所著《妇人大全良方》(*Complete Effective Prescriptions for Women's Diseases*)是中国第一部妇产科专著,该书对妇科疾病、孕期卫生、孕妇食忌药忌、产褥期护理以及产后病证等都作了详细的论述。书中云:"若遇经脉行时,最宜谨于将理……盖被惊则血气错乱,经脉斩然不行,逆于身则为血分、痨瘵等疾。若其时劳力,则生虚热,变为疼痛之根。"提出经期护理的重要性,以免产生后遗症。"将护孕妇论"中有:"凡妇人妊娠之后以至临月,脏腑壅塞,关节不利,切不可多睡,须时时行步。不宜食黏硬难化之物,不可多饮酒,不可乱服汤药,亦不可妄行针灸。须宽神,减思虑,不得负重或登高涉险。若偶然胎不安、腰痛者,须服安胎药一二服,得安即止。"指明了孕妇在生活起居、饮食、情志方面应注意的事项。

钱乙(Qian Yi)所著的《小儿药证直诀》(*Key to Therapeutics of Children's Diseases*)中指出,治疗热病儿以"浴体法"为辅助疗法,与现代护理学的温水擦浴极为相似。他还主张小儿有热病时应注意保持环境安静,"不欲惊动,弗令旁边多人",并"静以候之"。书中对麻疹、风疹等小儿常见疾病的饮食禁忌亦有较多论述。

(七)明清时期(1368—1840年)

明清时期是中医学理论的综合汇通和深化发展阶段,许多医家在继承前人理论的基础上,结合当时的临床经验和哲学研究成果,提出许多创见,如命门理论的发展、温病理论的创新等,并编撰集成大量的医学全书、丛书及类书,丰富和发展了中医学理论体系。中医护理的理论和实践也更为充实,在温病护理方面积累了丰富的经验,还出现了全面论述中医护理的专著《侍疾要语》,标志了中医护理学逐步向独立完整的体系发展。

1. 温病护理　温病理论源自《内经》,至明清臻于成熟,明代的吴有性和清代的叶天士、薛雪、吴瑭等都对温病的理论、诊治和护理作出了卓越贡献。

吴有性(Wu Youxing)著《温疫论》(*On Plague Diseases*),创"戾气"说,认为戾气多"从口鼻而入",往往相互传染,形成广泛流行。在"论食""论饮""调理法"三篇专论中,详细论述温疫病的护理措施。例如,"时疫有首尾能食者,此邪不传胃,切不可绝其饮食,但不宜过食耳""首尾后数日微热不思食者,此微邪在胃,正气衰弱,强与之,即为食复""有下后一日便思食,食之有味,当与之,先与米饭一小杯,加至茶瓯,渐进稀粥,不可尽意,饥则再与""大渴思饮冰水及冷饮,无论四时,嗜可量与",但"能饮一升,止与半升,宁使少顷再饮";而对内热烦渴者,应给"梨汁、藕汁、蔗浆、西瓜可备不时之需",用以清热止渴生津。这与现代护理学针对高热患者的护理措施是一致的。

叶天士(Ye Tianshi)著《温热论》(*On Epidemic Febrile Diseases*),系统阐明温病的发生、发展规律,指出温病卫、气、营、血四个阶段辨证论治和施护的纲领,并总结了温病察舌、验齿、辨斑疹等病情观察的方法。书中云:"舌苔白浓而干燥者,此胃燥气伤也……舌白而薄者,外感风寒也""热传营血,舌色必紫而暗""若斑色紫而点小者,心包热也;点大而紫,胃中热也……黑而隐隐四旁赤色者,乃火郁内伏。"这些都对温病的病情观察、判断预后具有重要的指导价值。

吴瑭(Wu Tang)的《温病条辨》(*Detailed Analysis of Epidemic Warm Diseases*)创立温热病的三焦辨证理论,并根据不同病程、不同病情提出相应的饮食调护方法:"太阴温病,口渴甚者,悉尼浆沃之(以甜水梨大者一枚薄切,新汲凉水内浸半日,时时频饮);吐白沫黏滞不快者,五汁饮沃之""阳明温病,下后热退,不可即食,食者必复;周十二时后,缓缓与食,先取清者,勿令饱,饱则必复,复必重也""温病愈后……常思饮不欲食者,五汁饮主之,牛乳饮亦主之。病后肌肤枯燥,小便溺管痛,或微燥咳,或不思食,皆胃阴虚也,与益胃、五汁辈",为温病的饮食护理增添了新的内容。

明清时期瘟疫流行,民众的防疫意识逐渐增强,《治疫全书》提到毋近患者床榻,"染具秽污;毋凭死者尺棺,触其恶臭;毋食病菜"。为了预防疾病,人们已经开始采用初步的隔离、消毒、预防接种等措施来避免感染,如对温病患者的衣服用蒸汽消毒法处理;采用焚烧檀香、沉香之类的药物进行空气消毒,使室内空气清香;明万历年间已有应用人痘接种预防天花的记载,成为人工免疫的先驱。

2. 专科护理　明清时期,中医护理获得进一步发展,对疾病康复、妇幼保健以及老年人的养护起到重要作用,一些综合性著作和各科专著均有丰富记载。内科有《内科摘要》和《明医杂著》,外科有陈实功(Chen Shigong)的《外科正宗》(*Orthodox Manual of External Diseases*)和王维德(Wang Weide)的《外科证治全生集》(*Life-saving Manual of Diagnosis and Treatment of External Diseases*),妇科则有《济阴纲目》(*Outline for Women's Diseases*)和《傅青主女科》(*Fu Qingzhu's Obstetrics and Gynecology*)。其中,《外科正宗》对痈疽的病源、诊断、调治以及其他外科疾病的辨证施护进行阐述,条理清楚,内容翔实,如"疮愈之后,劳役太早,乃为羸症,入房太早,后必损寿,不避风寒,复生流毒""凡病虽在于用药调理,而又要关于杂禁之法,先要洒扫患房洁净……庶防苍蝇蜈蚣之属侵之"

等。陈复正（Chen Fuzheng）的《幼幼集成》（*Complete Work on Children's Diseases*）中详细论述新生儿的护理，如用衣法、哺乳及喂食法、浴儿法、四季护持法等。明代冷谦所著《修龄要旨》提出老年人养生"十六宜"，即发宜常梳、面宜多擦、目宜常运、耳宜常弹、舌宜抵腭、齿宜常叩、津宜数咽、浊宜常呵、背宜常暖、胸宜常护、腹宜常摩、谷道宜常撮、肢节宜常摇、足心宜常擦、皮肤宜常干沐、大小便宜闭口勿言，对当今的养生康复护理仍有指导意义。

3. **首部中医护理专著** 清代钱襄（Qian Xiang）著《侍疾要语》（*Shiji Yaoyu*），是现存中医文献中最早、较全面论述中医护理的专著，被收入《娄东杂著》。该书历述了对患者的精神、生活、饮食、疾病、用药等方面的护理要点。首先，该书强调情志护理对于患者康复的重要性，并详细介绍如何做好情志护理，患者"性情每与平日迥异，为人子者本以养老为先，而当乘病之时，尤须加意体察，务求转怒为欢，反悲为喜。所爱之人常坐床前，所喜之物恒置枕畔，忧病则须说今日精神胜于昨日，忧贫则须说今年进益好似去年，勿露愁闷之容，常瞒医药之费，诸如此类未可枚举"。书中还提到采用音乐疗法消除患者烦躁，"病时烦躁，急难解释，惟弦索之声可以悦耳，可以引睡……"。其次，该书在病室环境的设置、陪护制度、探视制度、患者卧位、人工喂养方法及长期卧床患者预防席疮等方面都有较详细的描述，如"久病消瘦，皮肤或碎，须垫以灯草圈则痛处不着褥席。"再次，在疾病护理方面详细记载了夜班护理人员对危重患者的护理职责，"夜间侍奉者，非特夜不解衣，且亦不可暂时交睫，方能静听声息，知今宵较昨宵是增是减，或亲命使睡，只可虚掩帐子，危坐帐中，闻声即起"，成为现代护理学个案护理的雏形。纵观《侍疾要语》全书，无论是书名或内容，确实是中医护理史上一部言简意赅、丰富实用的佳作。

知 识 拓 展

《侍疾要语》简介

钱襄，字叔云，具体生卒年代不详，据考证，其生活于清代乾隆至道光年间，江苏苏州太仓人，于1832年著《侍疾要语》。该书系统总结清代以前的护理经验，历述了对患者的情志、生活、饮食、疾病、用药等方面的护理，是现存古代中医文献中最早的、较全面论述中医护理的专著，也是中国历史上第一部护理学专著，具有珍贵的学术价值。目前存有三个版本：①精抄本，藏于中国中医科学院；②太仓东陵邵廷烈棣香斋刻本，清道光十三年（1833）被收入《娄东杂著》（一名《棣香斋丛书》）；③扬州广陵古籍刻印社1990年刻本。《侍疾要语》在《中国中医古籍总目》《全国中医图书联合目录》和《中国医籍大辞典》中均未被收录，仅在《中国医籍通考》和《中国丛书综录》中有所记载。

二、近代中医护理学的发展

1840年后，中医学理论的发展呈现出新旧并存的趋势：一是继续整理和汇总前人的学术成果；二是以唐宗海、朱沛文、恽树珏、张锡纯为代表的中西汇通学派，提出既要坚持中医学之长，又要学习西医学先进之处。

（一）系统总结中医外治技术

随着医护经验的积累，这一时期出现较多中医临床专著，对中医护理多有涉及。尤其是吴尚先（Wu Shangxian）于1864年撰成的《理瀹骈文》（*Rhymed Discourse for Topical Remedies*），创立数十余种中医外治法，不仅满足了当时医疗上"内病外治"的需要，同时也为中医护理提供了许多简便实用的操作技术。如"水肿，捣葱一斤坐身下，水从小便出""治痢用平胃散炒热敷脐上，冷则易之；又治久痢人虚或血崩肿者，不要用升药，用补中益气汤坐熏"等。在《理瀹骈文·续增略言》里还专门论述中风后遗症的护理，如"中风口眼㖞斜乃经络之病，用生瓜蒌汁和大麦面为饼，炙热熨心头（熨贴胸部),此治本之法也。"此外,该书还提出瘟疫时证患者"宜分房别舍,健康人不得与之同住,亲朋亦不使入室,只留一二身体壮实者服侍",以阻断传染源,控制传染病的蔓延。

(二)建院办学培养医护人才

鸦片战争后,清廷官员开办的"京师同文馆"可谓近代最早的医学院。戊戌变法之后,重庆、广州均有医校成立。虽然办学条件和规模都很有限,但在办学思想、经验、学制、教材、考试和实习制度及课程设置等方面,都为日后最终成立中医护校奠定了基础。随着西方教会在我国设立诊所、兴建医院,引起中医界有识之士的关注,他们大胆尝试,艰苦创业,兴办中医院、制药厂和医学院。

最初,教会医院里的护士全由外籍人士担任,后来各医院根据需要也招收少量中国学员,培养他们担任护理工作,这可能是我国最早出现的护士。20世纪初,各西方国家教会、政府甚至个人在中国设立的医院、护士学校日益增多,其中北京协和医科大学(1915年)和齐鲁大学医学院(1916—1917年)所附设的护士学校在全国颇有影响。尽管当时没有中医护士,在中医院工作的护理人员以师带徒的形式,运用各种中医护理方法和技术为患者解除病痛,她们成为了发展中医护理的先驱。

三、现代中医护理学的发展

中华人民共和国成立后,国家高度重视中医药事业,制定了一系列扶持中医的政策,使中医药事业得到蓬勃发展。全国各省市纷纷建立中医医院、中医教育机构和中医药研究院所,大力开展对中国传统医药学的发掘、整理、继承和提高工作,为中医护理的发展提供了良好的条件和机遇。

(一)中医护理学成为独立学科

随着各地中医院的建立,医护开始明确分工,专业护士有了专门编制,承担病患的护理工作,并贯穿于治疗过程的始终。20世纪50年代北京、南京、上海等地率先开办中医护士学校。1958年南京中医学院附属医院编著的《中医护病学》由江苏人民出版社出版,这是中华人民共和国第一部中医护理专著;1960年又修订出版《中医护理学概要》。1979年《关于加强护理教育的意见》明确提出护理学是一门专门的学科,是医学科学的重要组成部分。1984年6月,中华护理学会中医、中西医结合护理学术会议在南京召开,会上成立了中华护理学会中医、中西医结合护理学术委员会。从此,中医护理学正式成为一门独立的学科。

(二)中医护理学蓬勃发展

自20世纪80年代起,中医护理学进入快速发展期。在政府的重视和支持、中医护理工作者的共同努力下,中医护理的教育、临床实践和学术研究都取得了长足的进步。多层次、多渠道、多形式的中医护理教育体系在全国范围内逐步形成,各种中医护理专著相继问世。80年代中期,北京、南京等地中医学院开设了护理专业;至1990年,全国已有7所中医护士学校;1999年以后全国各地中医药院校相继开设高等护理专业,招收培养护理本科学生;2003年起积极发展研究生教育,陆续开展护理硕士研究生、护理博士研究生的培养工作;2011年以来护理专业学位研究生教育和在职护士的中医护理继续教育发展迅猛,进一步拓展了中医护理人才的培养层次,完善了培养体系,为社会输送了一大批具有中医护理理论和技能优势的中西医结合护理人才。

社会和科技的进步以及疾病谱的改变,使人们越来越崇尚自然、微创的诊疗与护理,国家卫生健康部门也日益重视中医护理的发展。1985年《中医护理常规和技术操作规程》编写出版,对中医护理工作提出初步规范和要求,同时开始实行中医护理查房和书写中医护理病历制度,并于1992、1999、2006年进行三次修订。进入21世纪,国家中医药管理局先后颁发一系列文件、通知等,用于指导、规范中医护理的开展,如2010年的《中医医院中医护理工作指南》、2013年的《关于加强中医护理工作的意见》等,都对开展中医护理工作提出指导性意见和明确要求。前者提出,中医院内西医院校毕业的护理人员系统学习中医理论的人数比例应≥95%,每个护理单元开展中医护理技术不少于2项,全院开展中医护理技术不低于8项,并且要求应用人数逐年上升。国家"十二五"和"十三五"护理事业发展规划也明确提出了中医护理工作的发展方向和重点任务。《中国护理事业发展规划纲要(2011—2015年)》指出:要大力发展中医护理。提高中医护理水平,发挥中医护理特色和优势,注重中医药技术在护理工作中的应用。国家中医药管理局应制订并推广优势病种中医护理方案。开展中医护理人员的规范化培训,到2015年,计划培养中医护理骨干人才2万名。中医医疗机构和综合医院、专科医院的中医病房要按照《中医医院中医护理工作指南》《中医护理常规 技术操作规程》等要求,积极开展辨证施护和中医特色专科护理。十三五期间,《全国护理事业发展规划》提出了更高的要求:要大力开展中医护理人才培养,促进中医护理技术创新和学科建设,推动中医护理发展。中医医疗机构和综合医院、专科医院的中医科要积极开展辨证施护和中医特色专科护理,创新中医护理模式,提升中医护理水平。

国家一系列政策、文件等对中医护理的学术研究、临床实践、人才培养、学科建设起到重要的指导和支持作用,极大地促进了中医护理事业的发展和繁荣。中医护理学术研究百花齐放,护理人员科研意识和科研能力逐步提高,在中医护理内涵和外延研究、中医护理古代文献系统化整理、中医护理技术的应用及推广、专科专病中医护理研究、中医护理质量标准体系的构建、养生食疗等方面都取得了一定成果。学术交流日益频繁,全国和各省市的各级中医、中西医结合护理学术委员会积极搭建平台、创造条件,组织开展中医护理学术交流和研究,为提升护理人员科研水平、推动学科发展作出贡献;许多国家和地区的护士代表团或护理专业学生先后来我国参观、考察、学习,扩大了中医护理的国际影响力;2013年世界中医药学会联合会护理专业委员会成立,为全球范围内中医护理的学术互动创造了条件。中医护理技术临床应用日益广泛,技术项目开展越来越多,服务领域从住院患者扩展到门诊患者。目前很多中医医院都开设中医特色护理门诊,由中医护理人员为患者提供专业化的中医护理服务,对中医护理技术的推广起到了促进作用,同时也给医院带来良好的社会效益和经济效益。同时,中医专科专病护理得到系统总结。在国家中医药管理局的指导下,全国各中医护理重点专科建设单位总结、梳理、制订了52个优势病种中医护理方案,于2015年发行并进行效果评价。全国中医护理骨干人才培训项目也在持续开展,国家中医药管理局和各省市都在加大中医护理、中西医结合护理专科护士的培养,大大提高了中医护理人才队伍的质量,也为中医护理学科建设储备了大量优秀人才。

随着2011年护理学被确立为一级学科,中医护理学的发展也迎来了新的机遇和挑战。继承是创新的基础,创新是发展的源泉。中医护理工作者应在传承精华的基础上,与时俱进,开拓创新,充分汲取现代科学技术的精髓,采用科学的研究方法,进一步完善中医护理理论体系,界定中医护理学的内涵和外延,探索中医护理技术作用机制,建立具有特色的中医护理专科专病规范,注重中医护理模式和技术的创新,从而提升中医护理水平,推动中医护理学的可持续发展,为人类的健康事业作出更大贡献。

第三节　中西护理文化的异同

护理文化（nursing culture）是在一定的社会文化基础上形成的具有护理专业自身特征的一种群体文化，包括价值观、理念、规范和行为方式等。它引导着护理人员的思维、决策和行动，也是全体护理人员在实践中创造出来的物质成果和精神成果的集中表现。

中医古籍文献的研究层出不穷，然而在这浩瀚的研究海洋里多集中于辨证论治及方药运用，较少涉及中医护理与西医护理文化之间的比较性研究，本节从两者的历史发展、哲学背景、思维方式、护理理念和工作方法五个方面阐述中西护理文化之异同，以期为中西医护理的相互补充、相互完善提供理论和现实依据。

一、中西医护理历史发展之异同

自从人类诞生，就有了生、老、病、死，而人类为解除或减轻自身的疾病或痛苦常常需要护理。中西方护理都起源于人类的自我和相互照顾，经历了漫长的历史发展时期，每个时期的护理都带有其特定的社会时代背景和科学发展的烙印。在 19 世纪以前，各国的医疗和护理均没有明确的分工，具有医中有护、医护合一的特征。

中医护理的发展与中医学的发展紧密相连，其理论和实践在战国—东汉时期就有相应记载，数千年来护理的职责一般由医者、助手以及患者家属所承担，通过各代医家对护理实践的不断总结、创新、丰富、完善，又经过中医护理人的不懈努力，直至 20 世纪 80 年代真正成为一门独立的学科。

西医护理在 16 世纪以前主要由具有慈善之心的女性担任。她们以博爱为宗旨，为患者提供生活照料与精神慰藉。19 世纪中叶，弗洛伦斯·南丁格尔（Florence Nightingale）首创护理专业，开办护士学校，并著书立说，提出以改善环境卫生、促进舒适和健康为基础的护理理念，使西医护理逐渐走向科学的发展轨道和正规的教育渠道。尽管中西医护理的发展历程有所差异，但起源相似，并具有为人类健康服务的共同发展目标。

二、中西医护理哲学背景之差异

中医护理的理论体系受到中国古代哲学气一元论、阴阳学说、五行学说的影响。这些学说是古人在长期的生活实践和观察自然的过程中形成的，是用以认识和解释物质世界发生、发展和变化规律的宇宙观和方法论，具有系统、整体、动态、辩证的特点。这些哲学思想融入中医学理论体系后，用于阐释人的生命活动，认识健康和疾病，分析疾病的发生、发展和变化机理，说明人体自身及其与外界环境的统一性，指导诊疗、护理和预防等。

西医学是近三四百年来在解剖学、生物学及科学技术基础上发展起来的学科，注重局部器官与功能的病理变化，往往从细胞、分子水平探讨疾病的发生、发展规律，从而加深对疾病的认知。它的哲学基础来源于古希腊的"原子论"，该理论认为原子是世界万物的本原，原子以不同的秩序和位置互相结合，故形成各种事物，原子的运动产生了丰富多彩的现实世界。原子论注重实体、组合、分解，强调外部作用，通常采用还原分析的方法对人体进行分解研究。上述哲学和学科理论对西医护理具有深远的影响。除此之外，宗教意识、康德哲学思想，存在主义、实用主义等哲学思潮，以及 20 世纪中叶的系统理论、需要理论、压力与适应理论等，也对西医护理理论体系的产生、发展起到推动作用。

中西医护理是在两种截然不同的哲学背景下产生的，它们各自独立发展，所走道路完全不同，形成了各自的理论体系。但是它们的服务对象都是患者，所追求的目标也是一致的。在南丁格尔的环境学说里已经提到患者的健康与其环境的密切关系，后续的西方护理理论家也越来越多地关注整体和系统，显示出中西方不同哲学背景下产生了相似的护理观念。

三、中西医护理思维方式之差异

哲学背景的不同影响了中西医学的思维方式。中医往往从宏观的角度、用哲学的方法、从整体上对人体的生命和疾病进行研究、诊疗和护理,以辨证、宏观、定性、自然疗法为特点,并较多采用形象思维、系统思维、变易思维、辩证思维等指导临床实践和研究。如观察到自然界的风是由空气流动引起,"风胜则动",便将临床上病位游走不定等病象都归因于"风邪";患者出现便秘,护理时会从整体的角度分析患者是否存在热结、寒凝或全身气血阴阳亏虚等问题,从而采取相应护理措施,实现护病求本的目的;而中医护理未病先防、既病防变、愈后防复的护理原则就是应用运动变化的观点处理健康和疾病关系的生动体现。

西方医学更多地从微观的角度,用科学实验的方法,从分子、基因层次水平对疾病进行研究和诊疗,以辨病、定位、定量、对抗性治疗为特点。它较多采用逻辑思维、分析思维,重视概念、假设和推理。针对每种疾病都有具体的诊断和治疗方法,有量化的判断指标,并且有科学的疗效评价机制,同时这些方法、指标和评价机制都是建立在科学证据之上。20世纪美国护理学者在广泛吸收自然科学和人文社会科学理论成果的基础上,结合护理实践,发展出较多的护理理论。这些理论便是运用科学的研究方法、严密的逻辑思维并经过实践检验而产生的,往往具有合理的假说、明确的概念和应用的例证等。西医护理工作者发展理论的意识、方法值得我们借鉴和学习。

四、中西医护理理念之异同

护理理念是护理人员应具有的信念、观念以及所认同的价值取向,亦是指导护理实践的思想基础。中医护理在其形成过程中一直秉持整体观念和辨证施护的理念,既重视整体性,又注重个体差异。认为人体是一个有机的整体,脏腑、经络、皮毛、气血、津液等相互协调、相互为用、相互影响、不可分割;人与自然环境、社会环境也是一个有机的整体,"人与天地相应"的论断和《内经》中"人以天地之气生,四时之法成"的说法,都说明人与自然界、与其周围的世界存在着密切的联系,认为真实的人就是整个自然和社会中的一个有机部分。辨证施护则强调要根据患者疾病不同的外在表现,判断其病因、病位、病性和病势,并概括为某种证,从而施以不同的护理。证具有个体差异性、时相性、空间性和动态性的特征,因此任何护理都必须因人、因时、因地制宜,甚至同病异护、异病同护,从而做到护病求本,达到"以人为本"的目的。

西医整体护理是以患者为中心,以现代护理观为指导,以护理程序为基础框架,强调从生理、心理、社会、文化、精神等多方面考虑患者的健康问题。它发端于南丁格尔的环境学说,再经后世护理理论家的发展、补充才逐渐形成。1970年玛莎·罗杰斯(Martha Rogers)提出"整体人科学"理论,指出治疗和护理患者时要将其作为一个整体的人来看待,除生理因素外,心理、社会、经济等因素都会影响人的健康,护理是协助人们达到其最佳的健康潜能状态。1977年生物-心理-社会医学模式的提出进一步强化和加深了护理界对整体护理的认识。而1980年美国护士会(American Nurses Association, ANA)对护理的重新定义则明确了整体护理是护理人员所必须贯彻的主导思想。该理念在20世纪90年代传入中国并获得传播和实践,引发中医护理界对传统整体观念的深思。

中西医护理理念的内涵具有同一性,都认为人是一个整体,与外界有着密切的关系,但中医护理的整体观念远远早于西方的整体护理。不同之处在于,西方护理理念关注疾病和健康问题,而中医护理理念在辨病的基础上还强调辨证施护,注重护病和护证相结合。两种护理理念各具特色、各有千秋,犹如一鸟之双翼、一车之两轮,相互渗透,相互补充,必将更有益于人类健康。

五、中西医护理工作方法之异同

护理程序是西医护理的工作方法,最早由美国的莉迪亚·赫尔(Lydia Hall)于1955年提出,经过数位护理理论家的发展完善,最后确定由评估、诊断、计划、实施和评价五个步骤组成,是用以指导护理人员运用系统方法实施计划性、连续性、全面整体护理的一种理论与实践模式。护士通过运用护理程序评估护理对象的健康状况,确认现存的或潜在的健康问题,制订适合护理对象的护理计划,并采取适当的护理措施以解决问题,使护理对象恢复健康或达到最佳的健康状态。

中医的辨证施护来源于东汉著名医家张仲景的辨证论治思想,它既是中医护理的护理理念,也是科学的工作方法,主要包括以下环节:采用四诊(望、闻、问、切)收集患者资料;通过四诊合参、分析综合,辨清疾病的实质并概括判断为某种证;根据辨证结果,制订相应的护理计划,包括确定护治原则和方法,并提出相应的施护措施(涉及生活起居、饮食、情志、用药护理等方面);然后对患者实施个性化的护理;在施护过程中,则通过动态的病情观察评价其效果,及时调整计划。上述环节与护理程序"五步骤"可谓异曲同工,只是收集资料的方法、得出的诊断、制订的计划内容、实施的具体措施等有所差异。如中医护理通过四诊收集资料,带有主观性,而西医护理往往借助仪器设备获得客观资料;前者需要辨清为何证,后者是确定存在哪些护理诊断;在具体措施方面,与西医护理不同的是,中医护理通常采用起居调摄、饮食调护、情志和用药护理,以及独特的艾灸、拔罐、敷贴等中医护理技术,帮助服务对象解决存在的问题,以恢复和促进健康。

尽管中医护理和西医护理的发展历程、哲学背景、思维方式明显不同,但其护理理念、工作方法却存在较高的统一性,并且都以促进、恢复、维持人类健康为目标。在中西医护理发展的过程中已呈现出相互渗透、相互补充、相互完善的趋势。随着社会和经济的发展、疾病谱的变化、人们对健康保健的需求日益增长,中医护理以其古老而又科学的护理理论、简便实用的操作技术、历史悠久的养生方法,在当今和未来的社会发展中无疑具有极大的发展潜力。中医护理工作者应该在坚持和发挥中医护理特色和优势的基础上,加大与西方护理界的交流与合作,充分利用现代科技的发展成果,采用科学的研究方法,传承精华,守正创新,不断完善中医护理理论体系,加强中西医护理技术的有机结合,提高辨证施护和中医特色专科专病护理能力,推动中医护理学的持续和科学发展。

(王俊杰)

思 考 题

1.《黄帝内经》《伤寒杂病论》及《外科精义》对中医护理学的发展有何贡献?

2.《备急千金要方》的作者是哪位医家?书名有何含义?该书在婴幼儿护理保健方面有哪些观点对现代护理仍有指导意义?

3.《侍疾要语》的学术价值有哪些?

URSING
第二章

中医护理的特点与原则

02章 数字内容

学 习 目 标

知识目标：

1. 掌握中医护理的基本特点和原则、反护法的概念和种类、三因制宜的概念。

2. 熟悉标本缓急、同病异护、异病同护、调整阴阳、中医整体护理的概念及内涵。

3. 了解整体观念的内涵。

能力目标：

能运用所学指导护理措施的制订。

素质目标：

学习过程中坚定中医护理信念，坚持中医药文化自信。

中医护理学秉承了中医学整体观念和辨证论治的基本特点,并在临床实践中得到进一步的传承和创新,形成了整体观念、辨证施护两大基本特点。中医护理原则(principles in nursing of TCM)是中医护理人员在护理患者时必须遵守的法则,是以中医治则指导临床护理工作。治则(principles of treatment)是治病时必须遵守的总法则,辨证是确立治则的前提和基础,通过辨析症状、体征等来探求病因、病位、病性和邪正斗争的消长盛衰等,从而确定治疗疾病的总原则。中医护理原则同样以辨证为前提,根据不同的辨证结果确定相应的施护原则,而护理措施则是在一定的护理原则指导下制订的具体护理方法。

第一节　中医护理的基本特点

中医护理的基本特点体现在两个方面,一为整体观念,二是辨证施护。

一、整体观念

所谓整体观念(holistic conception),即认为事物是一个整体,也就是一个系统,组成事物整体的各个要素是相互联系、相互影响的。中医护理学的整体观念将研究对象"人"看成一个由多层次结构组成的有机整体,脏腑、经络、肌肉、皮毛、筋脉、四肢百骸、气血津液等在结构上不可分割,功能上相互协调、相互为用,病理上相互影响。完整的人是自然属性和社会属性的统一体,其生理功能和病理变化亦受到自然和社会环境的影响。因此,中医护理学的整体观念主要体现在人体自身的整体性及人与自然、社会环境的统一性。

(一)人体是一个有机的整体

中医学认为,人体是一个以心为主宰、五脏为中心的有机整体。通过经络的联系与沟通,将各脏腑、官窍、皮毛、筋肉、骨骼等联系成一个有机的整体,故人体的各个组织器官在结构上是不可分割的。

人体的各种功能互相协调,彼此为用。各脏腑、组织、器官均有不同的生理功能,如心主血脉、主神志,肺主气、司呼吸,肝主疏泄、藏血等,但五脏各自的功能又都是整体活动的一个组成部分,从而决定了人体各脏腑、组织、器官在生理上是互相联系的。如心主行血和肝主藏血的关系,人体的血液来源于脾胃所化生的水谷精微,贮藏于肝,通过心以运行全身。心血充盈,心气充沛,则血行正常,肝有所藏;肝藏血充足,疏泄有度,有效调节血量,则心行血的功能才能正常发挥。

人体患病时,体内的各个部分亦相互影响。正所谓"有诸内者,必形诸外",如肺火上炎可出现鼻燥或咽部红肿疼痛,因"鼻为肺之窍""咽喉为肺之门户";肾阴不足会出现头晕耳鸣、腰膝酸软、遗精等症,这是因为"肾开窍于耳""腰为肾之府"。肾与膀胱相表里,肾病也会影响膀胱的功能。膀胱功能失调可出现尿频、遗尿或癃闭等症。因此,护理患者时绝不可片面地关注局部病证,只进行对症处理,而应根据脏腑与组织器官间的关系从整体上护理患者。如在足底涌泉穴贴敷吴茱萸,清泻心火,上病下治,可减轻口舌糜烂的症状;通过给患者播放以角调为主的五行音乐,能疏肝行气解郁;通过滋肾阴,能缓解遗精、耳鸣、头晕等症。

(二)人与外界环境有密切的联系

社会环境与自然环境皆属于外界环境。人生活在天地之间、六合之中、自然环境之内,是整个物质世界的一部分,人和自然环境是一个整体,所以当自然环境发生变化时对人体就会产生相应的影响。《内经》云:"人与天地相应"。同时,人是社会的产物,必然受到社会因素的影响,人的行为也会对社会产生影响。《内经》以要求习医者需"上知天文,下知地理,中知人事",来说明人与外界环境间的密切联系。

1. 人和自然界的密切联系　中医古籍中蕴含着丰富的季节、昼夜、地理环境等对人体健康影响的记载。如季节对人体的显著影响,木、火、土、金、水五行分别对应五季的春、夏、长夏、秋、冬,人和自然万物在季节变化的影响下,产生了春生(春在五行属木,主升发,大自然草木生发,一片生机盎然之象)、夏长(夏属火,主长,其气热,草木郁郁葱葱,一派旺盛之象)、秋收(秋属金,主收,主降,秋收大地,草木凋零)、冬藏(冬属水,主藏,其气寒,天寒地冻,动物与人或冬眠或藏于室内)的适应性变化。如在《灵枢·五癃津液别》中记载:"天暑衣厚则腠理开,故汗出……天寒则腠理闭,气湿不行,水下留于膀胱,则为溺与气。"充分说明了人体生理活动与季节变化的相关性。

昼夜晨昏的交替是自然界阴阳消长变化的一种表现,人体在一日之内也会经历这样的阴阳消长。《灵枢·顺气一日分为四时》说:"以一日分为四时,朝则为春,日中为夏,日入为秋,夜半为冬。"人体亦产生相应的阴阳消长变化,《素问·生气通天论》中说:"故阳气者,一日而主外,平旦人气生,日中而阳气隆,日西而阳气已虚,气门乃闭。"在病理上,一般疾病大多白天病情较轻,夜晚较重。故《灵枢·顺气一日分为四时》云:"夫百病者,多以旦慧,昼安,夕加,夜甚……朝则人气始生,病气衰,故旦慧;日中人气长,长则胜邪,故安;夕则人气始衰,邪气始生,故加;夜半人气入脏,邪气独居于身,故甚也。"这也就是说一日四时,早晨、中午、黄昏、夜半,人体阳气存在着生、长、衰、入的规律,因而病情也随之有慧、安、加、甚的变化,因此护理人员应加强夜间病情观察,及时捕捉患者病情变化的信息。

此外,地域的不同对疾病的发生、发展也有影响,这将在后面的章节具体论述。

2. 人和社会关系密切 人是社会的组成要素,人能影响社会;反过来,社会的变化对人的生理、心理、病理亦会带来相应的影响。

首先,社会的进步与安定无疑对人体的健康是有利的。随着社会的进步,人们的物质文化生活水平逐步提高,从物质上可以有更丰富的、高质量的食品供人们选择,同时随着受教育程度的提高,人们会自主地选择有益于身心健康的生活方式,休闲娱乐,学习防病养生的知识等,因此人的寿命会随着社会的进步而延长。然而社会发展也是一把双刃剑,同样带来了较多危害健康的因素,如工业发展的噪声及水、大气、土壤的污染,过度紧张的生活、工作节奏导致焦虑、失眠、抑郁等疾病。

其次,社会的治和乱对人体健康的影响也非常大。社会安定,人民安居乐业,健康有保障;反之,战乱频繁则瘟疫流行。此外,亲人亡故、家庭纠纷、邻里不和、同事及上下级之间关系紧张等均可破坏人体生理和心理的平衡,引发某些身心疾病,或使心绞痛、高血压、肿瘤等疾病的病情加重或恶化。因此,在护理工作中应从家庭、社区、社会等层面给予患者相应的护理指导,从而为其创造和谐、温馨的社会环境。

总之,中医学把人体看作一个以心为主宰、五脏为中心的整体,同时认为人与外界环境的关系密不可分,是一个有机的整体。这种整体观念贯穿于中医学的所有领域,且在中医护理学中得到了充分发挥,中医整体护理就是整体观念在临床护理中最好的应用体现。

(三)中医整体护理

20世纪60年代美国护理学家罗杰斯明确指出,护理应将人看作一个整体,除了生理因素外,心理、社会、经济等因素均会影响人的健康。随后"整体护理"一词逐渐受到同行认可。1994年美籍华裔袁剑云博士将其引入我国,提出"系统化整体护理"概念,其实质是:以整体的人为中心,以护理程序为基础,以现代护理观为指导,对服务对象实施生理、心理、社会、文化、精神等全方位护理。由此可见,"整体护理"的思想渊源与中医护理的整体观念是一脉相承的。中医护理工作不仅关注人的生理功能,还注重对人的精神心理、生活环境、社会关系等全方位的调护,体现了整体观念的特点,也间接印证了现代医学关于"健康"的概念:"健康不仅是没有疾病,还要有良好的心理和社会适应能力。"因此,整体护理理念起源于中国古代。

中医整体护理(the holistic nursing of TCM)是指在观察判断病情和护理疾病时应注意把人体的局部病变与机体整体病理变化统一起来,重视自然、社会环境对人的影响,根据四时气候、居住条件、昼夜晨昏、情绪变化等因素,制订出适宜的护理计划。例如,临床上护理一名口舌生疮的患者,既要重视局部病变,遵医嘱给予清热解毒之外用药,同时还要意识到"心开窍于舌",口舌生疮多是心火亢盛的外在表现,故临床医生常同时配以清心泻火之方药。在饮食护理中,嘱患者不食油腻煎炸、辛辣刺激等助湿生热之品,宜食清凉泻火之物,如绿豆汤、苦瓜、莲心茶等;在情志护理方面,应指导患者保持平和心态,放下心中所累所苦,避免情志过极,因"五志过极皆能生火",火上浇油则病情反复难愈;同时应注意保持病室整洁、安静。

二、辨证施护

(一) 辨证施护的内涵

辨证施护是中医护理的又一基本特点。这是中医学辨证论治原则在临床护理工作中的进一步体现。辨证施护(nursing based on syndrome differentiation)由辨证和施护两部分组成。所谓辨证,是将望、闻、问、切四诊收集到的症状、体征等资料,通过分析、综合,辨清疾病的原因、性质、部位及邪正关系,进而概括、判断为某种性质的证。施护则是根据辨证的结果,确立相应的护理原则和方法,制订恰当的护理计划,确定具体的护理措施。辨证是施护的前提与依据,施护是护理疾病的方法和手段,通过施护的效果可以检验辨证正确与否。

辨证施护时要正确看待病、证、症三者间的关系。"病"反映了贯穿某一种疾病全过程的总体属性、特征和规律,如感冒、胃痛、水肿、消渴等皆属于疾病的范畴。而"证"是中医学特有的诊断学概念,是对疾病过程中一定阶段的病因、病位、病性、病势等病机本质的概括。一种疾病可由不同的证组成,正如清代医家徐灵胎所言:"证之总者为之病,而一病总有数证",如感冒病有风寒、风热、暑湿、气虚感冒等证;不同的疾病有时也会出现相同或相似的病机变化,即出现相同或相似的证,如久泻脱肛属于中气下陷,而产后调理不当、子宫下垂也属中气下陷。"症"即症状和体征的总称,如头痛、恶寒、咳嗽之症状及舌苔、脉象之体征等。证候多由一组相对固定且有内在联系,并能揭示其病变本质的症状和体征组成,如食少纳呆、腹胀便溏、倦怠乏力、面色萎黄、舌淡苔白、脉细弱属于脾胃虚弱证的证候表现。综上所述,病所反映的重点是贯穿疾病全过程的基本矛盾,而证反映的重点是当前阶段的主要矛盾,症则是认识病和证的着眼点,是病和证的基本构成要素。

中医护理认为,在照顾患者时既要辨病又要辨证,如初起表现为发热、恶寒、头身痛、脉浮的患者,初步诊断为感冒,但由于致病因素、机体反应性不同,又常表现为风寒感冒和风热感冒两种不同的证候。因此,首先要辨清感冒是风寒证还是风热证,才能确定施护方法。辨证的过程则需"四诊合参",如感冒除了上述症状外,还要进一步询问发热与恶寒孰轻孰重,通过舌诊观察苔薄白还是薄黄,脉诊得出脉象偏浮紧或浮数。通过收集到的资料,综合分析,准确辨证为风寒感冒或风热感冒,进而确定相应的施护方法。风寒感冒,根据"寒者热之"的护理原则,采取避风寒、保暖的护理措施,室温宜偏高,饮食上给予豆豉汤、生姜、红糖等辛温解表之品。若属风热感冒者,则应"热者寒之",室温宜低,摄入绿豆汤、金银花薄荷茶、西瓜番茄汁等性凉之品,以清热解表生津,由此才能获得更好的护理效果。

(二) 辨证施护的方法

辨证施护的内涵较为丰富,包括辨证施术、辨证施药、辨证施食等内容。

1. **辨证施术** 施术是根据辨证的结果,遵循辨证的理论,从而确定适宜的中医护理技术和方法。如耳穴贴压缓解便秘,一般取大肠、便秘点、直肠下段等穴。如血虚便秘者,可加脾、肾穴;如为热秘,可加肺、三焦穴。再如胃寒证可用艾灸、热熨、蜡疗等热疗法,而胃阴虚证及胃火炽盛证则应忌用。故在实施中医护理技术时务必保证辨证准确。

2. **辨证施药** 证候不同,所用药物不同,其煎煮及服用方法亦不同。如解表药宜武火急煎,时间宜短;补益药宜文火久煎,使有效成分充分溶出。风寒感冒者,药应热服,并啜热稀粥、盖被以助汗出;风热感冒者,药宜温服。

3. **辨证施食** 根据不同的证候,采取适宜的饮食指导。如风寒头痛,饮食上以疏风散寒之品为宜,如姜苏红糖茶、葱白萝卜汤、防风粥等,忌食生冷寒凉之品;风湿头痛者,指导患者摄入祛风除湿之品,如荷叶粥、茯苓饼、藿香芦根饮;血虚头痛者,应多食补益气血的食物,如芝麻养血茶、桂圆红枣粥;瘀血头痛者,多给予川芎酒、菊花醪。再如,同一种食物不同的食用方法有不同的功效,如鲜梨生吃清脆多汁,适用于肺热津伤,伴有发热、咳嗽、口渴的患者,可达清热生津之功;而冰糖蒸梨软糯绵滑,适用于干咳少痰、肺阴不足的患者,具有养阴润肺之功。

由此可见,中医护理主要不是着眼于"病"的异同,而是着眼于"证"的不同。所谓"证同护亦同,证异护亦异"的实质,是由于"证"的概念中包含着病机在内的缘故,这就是辨证施护的实质所在。

第二节　中医护理的原则

李姓患儿,女,8个月,因近两日排便次数增多、便稀、夹不消化食物而就诊。

平素体弱,出生后奶粉喂养,现症见大便 4~6 次 /d,状如稀糊,夹不消化食物,味酸臭,易哭闹,不思食。体格检查:精神烦躁、易激惹,心肺(−),腹部叩诊鼓音,腹胀拒按,肠鸣音为 5~7 次 /min。舌淡红,苔黄厚腻,纹紫滞。中医诊断为伤食泻,治以运脾导滞。

请思考:

1. 护士在为患儿制订护理措施时应基于哪些中医护理原则?

2. 从因人制宜角度可给患儿家长哪些健康指导?

中医护理原则是中医治病的原则在护理实践中的应用,是基于整体观念和辨证施护而产生的,主要包括护病求本、扶正祛邪、调整阴阳、三因制宜、预防为主等。

一、护病求本

《素问·阴阳应象大论》中说:"治病必求于本"。"本"是根本、本质的意思。护病求本(nursing aiming at its root causes)即治病求本在中医临床护理中的应用。所谓治病求本,是指在治疗疾病时必须抓住疾病的本质,针对其本质进行干预。

(一)标本缓急

标本缓急是指分清疾病的标与本,有利于从复杂的疾病矛盾中找出和处理其主要矛盾或矛盾的主要方面。"本"与"标"是相对而言的,且具有多种含义。以正邪来说,正气为本,邪气为标;以病因和症状而论,病因为本,症状为标;以病变部位来分,脏腑病在内为本,肌表经络病在外为标;以发病先后来说,旧病、原发病为本,新病、继发病为标。临床上只有充分搜集疾病相关信息,并在中医理论指导下进行综合分析,才能准确判断疾病的标本,分清主次,并针对其"本"确立恰当的治疗护理方法。如便秘有虚实之分,而虚秘又可由气虚、血虚、阴虚、阳虚等多种原因所致,因此其治法和护理方法各不相同,只有治病求本才能达到疗效。

从护病而言,总以护本为要务,但在疾病发展过程中的不同阶段会受到多种不同因素的影响,病情出现轻重缓急的不同表现,护理上应了解疾病的全过程,透过现象看清病变本质,采用"急则护其标,缓则护其本,标本俱急则宜标本兼护",这是处理疾病过程中不同矛盾的灵活方法,同样也是针对疾病的本质而言的。

1. 急则护其标(nursing the branch for emergency)　急则护其标是指标病甚急,如不先护标病,即将危及生命或影响本病总体治疗的一种方法。如溃疡病患者当出现呕血、便血时,护理上应做好止血或血脱时的抢救准备。哮喘患者一旦发作,护理上应给予端坐位,采用吸氧或其他止喘的护理方法。临床上常见的危急症状,包括高热、剧烈呕吐、剧痛、大出血、尿闭、抽搐、喘促、昏迷、虚脱等,如患者出现这些症状,均应遵循"急则护其标"的原则,积极配合抢救,迅速采取护标措施,待病情稳定后再处理本证。

2. 缓则护其本(nursing the root for chronicity)　缓则护其本是指在标病不急的情况下,或对标病已进行妥善处理,治疗护理的重点应针对疾病本质。在护本的同时,标病也随之消失或减轻。多见于慢性病或恢复期患者。如痨病后期肺肾阴虚之咳嗽,肺肾阴虚为本,咳嗽为标,此时应针对其肺肾阴虚之本给予相应的治疗护理措施,使得本病得愈,咳嗽亦随之缓解。

3. 标本兼护(nursing both manifestation and root cause of disease)　标本兼护是指在标本并重或标本均不太急时所采取的一种治疗护理原则。如素体气虚之人复感外邪而感冒,气虚为本,外邪为标,单补气易留邪,单祛邪又恐进一步损伤正气,此时应扶正祛邪,益气解表,即标本同护。

(二) 正护与反护

在错综复杂的疾病过程中,病有本质与征象一致者,亦有不一致者,故有正护与反护的不同。正护与反护是根据护理方法与病证现象之间的逆从关系提出的两种护理疾病的原则。

1. 正护法(orthodox nursing)　正护法是指疾病的临床表现和其本质相一致的情况下所施行的治疗护理方法。由于采用的护理措施与疾病证候性质相反,如寒证用温法,故又称为"逆护法"。正护法是临床最常用的一种方法,常用正护法有以下四种。

(1) 寒者热之(treating cold syndrome with heat methods):寒性病证表现出寒象,用温热性质的方药、护理方法进行干预,称为"寒者热之",即以热治寒。如寒证患者在护理上应注意保暖,适当添加衣被,室温宜高,最好住向阳病室,中药应温热服,饮食以性温之品为主,忌生冷寒凉之品。

(2) 热者寒之(treating heat syndrome with cold methods):热性病证表现出热象,用寒凉性质的方药、护理方法进行干预,称为"热者寒之"。如表热证采用辛凉解表法,里热证采用苦寒攻里的方药、护理方法等。

(3) 虚则补之(treating deficiency syndrome with tonifying methods):虚损病证表现出虚候,用补益功用的方药、护理方法进行干预,称为"虚则补之"。如阳气虚衰采用扶阳益气,阴血不足则采用滋阴养血的方药、护理方法等。

(4) 实则泻之(treating excess syndrome with purgative methods):邪实病证表现实证的征象,采用攻邪泻实的方药、护理方法进行干预,称为"实则泻之"。如瘀血证采用活血化瘀,火热毒盛证采用清热解毒的方药、护理方法等。

2. 反护法(paradoxical nursing)　反护法又称从护法,是指顺从疾病外在表现的假象性质而干预的一种治疗护理方法。它所采用的方药性质及护理方法与疾病证候中假象的性质相同,故称为"从护法"。它适用于疾病的征象与其本质不完全吻合的病证。由于某些严重的、复杂的疾患,其临床表现与疾病本质相较常有寒热或虚实的真象、假象并存的情形,因而常用的反护法主要有以下四种。

(1) 寒因寒用(treating false-cold syndrome with cold methods):是指用寒凉性质的药物及护理方法来治疗护理具有假寒征象的病证,又称以寒治寒。适用于阳盛格阴的真热假寒证。例如,热厥证常表现为壮热、烦渴饮冷、小便短赤等里热征象,但同时又出现四肢厥冷、脉沉等假寒之象,其本质是阳热内盛,深伏于里,格阴于外,故见一派寒之假象。治疗护理时应抓住其热盛本质,给予寒凉药物,或护理时以清热降温为主,才能使热退假寒之象消失。

(2) 热因热用(treating false-heat syndrome with heat methods):是指用温热性质的药物及护理方法来治疗护理具有假热征象的病证,又称以热治热。适用于阴盛格阳的真寒假热证。即阴寒内盛,格阳于外,故形成阴寒本质、阳热假象的现象。此时患者虽有下利清谷、四肢厥逆、脉微欲绝等真寒征象,又反见身热、面赤等假热之象。因此,在护理时应给予温热的护法,如给予温热性食物,汤药宜温热服,室温宜偏高,注意保暖等。

(3) 塞因塞用(treating obstructive syndrome with tonifying methods):是指使用补益的药物和护理方法来治疗护理具有闭塞不通症状的虚证,又称以补开塞。适用于真虚假实证。脏腑气血不足,功能低下,亦可产生闭塞不通的症状,针对其虚的本质,当以补益之法,助脏腑气血足,则功能健旺,通而不塞。如脾气虚,虚则脾运化无力,出现脘腹胀满、纳呆、脉虚无力,宜用健脾益气、以补开塞的护法,如给予山药粥、大枣粥等补中气,并配合针灸、推拿等疗法,以加强药效和振奋脾气,脾气健运则腹胀满自消。

知 识 拓 展

塞因塞用法的临床应用

有研究者基于塞因塞用理论,将自拟经验方——双补气血通便汤应用于气血亏虚型功能性便秘患者。结果显示,患者排便的时间、频率、费力程度及大便性状等主要临床症状均得以改善,同时气短乏力、神疲懒言、面色无华、头晕目眩等次症亦有所缓解,且优于对照组芪蓉润肠口服液。双补气血通便汤标本兼治,佐证了塞因塞用法干预气血亏虚型便秘的有效性和安全性,值得推广应用。

（4）通因通用（treating incontinent syndrome with dredging methods）：是指使用具有通利作用的药物及护理方法来治疗护理具有通泄症状的实证,又称以通治通。例如,对食积所致的腹痛、腹泻,护理时应采用消导泻下的护理措施,如控制食量,摄入具有消导通便功效的山楂、莱菔子、香蕉、蜂蜜等食品,以达通因通用之功效。

综上所述,不论是正护法还是反护法,均是究其疾病本质而言,虽说方法不一,但都离不开"护病必求于本"的原则。

（三）同病异护,异病同护

临床上一种病可以包括几种不同的证,不同的病在其发展过程中也可以出现同一种证,治疗护理时不仅辨病,更应辨证,以证而确定施护方法,即为中医护理学特有的"同病异护"和"异病同护"。这种针对疾病发展过程中不同质的矛盾用不同方法来解决的治疗护理原则,是辨证施护的精神实质。

1. 同病异护（nursing same disease with different methods）　同一种疾病,由于病因及病理发展阶段的不同,或由于个体反应的差异,可以出现不同的证候,并采用不同的治疗护理方法,称为同病异护。如前文所述的感冒,有风寒、风热、暑湿的不同,则治疗护理也不同。再如外感温热病,由于邪气入侵经历由表及里的过程,就会出现卫分证、气分证、营分证、血分证四个不同的证候阶段。因此,治疗时也相应有解表、清气、清营和凉血的不同治法,护理方法也相应不同。

2. 异病同护（nursing different diseases with same method）　对不同疾病发生、发展过程中所表现的相同证候,采取同样的方法治疗护理,称为异病同护。如脱肛、子宫下垂、胃下垂、久痢、崩漏是不同的疾病,但辨证究其本质,均属于中气下陷证,治疗护理上都采取补中益气升提的护理方法。具体措施如嘱患者多休息,不从事重体力劳动,多做缩肛运动;食用黄芪炖母鸡、茯苓粥以益气健脾;多吃蔬菜、水果及芝麻、花生、核桃等富含膳食纤维和油脂的食物,保持大便通畅;针刺百会、关元以补中益气升提。

二、扶正祛邪

疾病的发生、发展过程,从邪正关系来说即正邪斗争的过程,正邪力量的消长盛衰决定着疾病的变化转归。邪胜于正则病进,正胜于邪则病退。因此,治疗和护理疾病的基本原则即扶助正气、祛除邪气,改变邪正双方的力量对比,使疾病向愈,促进患者的康复。

（一）扶正祛邪的基本概念

扶正（strengthening vital qi）是指使用扶助正气的各种治疗和护理手段,如药物、功法、食疗方、情志调护等方法增强体质,提高机体的抗病能力,以达到战胜疾病、预防疾病为目的的一种原则。扶正主要适用于单纯正气虚而无外邪者或邪气不盛的虚证,即所谓"虚则补之"。根据病证不同,采用相应的益气、养血、滋阴、助阳、填精等相应的护理措施。如患者气虚乏力,应嘱其减少活动量,多休息以保存人体正气;同时选择柔缓的调息功法,如太极拳、八段锦等以培元补气;在饮食上,多食用健脾益气的食物,如山药、大枣、花生、桂圆、甲鱼、猪肚等,少吃生萝卜、空心菜等耗气食物。

祛邪（eliminating pathogen）是指祛除邪气，排除或削弱病邪侵袭和损害的一种治疗护理原则，包括解表、攻下、利水、消导、破血、豁痰等方法。祛邪适用于以邪实为主而正气未衰的实证，邪去则正安。由于邪气所在部位不同，祛邪方法也不同，如外感寒邪患者用发汗解表法促使寒邪外出，应指导患者起居避风寒，注意保暖，忌生冷寒凉食物，以祛邪外出。祛邪时应注意因势利导，使邪有出路。

（二）扶正祛邪的临床运用

1. 运用原则 扶正祛邪原则在临床运用应遵循三个原则：其一是虚证宜扶正，实证宜祛邪；其二是应根据邪正盛衰及其在疾病过程中矛盾斗争的地位，决定其运用方式的先后与主次；其三应注意扶正不留邪，祛邪勿伤正，如表证患者在用汗法祛邪时，应以周身微微汗出为度，切忌大汗淋漓而伤正。

2. 运用方式

（1）单独使用：扶正祛邪单独使用，扶正适用于纯虚证以及正虚邪不盛等以正虚为矛盾主要方面的病证；祛邪适用于纯实证以及邪盛正不虚等以邪盛为矛盾主要方面的病证。如血虚者应补血，瘀血者应活血化瘀。

（2）合并使用：扶正祛邪合并使用适用于虚实夹杂的病证。由于病理矛盾上有主次之分，因而在合并使用时亦有主次之分。如癌症晚期，邪气虽盛而正气更虚，则以扶正为主，兼以祛邪。再如阴虚外感，若强发汗，则必加重阴伤，故应在解表药中加滋阴之品，祛邪兼扶正。

（3）先后使用：扶正祛邪先后使用适用于虚实夹杂证。通常有先扶正后祛邪和先祛邪后扶正两种方法。先扶正后祛邪适用于正虚邪实，以正虚为主的病证。由于正气过于虚弱，若兼以攻邪，则反而更伤正气，故应先扶正而后祛邪。先祛邪后扶正，适用于虽然邪盛正虚，但正气尚能耐攻，或同时兼顾扶正反会助邪生长的病证，故应先祛邪后扶正。

三、调整阴阳

调整阴阳（coordinating yin and yang）是指纠正疾病过程中机体阴阳的偏盛偏衰，损其有余而补其不足，恢复和重建人体阴阳的相对平衡，达到"阴平阳秘，精神乃治"。

阴阳的相对平衡维持着人体正常的生命活动过程，当这种平衡被打破，人体就会出现相应的病理变化，被认为是疾病发生、发展变化的内在根据。因而调整阴阳是临床上治疗护理疾病的基本原则。

（一）损其有余

损其有余（eliminating the surplus）又称损其偏盛，是指阴或阳任何一方偏盛有余的病证，应采用"实则泻之"的护治方法。如阳偏盛表现出的阳盛而阴相对未虚的实热证，应采用"热者寒之"的方法，清泻偏盛的阳热，如病室宜凉爽通风；服药时宜凉服或微温服；避免情绪过激；饮食上辅以西瓜汁、梨汁、绿豆汤等清热生津之品，共泻阳热之火。

（二）补其不足

补其不足（supplementing the deficiency）又称补其偏衰，是指阴或（和）阳偏衰不足的病证，应采用"虚则补之"的护治方法。对阴虚、阳虚、阴阳两虚的病证，用滋阴、补阳、阴阳双补来补其不足。常用的方法如下：

1. 阴阳互制的补虚方法

（1）滋阴以制阳：是指由于阴液不足，无以制约阳热，阳热相对偏亢的虚热证，采用滋阴养液的方法，使阴液复而虚热自退，又称为"阳病治阴""壮水之主，以制阳光"。临床所见的阴虚内热所致的五心烦热、盗汗等症，在饮食上应多摄入银耳、百合、甲鱼、雪梨等滋阴清热之品以养阴生津。

（2）扶阳以制阴：是指由于阳气不足，不能制阴，则阴寒之气相对亢盛的虚寒证，用温补阳气的方药，使阳气复而阴寒自消，又称为"阴病治阳""益火之源，以消阴翳"。如针对阳虚所致的畏寒肢冷、小便清长等症，应多食山药肉桂粥、羊肉粥等温肾补阳之品；同时注意腹部、腰背部和下肢保暖；运动量也不能过大，以防汗出伤阳。

2. 阴阳互济的补虚方法　根据阴阳互根的原理,治疗阳偏衰时在扶阳剂中适当使用滋阴药,使"阳得阴助而生化无穷",称为"阴中求阳"。治疗阴偏衰时,在补阴剂中适当佐用补阳药,使"阴得阳升而泉源不竭",称为"阳中求阴"。

3. 阴阳双补　适用于阴阳两虚证,临床多见于慢性病后期。运用时须分清主次而双补:阳损及阴者,则应在充分补阳的基础上配以滋阴之剂;阴损及阳者,应在充分滋阴的基础上配合补阳之品。此外,阴阳亡失者,其亡阳者重在益气回阳固脱,亡阴者又当以益气救阴固脱之法急救。

四、三因制宜

三因制宜(nursing in accordance with three categories of etiological factors system),即因时、因地、因人制宜。"人以天地之气生"。人是自然界的产物,天地阴阳之气的运动变化与人体息息相通。因此,人的生理活动、病理变化必然受到时令气候、地域环境等因素的影响。而患者的性别、年龄、体质等个体差异也对疾病的发生、发展与转归产生影响。因此,在临床护理工作中要学会全方位看待问题,除了掌握一般护理原则外,还要根据具体情况具体分析,灵活对待,遵循三因制宜,从而制订出适宜的护理方案。

(一) 因时制宜

因时制宜(treatment in accordance with seasonal conditions)是指根据不同季节气候特点来确定保健、养生、用药、护理的原则。四时气候变化对人体生理病理均有一定影响,而反常的气候更是诱发疾病的重要条件。首先,在养生保健方面,一年四季春、夏、秋、冬,寒暑交替,自然界和人体相应地适应气候变化也会有生、长、收、藏的变化特点,故在《素问·四气调神大论》中指出:"所以圣人春夏养阳,秋冬养阴,以从其根,故与万物沉浮于生长之门。"所谓"春夏养阳",即指在春夏两季要顺应升发之特点,重视阳气保养,在生活起居上夜卧早起,多晒太阳,多做室外运动;饮食上宜选用辛、甘、微温之品,而不宜食酸收之味,这样有利于助阳护阳,但不宜食大辛大热之物;情志上也应符合春夏升发、向上向外的特点,保持乐观开朗的情绪,以使肝气顺达。"秋冬养阴"则是要求人们在秋冬时节顺应自然界秋收冬藏的特点,重视阴精的蓄养。护理上首先注重防寒保暖,作息上应当"早卧晚起,必待日光";可在室内进行锻炼,以"静"功为宜,食物上多食滋阴养血之品;情绪上引导患者学会自我协调,从容淡定,勿大喜大悲,以平静伏藏为顺。

同样,在疾病治疗护理上也体现因时制宜。春夏季节,阳气升发,人体腠理开泄,服解表药后不宜覆盖衣被或饮热饮,以免开泄太过,耗伤津液;夏季暑多挟湿,在解暑同时应给予化湿之品。秋冬季节,人体腠理致密,阳气内敛,感受风寒证时,服解表药宜热服,还可给热粥以助药力。另外,因时制宜还应注意某些季节性好发病,做好预防护理。

知 识 拓 展

顺应四时养生调神

《素问·四气调神大论篇》:春三月,此谓发陈。天地俱生,万物以荣,夜卧早起,广步于庭,被发缓形,以使志生,生而勿杀,予而勿夺,赏而勿罚,此春气之应,养生之道也。逆之则伤肝,夏为寒变,奉长者少。夏三月,此谓蕃秀。天地气交,万物华实,夜卧早起,无厌于日,使志无怒,使华英成秀,使气得泄,若所爱在外,此夏气之应,养长之道也。逆之则伤心,秋为痎疟,奉收者少,冬至重病。秋三月,此谓容平。天气以急,地气以明,早卧早起,与鸡俱兴,使志安宁,以缓秋刑,收敛神气,使秋气平,无外其志,使肺气清,此秋气之应,养收之道也。逆之则伤肺,冬为飧泄,奉藏者少。冬三月,此谓闭藏。水冰地坼,无扰乎阳,早卧晚起,必待日光,使志若伏若匿,若有私意,若已有得,去寒就温,无泄皮肤,使气亟夺,此冬气之应,养藏之道也。逆之则伤肾,春为痿厥,奉生者少。

（二）因地制宜

因地制宜（treatment in accordance with local conditions）是指根据地理环境与生活习惯的特点确定保健、用药、护理原则。人要在不同的地理环境中生存，首先要改变生活习惯去适应不同的环境。地理环境、生活习惯的不同，直接影响到人体的生理、病理变化，故在治疗与护理疾病时要充分考虑地理因素的影响。如西北地高气寒，病多风寒，温热药的用量及对风寒的护理就应有所侧重，而寒凉之剂就必须慎用；东南地区气候潮湿温暖，病多温热，在护理上宜用清凉与化湿法，温热与助湿之剂必须慎用。某些地方性疾病与地理环境有密切的关系，如瘿病（相当于地方性甲状腺肿）在我国西北高原地区较为多见，古人早在晋唐时期就提出用含碘食物（如昆布、海藻）和动物甲状腺口服治疗该病。《诸病源候论》中记载："诸山水黑土中出泉流者，不可久居，常食令人作瘿病，动气增患"，说明瘿病与地方水质有关。

（三）因人制宜

因人制宜（treatment in accordance with patient's individuality）是指根据患者的年龄、性别、体质等不同特点，制订适宜的治疗护理原则。如对素体阳虚的患者，应注意避寒保暖，给予滋补温热的食物；素体阴虚而内热之体，注意居室要清凉，通风良好，给予清补生津滋阴食品，忌食热性食物；胖人多湿，易生痰，应给予清淡饮食，忌食油腻甜食，以防助湿生痰；瘦人多血虚，应给予血肉有情之品，以补血强身。在药量上，成人用量大于儿童；在同一年龄段，不同体质的人患同样疾病，用量也不尽相同，强壮的人药量宜稍大，虚弱之人药量宜轻。而妇女有经、带、产、胎的生理与病理变化，在护理中应有所区别。

三因制宜的三个环节是密切相关且不可分割的，因时、因地制宜强调了护理不但要看到人，还应看到天时、地理的因素。因人制宜强调不应孤立地只看病证，还应重视个体的不同特征，只有这样，才能更有针对性地实施适宜的治疗护理措施。

五、预防为主

预防（prevention）是指采取一定的措施防止疾病的发生与发展。中医学早已认识到预防疾病的重要性，早在《内经》中就已提出了"治未病"的思想，强调"防患于未然"。《素问·四气调神大论》云："圣人不治已病治未病，不治已乱治未乱……"中医学的预防思想主要阐述人体顺应自然环境，通过起居有常、饮食有节、精神内守、锻炼强身，以增强体质，预防疾病的发生，且重视病后调护，控制传变，防病复发。治未病主要包括未病先防、既病防变、瘥后防复几方面，与现代预防医学的"三级预防"有异曲同工之处。预防疾病的发生是护理工作的重要内容，护理人员不仅要重视已病之人的调护，还须做好未病之人的健康宣教，并实施预防疾病的护理措施（详细内容见第三章第六节）。

（施 慧）

思 考 题

---

1. 某患儿，男，2岁，腹泻20d。患儿不慎受凉腹泻，间断补液治疗数次未见效。就诊时仍每日5~7次稀水便，臭味不著，身热，面赤，口渴，但不欲饮，纳差，精神困倦，眼皮低垂，哭声低弱，面红，但唇色淡，小便略短黄。扣其胸腹，无灼手之感。舌淡，苔薄不干，指纹淡浅。体格检查：T 37.7℃，皮肤弹性可，眼眶略凹。实验室检查：大便常规示白细胞0~2/HP。患儿家属决定选择中医治疗。请思考：

（1）该患儿的辨证要点是什么？

（2）护理该患儿时应遵循哪些中医护理原则？

（3）从因人制宜角度应给其家属哪些健康指导？

2. 某男性,55 岁。患者眩晕,耳鸣,腰膝酸冷,小便清长,舌淡,苔白,脉沉。体格检查:血压 140/80mmHg。实验室检查:血红蛋白正常。今日前来护理门诊进行健康咨询。请思考:

(1)从因时制宜角度应向该患者了解哪些信息?

(2)目前该患者存在的护理问题有哪些?

(3)护理该患者时应遵循哪些中医护理原则?

3. 某女性,46 岁,患肺结核 1 年余。面色萎黄,消瘦,咳嗽,自述午后潮热,盗汗,脉细数。昨晚突发咯血,量多,色红。请思考:

(1)护理该患者时应遵循哪些中医护理原则?

(2)若咯血停止,宜采用什么护理原则?

URSING
第三章

中医基本护理

03章 数字内容

───── 学 习 目 标 ─────

- 知识目标：
  1. 掌握四诊的主要内容及其临床意义，掌握生活起居护理、情志护理、饮食调护及预防护理的主要内容及方法。
  2. 掌握常用的中药剂型、中药煎煮法、中药内服法和中医用药八法的护理措施。
  3. 熟悉病情观察、情志护理、饮食调护的原则，熟悉中医用药八法。
  4. 了解病情观察的目的。
- 能力目标：
  1. 能运用四诊方法对患者进行病情观察。
  2. 能在中医理论指导下对患者进行生活起居护理、情志护理、饮食调护、用药护理及预防护理。
- 素质目标：
  1. 建立中医思维模式，并在护理过程中体现以人为本、生命至重的医道观。
  2. 把握慎独精神的内涵。

中医基本护理（general nursing of traditional Chinese medicine）包括病情观察、生活起居护理、情志护理、饮食调护、用药护理、预防护理。正确实施基本护理将有助于增强患者的体质，提高其抗病能力，促进疾病早日康复，因此做好基本护理具有十分重要的意义。

第一节　病情观察

导入情境与思考

某女性，26岁，因恶寒、发热、头痛、咳嗽2d而就诊。

患者于2d前不慎受寒后，出现恶寒，微发热，头痛，身疼不适，鼻塞流清涕，咽痒，咳嗽，痰白清稀。舌苔白，脉浮紧。护士拟进行中医护理。

请思考：

1. 对该患者进行病情观察时，主要的观察内容有哪些？

2. 值班护士考虑其中医诊断为感冒，风寒犯肺证，有哪些依据？

3. 护士应继续收集哪些病情资料？

病情观察（observation of state of disease）是指护理人员运用中医望诊、闻诊、问诊、切诊的方法，全面收集病情资料，从而对患者的健康状态和病情的本质作出概括性判断的过程。

一、病情观察的目的

（一）为护理诊断和计划提供依据

通过四诊所收集到的病情资料，主要包括患者的症状和体征，而症状和体征又统称为"症"。症，是疾病所反映的现象，它是判断病种、辨别证的主要依据。证，是对疾病发展的某一阶段的病因、病位、病性、病势等病机本质的概括。病情观察主要依据患者的症，将四诊所获得的各种模糊信息（病情资料）进行综合分析，形成对患者整体状态（证）的认识。中医护理的核心为辨证施护，对证的准确辨识是正确采取护理措施的前提和关键。通过病情观察明确所患疾病及所属证，即可为护理诊断和制订护理计划提供科学的依据。例如，某青年女性患者自诉发热、头痛1d，伴鼻塞、流黄涕、恶寒、口渴、汗出，护理人员观察到患者咽部色红，舌红，脉浮数，结合患者平素体健等病史资料，综合分析该患者中医诊断为感冒，属风热表证，其病位在表，病因为外感风热之邪，病性为实证、热证，其护理诊断为发热，护治原则为辛凉解表。根据以上分析，护理人员可以准确地制订护理计划。

（二）判断病情的轻重缓急及变化趋势

中医学具有整体、动态的诊察观念。疾病的轻重与转归，与患者的症状与体征的变化有相应的关系。因此，在进行病情观察时要收集有关病情变化的资料，以判断疾病的轻重缓急以及变化的趋势。例如，问诊时询问疾病的发病情况，对辨识疾病的轻重缓急有重要意义。一般起病急、病程短者，多为外感病，属实证；患病已久，反复发作，经久不愈者，多为内伤病，属于虚证或虚实夹杂证。询问疾病发生后的病情发展变化情况，如发病后症状的性质、程度有何变化，何时加重或者减轻，以及诊疗经过等，对了解疾病的病机演变情况及发展趋势有非常重要的意义。例如，从舌苔上看，苔色由白转黄，由黄转为焦黑色，苔质由润变燥，提示热邪由轻变重，由表及里，津液耗损；反之，为邪热渐退，津液复生，病情向好的趋势转变。

（三）评价治疗与护理效果，及时修订护理措施

病情观察时应观察治疗与护理后的效果，及时评价，以便确定所制订的护理计划是否需要进行修改和补充，使护理措施的实施能够符合病情变化的规律。例如，壮热患者，经过治疗和护理后若体温逐步下降，说明病情好转；若骤然下降，甚至低于正常体温，说明邪气旺盛，正气虚衰，为亡阳危象，应

修改原护理计划,以回阳救逆、扶正祛邪为原则,重新制订护理措施。

二、病情观察的原则

(一)整体审察

整体审察即病情观察时要重视患者的整体病理变化及环境对人体病变的影响。中医诊断疾病时以整体观念为认识论基础。中医认为,人是一个有机的整体,内在脏腑与体表的形体官窍之间是密切相关的,同时人体又受到社会环境和自然环境的影响,当人体的内环境与外在的社会环境、自然环境不能维持在一定范围内的和谐统一时,便可能发生疾病。人体一旦发生疾病,内脏的病变可以通过体表表现出来,精神刺激可以导致脏腑的功能紊乱,脏腑的功能紊乱又可以导致精神情志的改变等。故病情观察时应整体审察。整体审察包括两方面的含义。其一,采集全面而详细的临床资料;其二,全面分析,综合判断。

(二)诊法合参

诊法合参是指四诊并重,诸法参用,综合收集病情资料。中医学理论强调四诊并用、诊法合参。《四诊抉微》说:"然诊有四,在昔神圣相传,莫不并重。"四诊各具有独特的作用,又都有局限性,不能互相替代。临床时往往四诊参合运用而难以截然分开,比如对排出物的诊察,既要望其色、状,又要闻其气,还要问患者感觉。这说明病情观察必须四诊并用才能全面收集治疗所需要的各方面资料。

(三)病证结合

对病情观察所得到的结果,要进行综合分析,准确辨识。病证结合,指辨病与辨证相结合。辨病,是从疾病的全过程、特征上认识疾病的本质;辨证,是从疾病的阶段性、主要矛盾认识疾病的本质。临床进行思维分析时,有时是先辨病然后再辨证,有时先辨证然后再辨病。辨病与辨证相结合是既重视疾病的基本矛盾,又抓住疾病当前的主要矛盾。在通常情况下,只强调辨证而忽视辨病,或者只作病名诊断而不进行辨证,都是不恰当的。

三、病情观察的方法

【望诊】

望诊(inspection)是指运用视觉,对患者全身和局部情况有目的地进行观察,以推断体内的变化,了解健康情况,测知病情的方法。中医学认为,人体作为一个有机的整体,机体外部特别是面部、舌体等与脏腑的关系非常密切。局部的病变可以影响全身,体内脏腑气血的病理变化必然反映到体表,故通过有目的地观察患者外部的异常变化,可以了解人体的整体情况,测知体内的气血精津液、脏腑、经络等的病理变化,对疾病的初步诊断具有非常重要的意义。正如《灵枢·本脏》中指出:"视其外应,以知其内脏,则知所病矣。"

望诊的内容包括:全身望诊(望神、色、形、态)、局部望诊(望头面、五官、躯体、四肢、二阴、皮肤)、望舌、望排出物和望小儿指纹。学习望诊时虽划分为不同部分,临床病情观察时还需综合运用才能全面了解病情。

(一)望神

神是人体生命活动的总称。广义的神是指人体生命活动的外在表现,即"神气"。狭义的神是指人的精神、意识、思维和情志活动,即"神志"。望神就是通过观察人体生命活动的整体表现来判断病情的方法,是对神气与神志的综合判断。

1. **望神的原理**　神的物质基础是精气,包括先天之精气和后天水谷精气的不断补充,还有赖于脏腑的正常生理功能。只有当先后天之精及所化生的气血津液充足,脏腑的功能正常,人体才能表现为有神。精气不足,气血虚弱,脏腑功能衰败时,人体则表现为无神。因此,神是脏腑精气盛衰的外部征象。通过望神,可以了解个体精气的盛衰、脏腑功能的强弱,对分析病情轻重和预后的良恶有重要意义。故《素问·移精变气论》中指出:"得神者昌,失神者亡。"

2. **神的具体表现**　神是生命活动的总体体现,具体表现于人的目光、色泽、神情、体态等方面,而观察眼神的变化是望神的重点。必要时还要根据神在其他方面的表现,如语言、呼吸、饮食、舌象、脉象等,进行综合分析。

3. **神的分类及判断**

(1)得神:又称为有神。主要表现为神志清楚,精神良好,表情自然,面色荣润,两目明亮有神,言语对答准确,呼吸平稳,肢体活动自如。提示脏腑精气充足,正气强盛,生命活动正常;即使有病,也是正气未伤,属于轻病,预后良好。

(2)少神:又称神气不足。主要表现为神志清楚,精神不振,面色少华,目光乏神,少气懒言,语音低弱,动作迟缓。提示脏腑功能虚弱,正气轻度亏损。常见于轻病或恢复期患者,也可见于体质虚弱者。病情比得神者稍重,预后良好。

(3)失神:又称无神。主要表现为神志淡漠,精神萎靡,面色无华,目光晦滞,语言断续,反应迟钝,动作失灵;甚至语言错乱,循衣摸床,撮空理线,或卒倒而目闭口开、手撒、尿遗等。提示脏腑精气亏虚已极,正气大伤,病情严重,预后不良。

(4)假神:是指久病、重病的患者精神突然好转,表现出与病情本质不符的假象,并非佳兆,而是临终前的先兆。主要表现为原来意识模糊,反应迟钝,突然神情兴奋,躁烦不安;或原来默默不语,语声低微,突然言语不休,想见亲人;或原来面色晦暗,突见面赤如妆;或不欲饮食,突然食欲增加等。这是阴阳即将离绝的危候,犹如"残灯复明""回光返照",临床应予特别注意。

(5)神乱:即精神意识错乱,常见于癫、狂、痫的患者。如表现为表情淡漠,寡言少语,闷闷不乐,哭笑无常,多为痰气凝结,阻蔽心神的癫病;如烦躁不宁,登高而歌,弃衣而走,呼号怒骂,打人毁物,多属痰火扰心的狂病;如突然昏仆,口吐涎沫,双目上视,四肢抽动,口中如做猪羊叫声,一般能自行恢复,多属痰迷心窍、肝风内动的痫病。

(二) 望色

1. **望色诊病的原理**　望色是通过观察面部和全身皮肤色泽变化来诊察病情的方法。望色包括望皮肤的颜色和光泽。色是指皮肤的颜色,指色调的变化,反映了血液盛衰和运行的情况;泽即皮肤的光泽,指明度变化,是脏腑精气外荣的表现。皮肤色泽是脏腑气血之外荣,因此望色能了解脏腑功能状态和气血盛衰情况。面部皮肤薄嫩,色泽变化易显露于外,便于诊察,因此望色多以观察面部的颜色和光泽为主,兼望肤色、目睛、爪甲等部位。

2. **常色与病色**

(1)常色:人体正常健康状态时的面色称为"常色"。常色的特征是明润、含蓄,表示脏腑精气充足,功能正常。常色又分为主色和客色。主色是指因禀赋所致,终身不变的色泽。客色是指随季节气候、情绪运动等因素影响所致的面色、肤色变化。中国人属黄种人,其常色是红黄隐隐、明润含蓄。

(2)病色:人体在疾病状态下的面色称为病色。病色的特点是晦暗、暴露。病色可分为善色和恶色两种。善色指仅颜色发生变化,但仍有光泽,提示病变轻浅,气血未衰,属新病、轻病、阳证,易治。恶色指不论色调有无变化,而光泽度发生了改变,如面色晦暗、枯槁,说明病情深重,精气已伤,胃气不能上荣于面,属久病、重病、阴证,难治。

3. **五色主病**　病色大致可分为赤、青、黄、白、黑五种,分别提示不同脏腑和不同性质的疾病。其具体表现和主病如下。

(1)赤色:主热证,亦可见于戴阳证。

赤色多因热盛而面部脉络扩张、气血充盈所致。

满面通红者,属实热证,多因外感发热,或脏腑火热炽盛的实热证,是因邪热亢盛、血行加速而充盈于面所致;午后两颧潮红者,属虚热证,是因阴虚阳亢、虚火上炎所致,可见于肺痨等患者;久病重病面色苍白,时而泛红如妆,游移不定者,属戴阳证,是因久病肾阳虚衰,阴寒内盛,阴不敛阳,虚阳上越所致,属病危。

(2)青色:主寒证、气滞、血瘀、疼痛、惊风。

患者面呈青色,多由寒凝气滞,或瘀血内阻,或筋脉拘急,或因疼痛剧烈,或因热盛而动风,使面部脉络血行瘀阻所致。

面色青或青黑,属寒盛,痛剧,多因阴寒内盛,经脉挛急收引不痛而痛,以致脉络拘急、气血凝滞而色青,可见于骤起的气滞腹痛、寒滞肝脉等病证;若心悸、胸痛反复发作,突发剧烈胸痛,面色青灰、口唇青紫者,属心阳暴脱或心血瘀阻证;小儿眉间、鼻柱、唇周色青,属惊风或欲作惊风,多因热闭心神、外引筋肉、面部脉络血行瘀阻所致,可见于高热抽搐患儿。

(3)黄色:主脾虚、湿证。

患者面色发黄,多由脾虚不运,气血不足,无以上荣于面所致,或者湿邪内蕴,脾失运化,以致脾土之色外现而见面黄。

面色淡黄而干萎无泽者,称为萎黄,多属脾胃气虚,气血不足,因脾胃虚衰,气血生化乏源,机体失养,故面色萎黄;面黄虚浮者称为黄胖,属脾虚湿盛,为脾虚湿阻所致;面目皮肤一身尽黄者,称为黄疸,其中黄色鲜明如橘皮色者称为阳黄,乃湿热蕴蒸,若黄色晦暗如烟熏者称为阴黄,为寒湿内阻;若面黄带青,称为面色苍黄,为肝郁脾虚。

(4)白色:主虚证(血虚、气虚、阳虚)、寒证、失血证。

患者面色发白,多由气虚血少,或阳衰寒盛,气血不能上充于面部脉络所致。

面色淡白无华,伴唇甲舌色淡者,多属血虚或失血证;若淡白而虚浮者称为㿠白,属阳虚或阳虚水泛;若白中透青者称为苍白,多属阳气暴脱或阴寒内盛、血行不畅之实寒证,或大失血之人。

(5)黑色:主肾虚、寒证、水饮、血瘀。

肾属水,其色黑,故肾虚患者多面见黑色。肾阳虚衰,阴寒水盛,血失温养,或寒凝经脉,瘀阻不通则痛,或水饮内停,脉络拘急,血行瘀阻,或由肾阴亏虚或瘀血日久,机体失养所致。

面色黧淡或鳌黑,属肾阳虚,因阳虚火衰,水寒不化,浊阴上犯所致;面黑干焦者,属肾阴虚,因肾精久耗,阴虚火旺,虚火灼阴,机体失养所致;面色鳌黑,肌肤甲错,多属肾阳虚衰,阴寒凝滞,或血瘀日久;眼眶周围发黑,眼睑水肿,多为肾虚水饮或寒湿带下。

(三)望形

望形,又称望形体,是观察患者形体的强弱胖瘦、体质形态和异常表现等来诊察病情的方法。通过望形,可以了解内在脏腑的虚实、气血的盛衰和邪正的消长。

1. 形体强弱 观察形体强弱时,要将形体的外在表现与机体的功能状态、神的旺衰等结合起来,进行综合判断。

(1)体强:即体质强壮。表现为骨骼粗大,胸廓宽厚,肌肉充实,皮肤润泽,同时精力充沛,食欲旺盛。说明体魄强壮,内脏坚实,气血旺盛,抗病力强,有病易治,预后较好。

(2)体弱:即体质衰弱。表现为骨骼细小,胸廓狭窄,肌肉瘦削,皮肤枯槁,同时精神不振,食少乏力。说明体质虚衰,内脏脆弱,气血不足,抗病力弱,有病难治,预后较差。

2. 形体胖瘦 正常人体形适中,各部组织匀称。过于肥胖或过于消瘦都可能是病理状态。观察形体胖瘦时应注意与精神状态、食欲食量结合起来。

(1)体胖:若胖而能食,为形气有余,与禀赋有关;若肥而食少,肉松皮缓,为形盛气虚,多属于阳虚脾弱之人。由于阳气不足,脾虚失运,痰饮、水湿容易内停,故有"肥人多痰""肥人多湿"之说。

(2)体瘦:若形瘦食多,为中焦火炽;若形瘦食少,为中气虚弱,多由于脾虚不运所致;若形瘦,颧红,皮肤干焦者,为阴虚有火。若久病卧床,骨瘦如柴者,为脏腑精气衰竭,气液干枯,属病危。消瘦多因脾胃虚弱,气血亏虚,或病久气耗所致,或阴血不足,内有虚火,故有"瘦人多火"之说。

(四)望态

望态,又称望姿态,是通过观察患者的动静姿态和异常动作以诊察疾病的方法。通过患者的姿

Note:

态、体位、动作变化,可测知机体阴阳盛衰和病势顺逆。

1. 动静姿态　正常人能随意运动而动作协调,体态自然。心神或筋骨经脉的病变,可使肢体动静失调,或不能运动,或处于强迫被动体位。观察患者喜动喜静的不同姿态,可判断病性的阴阳、寒热、虚实。望姿态的一般规律为:凡姿态喜动、向外、仰伸等多属阳证;凡喜静、向内、俯屈等都属阴证。

(1)卧姿:患者卧时蜷缩成团,面常向里,喜加衣被,多为阴证、寒证、虚证;若患者卧时仰面伸足,常揭去衣被,不欲近火,多属阳证、热证、实证。

(2)坐姿:若见患者坐而喜仰,喘粗痰多,多属肺实证,痰涎壅盛;若见患者坐而喜俯,少气懒言,则属肺虚气弱或肾不纳气证;若见患者坐而不得卧,卧则气逆喘咳,多属心阳不足、水气凌心证;若见患者但卧不能坐,起则头晕,多属气血俱虚。

2. 异常动作

(1)颤动:如头摇不能自主,四肢时而颤动,多为肝风内动;如唇、睑、指、趾颤动,多为动风先兆,或血虚生风证。

(2)抽搐:颈项强直,两目上视,四肢抽搐,角弓反张,多为肝风内动,常可见于高热惊厥、小儿惊风、破伤风、痫病、子痫、马钱子中毒等。

(3)卒倒:若卒然跌倒,不省人事,口眼㖞斜,半身不遂,属中风病;卒倒神昏,口吐涎沫,四肢抽搐,醒后如常,属痫病。

(4)软弱、拘挛:若肢体软弱,行动不便,多属痿病;若关节拘挛,屈伸不利,多属痹证。

(五) 望头面

1. 望头部　头为精明之府,中藏脑髓,为元神所居之处。脑为髓海,为肾所主,头又为诸阳之会,脏腑精气皆上荣于头。故望头部的情况,主要可以诊察肾、脑的病变和脏腑精气的盛衰。望诊时应注意观察头颅、囟门、头发的异常。

(1)头颅:头形的大小异常和畸形多见于正值颅骨发育期的婴幼儿。正常头颅的大小以头围来衡量:一般新生儿约34cm,6个月时约42cm,1周岁时约45cm,2周岁时约47cm,3周岁时约48.5cm,明显超出此范围者为头形过大,反之为头形过小。头形异常见于以下三种情况。

头大:小儿头颅均匀增大,颅缝开裂,面部较小,智力低下者,多属先天不足,水液停聚于脑所致。

头小:小儿头颅狭小,头顶尖圆,颅缝早合,智力低下者,多属肾精不足,颅骨发育不良所致。

方颅:小儿前额左右突出,头顶平坦,颅呈方形者,多属肾精不足或脾胃虚弱,颅骨发育不良的表现。

(2)囟门:囟门是婴幼儿颅骨接合不紧所形成的骨间隙,有前囟与后囟之分。后囟呈三角形,在出生后2~4个月时闭合。前囟呈棱形,在出生后12~18个月时闭合。囟门异常分为以下三种:

囟门突起:又称囟填,多属温热火毒上攻,水液停聚之实证。

囟门凹陷:又称囟陷,多属吐泻伤津,精髓气血不足之虚证。

囟门迟闭:又称解颅,多属先天肾气不足,发育不良的佝偻病所致,常伴五软(头、项、手足、肌肉、口软)和五迟(立、行、发、齿、语迟)。

(3)头发:头发的生长与肾气和精血的盛衰密切相关,肾之华在发,发为血之余。故望头发主要可以诊察肾气的强弱和精血的盛衰。望头发主要诊察头发的色泽、形态和生长脱落情况。黄色人种头发色黑,浓密润泽,为肾精充足、气血旺盛之征象。若发黄干枯,稀疏易脱,多属精血不足;突然片状脱发,显现光亮头皮,为斑秃,多属血虚受风所致;青壮年头发稀疏易落,伴有腰膝酸软者,多为肾虚;头皮发痒、多屑、多脂者,多属血热化燥所致;小儿头发稀疏黄软,生长迟缓,多属先天不足,肾精亏损所致;小儿发结如穗,枯黄无泽,常见于疳积。

2. 望面部　面部主要指额部在内的脸面部。面部是脏腑精气上荣的部位,血脉上荣于面,而心之华在面。心神活动也外现于面。观察面部的色泽形态和神情表现,不仅可以了解神的衰旺,而且可以诊察脏腑精气的盛衰和有关的病变。望面部主要包括望面部神情、色泽、形态变化等内容,这里重点介绍面部形态异常。

(1)面肿:多见于水肿病,有阳水和阴水之分。其中起病较急,肿多由上而下,继及全身,发病较速者,多为阳水,多由外感风邪,肺失宣肃所致;若肿多由下而上,继及全身,常积渐而成,病势缓,病程长者,多为阴水,多由脾虚湿困,阳虚水泛所致。此外也有兼见面唇青紫,心悸气促,不能平卧者,多属心肾阳衰,血行瘀阻,水气凌心所致。

(2)腮肿:一侧或双侧腮部以耳垂为中心的肿起,边缘不清,按之有柔韧感或压痛者,常为"痄腮",多为外感温毒之邪所致;颧上颌下耳前发红肿起,伴有寒热、疼痛者,属"发颐",多为阳明热毒上攻所致。

(3)面削颧耸:又称面脱,即面部肌肉消瘦,两颧高耸,眼窝、颊部凹陷,多属气血虚衰,脏腑精气耗竭,多见于慢性病的重危阶段。

(4)口眼㖞斜:又称口眼歪斜,表现为口眼歪斜于一侧,鼻唇沟变浅。如无半身瘫痪者,为风邪中络;如兼有半身瘫痪者,则为中风病,为肝阳上亢,风痰阻闭经络所致。

(5)特殊面容:①惊恐貌,表现为患者面部呈现恐惧的症状,多见于小儿惊风、狂犬病以及癫痫等。若遇声、光、风刺激,或见水、闻水声时出现者,多为狂犬病。②苦笑貌,指患者面肌痉挛,牙关紧闭,口微张开,呈现无可奈何的哭笑样症状,是有面部肌肉痉挛所致,乃破伤风的特殊征象,由风邪侵犯经络所致。

(六)望五官

望五官包括望目、望耳、望鼻、望口唇等。五官与内脏有着密切的关系,诊察五官的异常变化,不仅有助于对其本身病变的辨证施治,还可了解脏腑的病变。

1. 望目　目为肝之窍,心神之使,五脏六腑之精气皆上注于目,而与心、肝、肾的关系更为密切,可以反映脏腑精气的盛衰。因此,望目不仅是望神的重点,而且对某些疾病的诊断能起到见微知著的作用。望目,除诊察眼神外,还应注意目神、目色、目形、目态的异常改变。

(1)目神:是诊察两目的神气之有无。

目有神:眼睛黑白分明,精彩内含,神光充沛,有眵有泪,视物清晰,虽病易治。目无神:白睛暗浊,黑眼色滞,失却精彩,浮光暴露,无眵无泪,视物模糊,病属难治。

(2)目色:正常人眼睑内与两眦红润,白睛色白,黑睛褐色或棕色,角膜无色透明。

目赤肿痛,多属实热证。若白睛红赤,多为肺经风热;目赤肿痛,多为肝经风热;睑缘赤烂,为脾经湿热;全目赤肿,为肝经风热;白睛黄染,多属黄疸,多由湿热或寒湿内蕴,胆汁外溢所致;目眦淡白,多属血虚、失血,多由血少不能上荣于目所致;目胞色黑晦暗,多属肾虚,为肾精气亏耗之象。

(3)目形:其异常改变主要有以下几种。

目胞浮肿:为水肿的常见表现。因目胞属脾,脾恶湿,且该处组织疏松,故水肿可先见于目胞。观察此处微肿可早期发现水肿。但健康人低枕睡眠后一时性胞睑微肿不属病态。

眼窝凹陷:多为伤津耗液或气血不足。可见于呕泻伤津或气血虚衰的患者。若久病重病眼窝深陷,甚则视不见人,真脏脉见,则为阴阳竭绝之候,属病危。

眼球突出:眼球突出兼见喘满上气者,属肺胀,为痰浊阻肺,肺气不宣,呼吸不利所致。若眼球突出兼颈前微肿、急躁易怒者,为瘿病,因肝郁化火,痰气壅结所致。

针眼、眼丹:皆为风热邪毒或脾胃蕴热上攻于目所致。

(4)目态:正常人瞳孔圆形,双侧等大,直径为3~4mm,对光反应灵敏,眼球运动随意、灵活。

瞳孔缩小:多属肝胆火炽,或中毒。

瞳孔散大:多属肾精耗竭之危候。危重患者两侧瞳孔完全散大为脏腑功能衰竭、濒临死亡的重要指征。如一侧瞳孔逐渐散大,可见于中风或颅脑外伤患者,亦属危候。此外,亦可见于五风内障(青光眼)患者。

瞪目直视：即患者两目固定前视，神志昏迷，为脏腑精气将绝，属病危。

戴眼反折：即患者两目上视，不能转动，项强抽搐，角弓反张。为风邪入客经络的危重证候。

昏睡露睛：多属脾胃虚衰。可见于吐泻伤津和慢脾风的患儿。

知 识 拓 展

五 轮 学 说

古人将目的不同部位分属于五脏，即胞睑、两眦、白睛、黑睛、瞳神分别与脾、心、肺、肝、肾五脏相联属，称之为肉轮、血轮、气轮、风轮、水轮，用以诊察相应脏腑的病变，此即称为"五轮学说"。

五轮学说是中医眼科学的重要基础理论之一，它与五脏生理、病理有一定的联系，系历代中医学家用以解释眼的组织结构和生理、病理现象的一种独特的理论，在临床上应用广泛，用来指导眼病的诊断和治疗。

五轮学说的运用便于眼病诊治的脏腑辨证及病因辨证。如红眼病的暴发红赤、痒涩眵泪、红赤眵泪为热，病急痒涩为风，知其病因为风热，根据五轮学说白睛属肺，即可辨证为肺经风热。在强调五轮指导辨证论治的临床意义的同时，还要注意临床上的病情错综复杂，多轮病变常有发生，五轮与五脏的分属不可分割开来看，必须全面分析才能得出正确结论，采用恰当措施。

2. 望耳　肾开窍于耳，手足少阳经脉布于耳，在耳上有全身脏器和肢体的反应点，尤与肾、胆的关系密切，所以望耳可以诊察肾、胆和全身的病变。耳部望诊主要观察耳郭色泽、形态等变化。

（1）耳的色泽：正常耳郭色泽红润且厚大，是气血充足的表现。若耳轮淡白，多属气血亏虚；耳轮红肿，多属肝胆湿热，或热毒上攻；耳轮青黑，多见于阴寒内盛，或有剧痛的患者；耳轮枯黑，多属肾精亏耗。

（2）耳的形态：小儿耳背有红络，耳根发凉，多为出麻疹的先兆；耳郭瘦小而薄，多属先天亏耗，肾气不足；耳郭干枯萎缩，多属肾精耗竭之危候；耳郭皮肤甲错，可见于血瘀日久的患者。

（3）耳内病变：耳内流脓水，称为"脓耳"，多属肝胆湿热；脓耳后期转虚，多属肾阴不足、虚火上炎；外伤后耳内有血水流出，则应考虑颅底骨折，属病危。

3. 望鼻　鼻居面部中央，为肺之窍，鼻周围有各脏腑的相应部位，鼻头应脾，鼻翼属胃，足阳明胃经分布于鼻旁。故望鼻不仅可以诊察肺和脾胃的病变，而且还可以判断脏腑的虚实、病情轻重和预后。其异常改变包括色泽、形态等方面。

（1）鼻的色泽：正常人鼻色红黄隐隐，明润含蓄，是胃气充足的表现。鼻端色白，多属气血亏虚；鼻端色赤，多属肺脾蕴热；鼻端色青，多为阴寒腹痛；鼻端色黑，多为肾虚寒水内停；鼻端晦暗枯槁，多为胃气已衰，属病重。

（2）鼻的形态：鼻红肿生疮，多属胃热或血热；鼻端生红色粉刺，称为"酒齄鼻"，多为肺胃蕴热所致；鼻柱溃陷，多见于梅毒患者；鼻柱塌陷，眉毛脱落，多属麻风恶候；鼻翼翕动，多见于肺热壅盛或哮喘患者，为病重表现。

（3）鼻内病变：鼻塞流涕，可见于外感表证或鼻渊。其中流清涕者，属风寒表证；流浊涕者属风热表证；流脓浊臭涕，属鼻渊，多因外感风热，或胆经蕴热上攻所致。鼻腔出血，称为"鼻衄"，多因肺胃蕴热，灼伤鼻络所致。

4. 望口与唇　口为饮食通道，脏腑要冲，脾开窍于口，其华在唇，手足阳明经环绕口唇，故望口与唇的异常变化，主要可以诊察脾与胃的病变。

（1）望口：口角流涎，小儿多属脾虚湿盛，成人多为中风口歪不收；唇内和口腔黏膜出现灰白色小溃疡，周围红晕，局部灼痛者，为口疮；满口糜烂，称为"口糜"，多属阴虚火旺或心脾积热上攻；小儿口腔、舌上满布白斑如雪片称为"鹅口疮"，多属温热秽浊上攻；若小儿口腔颊黏膜（即第二磨牙处黏膜）

出现针头大小的灰白色斑点,周围绕以红晕,称为麻疹黏膜斑,为麻疹将出之兆。

(2)望唇:正常人唇色红润,是胃气充足、气血调匀的表现。唇色淡白,多属血虚或失血;唇色深红,多属热邪亢盛;唇色青紫,多属血瘀证;唇色青黑,多为寒盛、痛极病证;口唇樱桃红色,多见于一氧化碳中毒。

5. 望齿与龈 齿为骨之余,骨为肾所主,龈为手足阳明经分布之处,故望齿与龈主要可以诊察肾、胃的病变,以及津液的盈亏。望齿龈主要观察齿龈的润燥、色泽和形态。

(1)望齿:牙齿干燥,多为胃阴已伤;牙齿燥如枯骨,多为肾阴枯竭;牙齿稀疏松动,多为肾虚或虚火上炎;齿焦有垢,为胃肾热盛,但气液未竭;齿焦无垢,为胃肾热甚,气液已竭;睡中咬牙切齿,为胃热或虫积。

(2)望龈:齿龈淡白,多属血虚或失血;齿龈红肿,多为胃火亢盛,循经上炎;齿缝出血称为"齿衄",兼见齿龈红肿疼痛者,为胃火上炎,灼伤龈络,兼见齿龈不红不肿微痛者,为脾不统血,或肾虚虚火上炎;龈肉萎缩,牙根暴露,多属肾虚或胃阴不足;齿龈溃烂,流腐臭血水称为"牙疳",多因外感疫疠之邪,余毒未清,积毒上攻所致。

6. 望咽喉 咽喉为肺、胃之门户,是呼吸、进食的通道,足少阴肾经循咽喉挟舌本,故望咽喉主要可以诊察肺、胃、肾的病变。健康人咽喉应为色淡红润泽,不痛不肿,呼吸通畅,发音正常,食物下咽顺利无阻。

望咽喉主要观察咽喉部色泽、形态和分泌物。若咽喉部红肿疼痛,多属外感风热或肺胃有热;咽部红肿溃烂,有黄白脓点,多属肺胃热毒壅盛;咽部色鲜红娇嫩,疼痛不甚,多为阴虚火旺;色淡红不肿,久久不愈,多为虚火上浮;若咽喉部出现灰白色假膜,擦之不去,重擦出血,随即复生,为白喉,为疫毒攻喉所致。

(七) 望躯体

1. 望颈项

(1)瘿瘤:颈前喉结旁突起包块,可随吞咽而上下移动。多为肝郁气结痰凝,可见于甲状腺肿大。

(2)瘰疬:颈侧颌下,肿块如垒,累累如串珠。多由肺肾阴虚,虚火灼津,结成痰核,或感受风火时毒,致气血壅滞,结于颈项,可见于颈部淋巴结肿大。

2. 望腹部

(1)腹部膨隆:即仰卧时前腹壁明显高于胸骨至耻骨中点连线。若单腹膨胀,四肢消瘦者,多属臌胀病,为肝气郁滞,湿阻血瘀所致。

(2)腹部凹陷:即仰卧时前腹壁明显低于胸骨至耻骨中点连线。多属脾胃虚弱,气血不足,可见于久病脾胃气虚,机体失养,或新病吐泻太过,津液大伤的患者。若腹皮甲错,深凹着脊,可见于长期卧床不起、肉消着骨的患者,为精气耗竭,属病危。

(八) 望皮肤

皮肤居一身之表,是机体的屏障,气血津液通过经络外荣皮肤。望皮肤不仅有助于皮肤病证的诊断,还可了解疾病性质、脏腑虚实和气血的盛衰。望皮肤主要诊察患者皮肤的色泽、形态和皮疹等。正常黄种人肤色红黄隐隐,荣润光泽,富有弹性。

皮肤色黄伴目黄、尿黄属黄疸,色鲜明为阳黄,色暗晦为阴黄。皮肤虚浮肿胀,多属水湿泛溢;皮肤干瘪枯燥,多为津液耗伤;皮肤干燥粗糙,多为肌肤失养。皮肤色红或紫,大小不一,不高出皮肤,压之不褪色者,称为斑。皮肤发斑,斑色红为温热之邪入营血,红润为顺,暗红或紫赤则为逆。皮肤色红,点小如粟,高出皮肤,压之褪色者,称为疹。麻疹色红润,依次出疹,疹出热退为顺;若疹点赤紫暗滞则为热毒内盛,淡而不红或突然蛰伏不见是正虚邪气内陷,多属逆象,应提高警惕。皮肤上出现白色小颗粒,晶莹透亮,属湿郁热盛;观察皮肤形态还应观察有无疔、疖、疽、痈等。

(九) 望舌

1. 概说 望舌,又称舌诊,它是通过观察舌象的变化,了解机体生理功能及病理变化,用以诊察、了解疾病的一个重要方法,是中医诊法的特色之一。舌象的变化能客观地反映正气盛衰,病邪性质,病位深浅,病势进退,帮助护理人员判断患者疾病转归和预后,为辨证施护提供重要依据。

(1)舌的形态结构:舌是口腔中一个重要的肌性器官,它附着于口腔底、下颌骨、舌骨,呈扁平而长形。舌的主要功能是辨别滋味,调节声音,搅拌食物,协助吞咽。

舌的上面称舌背,下面称舌底,舌背又分为舌体与舌根两部分,以人字沟为分界。伸舌时一般只能看到舌体,它是中医舌诊的主要部位。习惯上将舌体的前端称为舌尖,舌体的中部称为舌中,舌体的后部、人字形界沟之前称为舌根,舌两边称为舌边。舌体的正中有一条纵行沟纹,称为舌正中沟。当舌上卷时,可见到舌底,舌底正中有一条纵行皱褶,称为舌系带。

舌面覆盖着一层半透明的黏膜,黏膜皱折成许多细小突起,称为舌乳头。根据乳头形态不同,分为丝状乳头、蕈状乳头、轮廓乳头和叶状乳头四种,其中丝状乳头与蕈状乳头与舌象形成有密切关系,轮廓乳头、叶状乳头与味觉有关。

(2)舌诊的原理

舌与经络相连:舌与经络有着密切的联系。手少阴心经沿食管,别系舌本;足少阴肾经、足厥阴肝经沿咽喉,分别夹舌本、络舌本;足太阴脾经连舌根、散舌下。它们分别直接或间接联络脏腑。

舌与脏腑功能相关:舌为心之苗,心气通于舌,因心主血脉而藏神,故舌体的色泽变化反映"心主血脉"的功能;舌体运动是否灵活自如,语言是否清晰,又能反映"心主藏神"的功能。舌为脾之外候,舌苔是胃气蒸化谷气上承于舌面而生成,与脾胃运化功能相适应,故舌象的变化可以反映全身营养和代谢的功能、气血的生化状况。肾藏精,在液为唾;脾在液为涎,均为津液组成部分,关系着舌体之润燥,反映脾肾的功能。总之,人体内部的变化,脏腑虚实,气血的盛衰,津液盈亏,均可反映于舌象的变化。

(3)舌体分候脏腑理论:脏腑病变反映于舌面具有一定的分布规律,即舌尖部多反映上焦心肺的病变,舌中部多反映中焦脾胃的病变,舌根部多反映下焦肾的病变,舌两侧多反映肝胆的病变。

(4)舌诊的方法与注意事项

望舌的体位和伸舌姿势:望舌时患者可采取坐位或仰卧位,但必须使舌面光线明亮,便于观察。伸舌时必须自然将舌伸出口外,舌体放松,舌面平展,舌尖略向下,尽量张口使舌体充分暴露。

诊舌的方法:观察舌象,一般先看舌尖,再舌中、舌边,后舌根。先看舌体的色质,再看舌苔。如果一次望舌判断不清,可令患者休息 3~5min 后重复望舌一次。

注意事项:舌诊作为临床诊断疾病的一项重要依据,必须注意排除各种操作因素所造成的虚假舌象。首先,望舌以白天充足、柔和的自然光线为佳,光线要直接照射到舌面。光照的强弱与色调常常会影响判断的正确。其次,饮食和某些药物可以使舌象发生变化。饮服某些食物或药物可以使舌苔着色,称为"染苔"。如饮用牛乳、豆浆等可使舌苔变白,蛋黄、核黄素可将舌苔染成黄色,诸如此类,应予排除。最后,要注意口腔对舌象的影响。牙齿残缺可造成同侧舌苔偏厚,镶牙可以使舌边留下齿印,张口呼吸可以使舌苔变干等,这些舌象异常不能作为机体的病理征象,应予鉴别,避免误诊。

(5)舌诊的内容和正常舌像:舌诊主要观察舌体和舌苔两个方面的变化。舌体和舌苔必须综合分析,才能对病情全面了解。望舌体包括舌的颜色、形质和动态,以候脏腑虚实,气血盛衰。望舌苔包括诊察苔质和苔色情况,以分析病邪的深浅、邪正的消长。

正常舌象的特征是:舌象淡红鲜明,舌质滋润,舌体大小适中,柔软灵活;舌苔均匀薄白而润,简称"淡红舌,薄白苔"。正常舌象提示脏腑机能正常,气血津液充盈,胃气旺盛。

舌象的生理变异:正常舌象受到内外环境的影响可以产生生理性变异。变异因素有年龄、体质、性别、气候等。正常生理变异的舌象有先天性裂纹舌、齿痕舌、地图舌等。

2. 望舌质 舌质,是指舌的本体,故又称舌体,是舌的肌肉和脉络组织。望舌质主要包括望舌的神、色、形和态四个方面的内容。

(1)望舌神:望舌神是观察舌质的荣枯,以辨别有神、无神。

荣舌：舌质红润，舌体活动自如，为有神，虽病亦属轻浅，预后良好。

枯舌：舌体干枯，晦暗无华，为无神，属于病情较重，预后不良。

(2)望舌色：舌色即舌体颜色。一般分为淡红、淡白、红、绛、青紫五种。

淡红舌：舌体颜色淡红润泽，白中透红。常见于正常人，疾病时见之，多属病情较轻。

淡白舌：舌色比正常浅淡，白色偏多红色偏少。主气血两虚、阳虚。

红舌：舌色较正常舌色红，甚至呈鲜红色。主实热、阴虚内热。

绛舌：舌色较红舌更深，而呈暗红色。主热入营血、阴虚火旺。

青紫舌：全舌泛现均匀青色或紫色，或局部泛现青紫色。主寒证、瘀血、热证。

(3)望舌形：舌形，是指舌体的形状，包括胖瘦、老嫩、点刺、裂纹、齿痕等方面的特征。

胖、瘦舌：舌体胖大，边有齿痕，为胖大舌，多属脾肾阳虚，水湿内停；舌体瘦小而薄，为瘦薄舌，多属气血阴液不足。

老、嫩舌：舌质纹理粗糙，干燥皱缩，舌色较暗，为苍老舌，多属实证；舌质纹理细腻，色淡质嫩，为娇嫩舌，多属虚证。

点、刺舌：点，指突起于舌面的红色、白色或黑色星点。刺，指舌乳头凸起如刺，摸之棘手。点和刺相似，时常并见，故可合称点刺舌。提示脏腑阳热亢盛，或为血分热盛。

裂纹舌：舌面有明显裂沟，为裂纹舌，多因精血亏损、舌体失养所致。

齿痕舌：舌边有牙齿压迫的痕迹。主脾虚、湿盛。

(4)望舌态：舌态，指舌体的动态。正常舌态多表现为舌体伸缩自如，运动灵活。常见的病理舌态包括强硬、痿软、颤动、歪斜、吐弄、短缩等。

强硬舌：舌体板硬强直，运动不灵，为热陷心包、高热伤津或风痰阻络。

痿软舌：舌体痿软，伸缩无力，为气血俱虚或阴液亏损。

颤动舌：舌体震颤抖动，不能自主，为肝风内动。

歪斜舌：舌体歪斜，偏向一侧，多为肝风挟痰，痰瘀阻络。

吐弄舌：吐舌，指舌伸于口外，不即回缩；弄舌指伸舌即回缩，反复舐口唇。吐弄舌皆主心脾有热。吐舌还见于心气已绝；弄舌多为热甚动风先兆、先天愚型患儿。

短缩舌：指舌体短缩，不能伸长，多为寒凝筋脉，热极动风，气血亏虚，属病情危重证候。

(5)望舌下脉络：正常的舌下脉络长度不超过舌下肉阜至舌尖的五分之三，颜色为淡紫色。

舌下络脉的观察方法：先让患者张口，将舌体向上腭方向翘起，舌尖可轻抵上腭，勿用力太过，使舌体保持自然松弛，舌下络脉充分显露。首先观察舌系带两侧的大络脉粗细、颜色，有否怒张、弯曲等改变。然后再查看周围细小络脉的颜色、形态，以及有无紫暗的珠状结节和紫色血络。

舌下络脉异常及临床意义：舌下络脉细短、色淡红、小络脉不显、舌色和舌下黏膜色偏淡者，多属气血不足；舌下络脉粗胀，或舌下络脉呈青紫、紫红、绛紫、紫黑色，或舌下细小络脉呈暗红色或紫色网状，或舌下络脉曲张如紫色珠子状大小不等的瘀血结节等改变，都属血瘀的征象。其形成原因可有不同，需结合其他症状进行分析。舌下络脉的变化有时会出现在舌色变化之前。总之，舌下络脉是分析气血运行情况的重要依据。

3. 望舌苔　舌苔，是指散布在舌面上的一层苔状物，由胃气向上熏蒸胃中谷气、食浊，凝聚于舌面而形成。正常的舌苔一般是薄白均匀，干湿适中，舌面的中部和根部稍厚。望舌苔主要包括观察苔质与苔色两方面的变化。

(1)望苔质：苔质，是指舌苔的质地。临床上常见的苔质变化有薄厚、润燥、腻腐、剥脱等变化。

薄、厚苔：舌苔的厚薄主要反映病邪的深浅。透过舌苔隐约见到舌体者为薄苔，为疾病初起，病邪在表，病情轻浅；透过舌苔不能见到舌体者为厚苔，为邪入脏腑，病邪在里，病情较重，或内有痰湿、食积。舌苔由薄变厚，多为邪气渐盛，病势渐进；舌苔由厚变薄，多为正胜邪退，病势渐退。

润、燥苔：舌苔的润燥主要反映体内津液的盈亏和输布。干湿适中，润泽有津为润苔；若舌面过滑,伸舌欲滴为滑苔;舌苔干燥,扪之无津,甚则干裂为燥苔;舌苔毫无水分,苔质粗糙为糙苔。舌苔润滑者说明津液未伤或津液内停,舌苔干燥者说明津液亏损或津液输布障碍。

腻、腐苔:舌苔的腻腐主要反映体内湿浊的情况。舌面上覆盖着一层颗粒细腻而致密的滑黏苔垢,刮之难去,为腻苔,多为湿浊内蕴、阳气被遏所致;若苔质疏松,颗粒较大,形如豆腐渣堆积舌面,刮之即去,为腐苔,多为食积痰浊久积不化、胃气大伤所致。

剥(落)苔:舌苔的剥落主要反映胃气的存亡,邪正的盛衰。舌苔剥落不全,为花剥苔,多为胃腑气阴两伤;舌苔骤然退去,舌面光洁如镜,为光剥苔,又称"镜面舌",为胃阴枯竭、胃气大伤之证。

真、假苔:是以"有根""无根"为诊断标准。真苔指舌苔紧贴舌面,刮之不净,为有根之苔。假苔指舌苔似浮涂于舌面,刮之即净,为无根之苔。真苔提示胃气尚存,假苔多为胃气匮乏。

(2)望苔色:苔色,指舌苔的颜色。常见的苔色有白苔、黄苔、灰黑苔,可单独出现,也可相兼出现。

白苔:多为表证、寒证、湿证。苔薄白而润,多为风寒表证;苔薄白而干,多为风热表证;苔白厚腻,多为痰饮停聚,湿浊内阻,食滞不化;苔白厚如积粉,扪之不燥,多为外感秽浊之气,与热毒相结而成,常见于外感湿热病。

黄苔:主里证、热证。舌苔愈黄,则热邪愈重,即苔色淡黄为热轻,深黄为热重,焦黄为热极。苔薄微黄,多为风寒化热或风热表证;苔黄而厚腻,多为湿热内蕴,饮食积滞或痰热内盛;苔厚黄而燥,为高热伤津。

灰黑苔:灰苔即浅黑苔,主里热证或里寒证。苔灰而滑润,为痰饮内停或寒湿中阻;苔灰而干燥,为热炽伤津或阴虚火旺。黑苔主里证、热证、寒证,多见于病情危重者。苔黑而干燥,为热极津枯;苔黑而滑润,为阳气虚衰,阴寒内盛。

4. 舌象分析要点及舌诊意义

(1)察舌的神气和胃气:舌的神气主要表现在舌色和舌体运动方面。有神之舌指舌质红活鲜明,活动灵敏。有神之舌主病吉。无神之舌指舌质干枯晦暗,活动不灵。无神之舌主病凶。舌的胃气主要表现在舌苔有根无根。有根苔是有胃气的征象;无根苔提示胃气衰败,是无胃气的征象。总之,舌象有神气和胃气者,表明正气未衰,病情较轻,或病情虽重,但预后良好;舌象表现无神气、无胃气者,多提示正气已虚,病情较重,或不易恢复,预后较差。

(2)舌质与舌苔的综合分析:人体是复杂的整体,舌象与机体的脏腑、气血以及各项生理功能都有着密切联系。舌质和舌苔的变化所反映的生理、病理意义虽各有所侧重,前面已分而论之,但在临床实际运用中却要注意舌质与舌苔变化的综合分析,整体审察舌象,即舌质的神、色、形、态和苔质、苔色的综合信息。

(3)舌态的动态分析:在疾病发展过程中,舌象亦随之相应变化。如外感病中舌苔由薄变厚,表明邪气入里;舌苔由白转黄,为病邪化热的征象。掌握舌象与疾病发展变化的关系,可以充分认识疾病不同阶段发生的病理改变,为临床辨证、立法、处方、用药和护理提供重要依据。

(4)舌诊的临床意义:舌诊简便易行,舌象变化能较客观地反映病情,可作为诊断疾病、了解病情的发展变化和辨证的重要依据。舌诊的临床意义有以下几个方面。①判断邪正盛衰:正气盛衰能明显反映于舌。②辨别病位浅深:病邪轻浅多见舌苔变化,而病情深重可见舌苔、舌质均发生明显改变。③区别病邪性质:不同的病邪致病,舌象亦各有差异。④推断病势进展:通过对舌象的动态观察,可测知疾病发展的进退趋势。⑤估计病情预后:从舌象的转化可以推断病势进退,舌荣有神,舌面薄苔,舌态正常者为邪气未盛,正气未伤之象,预后较好。舌质枯晦,舌苔无根,舌态异常者为正气亏损,胃气衰败,病情多凶险。

(十)望排出物

通过观察排出物(如痰涎、呕吐物、小便、大便)的形、色、质、量的变化,以了解各相关脏腑的病变和邪气的性质。望排出物的一般规律是:凡排出物色白、质清稀者,多属寒证、虚证;色黄、质稠浊者,多属热证、实证。

Note:

1. **痰**　痰白而清稀、量多者,为寒痰;痰黄黏稠、坚而成块者,多为热痰;痰少而黏、难于咳出者,多为燥痰;痰白质稠量多、滑而易咳出者,为湿痰;痰中带血、血色鲜红者,多为热伤肺络;咳吐脓血痰、气味腥臭者,为肺痈。

2. **涎**　口中时吐黏涎者,多属脾胃湿热,湿浊上泛;口流清涎量多者,多属脾胃虚寒,气不摄津;小儿口角流涎,多属脾虚不能摄津所致,亦可见于胃热、虫积或消化不良;老年人口角流涎,多属肾虚不摄。

3. **呕吐物**　呕吐物清稀,无酸臭味,多为脾胃阳虚或寒邪犯胃;呕吐物酸腐,且夹杂未消化的食物,多为食滞不化;呕吐清水痰涎,伴口干不欲饮,苔腻胸闷,多属痰饮。

4. **小便**　小便清长而量多者,多为寒证;黄赤而短少者,多为热证;尿中带血者,多属热伤血络;尿有砂石者,为石淋,多属湿热蕴结下焦;尿浑浊如米泔水或滑腻如膏脂者,为尿浊或膏淋,多属湿热下注。

5. **大便**　大便稀溏如糜,色深黄而黏,多属肠中有湿热;大便稀薄如水样,夹有未消化的食物,多属寒湿;大便状如黏胨,夹有脓血,为痢疾。

(十一) 望小儿示指络脉

望小儿示指脉络是诊察患儿示指掌侧前缘部的浅表脉络的形色变化,以诊察疾病的方法。适用于 3 岁以内的小儿。

小儿示指脉络分为风、气、命三关。示指的第一节至第二节横纹之间,为风关;第二节至第三节横纹之间,为气关;第三节横纹至示指末端,为命关。小儿正常指纹的表现是:浅红微黄,隐现于风关之内,既不明显浮露,也不超出风关。其形态多为斜形、单支,粗细适中。

对小儿示指脉络的观察,应注意其深浅、颜色、形态和长短四方面的变化,其要点可概括为"浮沉分表里,红紫辨寒热,淡滞定虚实,三关测轻重"。

脉络浮现易见者,病位较浅,多见于外感表证;脉络沉隐模糊者,主病在里,多见于内伤里证。脉络色淡白,多为气血不足;色鲜红,多为外感风寒;色紫红,多为内热炽盛;色青,多为痛证。指纹显于风关,是邪气入络,邪浅病轻,可见于外感初起;指纹达于气关,其色较深,是邪气入经,邪深病重;指纹达于命关,其色更深,是邪入脏腑,病情严重;指纹透关射甲(即直达指端),其色紫黑,是病属凶险,预后不良。

【闻诊】

闻诊(auscultation and olfaction)是通过听声音和嗅气味以了解患者病情变化的诊察方法。

(一) 听声音

听声音是指听辨患者言语气息的高低、强弱、清浊、缓急变化以及咳嗽、呕吐等脏腑病理变化所发出的异常声响,来判断疾病寒热虚实性质的诊病方法。声音的发出,不仅是喉、会厌、舌、齿、唇、鼻等器官直接作用的结果,而且与肺、心、肾等内脏的虚实盛衰有着密切的关系。听声音的内容包括听辨患者的语声、语言、呼吸、咳嗽、呕吐、呃逆、嗳气、太息、喷嚏、呵欠、肠鸣等。

1. **语声**　正常人的语言发音自然,音调和畅,言语清楚流利,言与意符。由于个体脏腑、形质、禀赋差异,正常的声音也有所不同。如男性多声低而浊,女性多声高而清,儿童则声尖清脆,老人则声低浑厚。一般认为,正常人声音高亢洪亮,是元气和肺气充沛的表现。语言与情志的变化也有密切的关系。如喜时发声欢快而和畅,怒时发声忿厉而急疾。语音高亢有力、多言者,属实证、热证;语音低微无力、少言者,多属虚证、寒证。

语声重浊:若外感风寒,或湿浊阻滞,肺气不宣,鼻窍不通,常导致声音重浊。

音哑与失音:声音嘶哑称音哑,语而无声(完全不能出声)称失音。新病音哑者,为暴哑,多为外邪袭肺,肺气不宣,属实证;久病音哑或失音,多为内伤,肺肾阴虚,津液不能上承声门所致,属虚证。

2. **语言**　言为心声,语言错乱多为心神病变。

谵语：神志不清，胡言乱语，声高有力，称为谵语，多属热扰心神之实证。

郑声：神志不清，语言重复，时断时续，声低无力，称为郑声，多属心气大伤，精神散乱之虚证。

独语：情志抑郁，自言自语，语无伦次，见人则止，称为独语，多属痰气凝结，蒙蔽心神或心气大伤所致。

错语：神志清醒而语言错乱，言后自知说错，称为错语，多因心气不足，神失所养而致。

语謇：神志清楚而思维正常，但说话不流利，含糊不清，缓慢涩滞，多见于中风。

3. 呼吸 肺主气，司呼吸，肾主纳气，呼吸异常多与肺、肾两脏的病变有关。一般而言，发病急，呼吸气粗而快，多属实证、热证，因邪气有余，肺气不利而致；病程长，呼吸气微，动则气短，多属虚证、寒证，因正气不足，肺肾两虚而致。

喘：呼吸困难，短促急迫，甚或张口抬肩，鼻翼翕动，难以平卧者为喘。

哮：呼吸急促而喉间有哮鸣音，常反复发作为哮，多因内有素痰伏肺，复感外邪引动而发。喘与哮常同时发生，故常合称为哮喘。

短气：呼吸短促而不相连接，气短不足以息，似喘而不抬肩，气急而无痰声为短气，可见于多种疾病，有虚实之分。虚证以气短声低息微为特征，实证以气短声粗为特征。

少气：呼吸微弱，短而声低，气少不足以息，为少气，主诸虚劳损，身体虚弱。

4. 咳嗽 咳嗽是肺失宣降、肺气上逆的表现。咳声重浊，多属实证；咳声低微无力，多属虚证。咳声紧闷，痰稀色白，多为外感风寒；咳声不扬，痰稠色黄，多为肺热；咳声重浊，痰多易咳，多为寒湿或痰饮犯肺；干咳无痰，多为燥咳，为燥邪犯肺，或阴虚肺燥；咳声低微，多为肺肾虚损；咳嗽阵发，连声不绝，咳而气急，终止时常有鸡鸣样回声者，称为顿咳、百日咳，多见于小儿，多属风痰搏结，郁而化热，阻遏气道；咳声如犬吠，伴声音嘶哑，吸气困难，见于白喉，为肺肾阴虚，火毒攻喉。

5. 胃肠异常声音 常见的有呕吐、呃逆、嗳气等。

呕吐：呕吐指有声有物；干呕指有声无物，又称"哕"；吐指有物无声。三者均为胃气上逆。呕吐徐缓，声音微弱者，多属寒证、虚证；呕吐急剧，声音宏亮者，为实证、热证。呕吐来势急，呈喷射状，多为热扰神明。食后吐泻并作，应注意是否为食物中毒等病证。朝食暮吐或暮食朝吐，吐出不消化食物，称反胃，多因胃寒脾虚，不消水谷所致。

呃逆：俗称打呃，是胃气上逆，从咽喉部冲出，声短而频，呃呃做响的一种不能自主的声音。呃声频作，连续有力，高亢而短，多属实热；呃声低沉而长，气弱无力，良久一作，多属虚寒；新病呃逆，其声有力，多属寒邪或热邪客于胃；久病、重病出现呃逆，声低无力，多为胃气衰败。

嗳气：是气从胃中上逆，致咽喉部发出沉长而缓的声音。嗳气有酸腐气味，为宿食内停；嗳气频作，其声响亮，发作与情志不舒有关，多为肝胃不和；嗳气声低断续，伴食欲不振，多为脾胃虚弱。

(二) 嗅气味

嗅气味是通过嗅辨患者身体之气，其分泌物、排泄物之气，以及所居病室之气的变化，以诊察疾病的方法。

1. 病体气味 若患者口气臭秽，多属胃热湿蕴；口气酸馊，兼胃脘胀闷，为食积肠胃。患者的分泌物及排泄物凡气味酸腐臭秽者，多属实证、热证；气味偏淡，略有腥味者，多属虚证、寒证。患者咳吐脓血浊痰，腥臭味异常者，为肺痈，多为热毒炽盛所致；鼻流腥秽浊涕者，为鼻渊，多因肺热或脾胃湿热内盛所致；小便臊臭混浊者，为膀胱湿热下注；若大便酸腐臭秽或兼脓血者，多为宿食或肠胃积热；妇女带下清稀而腥者，为寒湿下注。

2. 病室气味 病室气味实际是由病体本身或排出物所散发的。气味从病体发展到充斥病室，说明病情重笃。若病室内闻及尿臊味，多见于水肿病晚期；烂苹果味，多见于消渴病患者；久病重病、脏腑衰败者，病室有腐败尸臭气味。

【问诊】

问诊（inquiry）是在望诊、闻诊的基础上，通过有目的地询问患者本人或陪诊者，以了解病情的一种方法。在病情观察时,通过问诊可以帮助确定疾病的性质,为疾病的诊治和护理提供依据。问诊的主要内容包括患者的一般情况(姓名、性别、年龄、职业、住址、籍贯等)、主诉、现病史、既往史、个人生活史、家族史等。现病史包括疾病的发生、发展、治疗经过,现在症状和其他与疾病有关的情况,其中现在症状是当前病理变化的反应,是辨病和辨证的重要依据,因此是问诊的主体内容。问诊现在症状的主要内容如下。

(一)问寒热

问寒热是指询问患者有无怕冷或发热的感觉。寒与热的产生,主要取决于病邪的性质和机体的阴阳盛衰。

1. **恶寒发热** 疾病初起,恶寒与发热同时并见,多为外感表证;恶寒重、发热轻为风寒表证;发热重、恶寒轻为风热表证。

2. **但寒不热** 患者只觉怕冷而不发热,多为里寒证;久病畏寒,多为阳虚证。

3. **但热不寒** 患者只发热,不恶寒,兼口渴便秘,多为里热证。高热持续不退(体温超过39℃),为壮热,属里实热证;定时发热或定时热甚,如潮汐般有一定规律,为潮热,属阳明实证、湿温病或阴虚证;轻度发热,发热程度较低,多在37~38℃,为微热,常见于某些内伤病或温热病后期。

4. **寒热往来** 恶寒与发热交替发作,属少阳病或疟疾。

(二)问汗

汗为阳气蒸化津液从玄府出于体表而成。正常汗出有调和营卫、滋润皮肤等作用,是生理性汗出。病邪的侵扰和机体的阴阳失调使患者汗出异常。病理性汗出,应注意询问汗之有无,汗出时间、多少、部位及其主要兼证等。

1. **有汗无汗** 表证有汗,多见于风邪犯表证或风热表证;表证无汗,多为风寒表证;里证汗出,多为里热证;里证无汗,多为阳虚或津亏证。

2. **汗出时间** 日间经常汗出,活动后更甚,常伴有神疲乏力、畏寒等,为自汗,多属气虚、阳虚证;睡时汗出,醒则汗止,为盗汗,多属阴虚或气阴两虚证。

(三)问疼痛

疼痛是临床上最常见的一种自觉症状,可见于机体各个部位。导致疼痛的病因病机可概括为虚实两类,如感受外邪、气滞血瘀、痰浊凝滞、食滞、虫积等阻滞脏腑经络,闭塞气机,使气血运行不畅,"不通则痛",属实证;若因气血不足,阴精亏损,使脏腑经络失养,"不荣则痛",属虚证。

问疼痛主要询问患者疼痛的性质、部位、程度、时间、喜恶及伴随症状等。

1. **疼痛性质**

(1)胀痛:指疼痛伴有胀满的感觉,多因气滞引起。

(2)刺痛:指疼痛如针刺之感,主瘀血。

(3)灼痛:指疼痛伴有灼热感而喜冷恶热,多因火邪窜络,阴虚热盛所致。

(4)窜痛:指痛处游走不定,或走窜攻痛,多因气机阻滞或风邪阻络所致。

(5)绞痛:指疼痛剧烈如刀绞,多因有形实邪闭阻气机所致。

(6)隐痛:指疼痛较轻微,但绵绵不休,多属虚证。

(7)冷痛:指痛处有冷感,得温则痛减,多因寒邪阻络或阳气不足所致。

2. **疼痛部位**

(1)头痛:头痛骤起,病势较剧,多属实证;时痛时止,绵绵而痛者,多属虚证。

(2)腹痛:喜按、喜暖者,多属虚证;腹痛拒按、喜冷者,多属实证;绕脐腹疼痛者,多为虫积。

(四)问头身胸腹不适

指询问头身胸腹部位除疼痛以外的其他不适感觉,主要包括头晕、胸闷、心悸、胁胀、腹胀、身重、麻木和乏力等症状,应详细询问其症状特点,注意不适的程度、时间,有无诱因、伴随症状及病史等情况。

Note:

（五）问耳目

主要询问患者耳目听视情况，有无耳鸣、耳聋、目涩、目痒、目痛等异常变化。通过问耳目，不仅可以了解耳目局部有无病变，还可了解肝、胆、肾、三焦及其他脏腑的病变情况。

（六）问睡眠

睡眠与人体卫气循行、阴阳盛衰密切相关，与气血的盛衰及心、肾功能也有一定关系。问睡眠主要询问睡眠时间的长短、入睡难易、有无多梦等情况。临床上常见失眠与嗜睡两种表现。

1. 失眠　也称不寐，指经常不易入睡，或睡后易醒，或彻夜难眠。失眠是阳不入阴、神不守舍的表现。失眠兼见心悸健忘、面色无华、食少无力者，多为思虑过度，心脾两虚；不易入睡，兼见潮热盗汗、腰膝酸软者，多为心肾不交；若失眠而兼胸闷嗳气、脘腹胀满，多为食滞内停，胃气不和；若失眠而时时惊醒，兼眩晕胸闷、心烦口苦者，多为胆气不宁，痰热内扰。

2. 嗜睡　也称多寐，指睡意浓深，不分昼夜，时时欲睡，呼之即醒，醒之欲寐。多见于痰湿内盛、阳虚阴盛的病证。若困倦多眠，兼见头昏、身重、脘闷者，多为痰湿困脾；饭后嗜睡，兼神疲倦怠、食少纳呆，多为中气不足、脾失健运所致；病后嗜睡，为正气未复。

（七）问饮食口味

饮食是后天水谷精气之源，是维持人体生命活动所必需的物质。临床很多疾病都能影响饮食口味发生异常改变，故通过对食欲、食量、饮水量、口味的询问，可以了解脏腑的虚实和功能的盛衰，对脾胃疾病的诊断尤为重要。

1. 食欲与食量　食欲是指进食的要求和对进食的欣快感觉，食量是指实际的进食量。食欲减退或不欲食，胃纳呆滞，多为脾胃功能失常。若病程中食量渐减，多为脾胃虚弱；食量渐增，为胃气渐复；消谷善饥，为胃火炽盛；饥不欲食，胃中灼热、嘈杂者，多为胃阴不足；厌食油腻厚味，多为食积内停，或肝胆脾胃湿热内蕴；孕妇厌食，多因妊娠后冲脉之气上逆，影响胃之和降；嗜食生米、泥土等异物者，多见于小儿虫积。

2. 口渴与饮水　口渴是指口干渴的感觉，饮水是指实际饮水的多少。口渴与否，是体内津液的盛衰和输布情况的反映。口不渴，不欲饮者，为津液未伤，见于寒证、湿证。口渴多饮者，为体内津液不足，见于热证、燥证；渴不多饮时，若喜冷饮者，多属湿热内蕴；若喜热饮者，多属痰饮内停。大渴喜冷饮，面赤壮热者，属里热亢盛；口渴喜饮，伴小便量多，能食易饥者，为消渴病。

3. 口味　是指口中有异常的味觉或气味，是脾胃功能失常或其他脏腑病变的反映。

(1) 口淡：口淡乏味，多为脾胃虚寒。

(2) 口酸：口中泛酸，多为肝胃蕴热；口中酸馊，多为食积内停。

(3) 口苦：多为肝胆热盛。

(4) 口甜而黏腻：多为脾胃湿热。

(5) 口咸：口中味咸，多为肾虚及寒水上泛。

（八）问二便

大便的排泄，虽直接由大肠所司，但与脾胃的腐熟运化、肝的疏泄、命门的温煦、肺气的肃降等有密切关系。小便的排泄，虽直接由膀胱所主，亦与肾的气化、脾的运化传输、肺的肃降和三焦的通调等功能分不开。故询问大小便的情况，不仅可以直接了解消化功能、水液代谢的情况，亦是判断疾病寒热虚实的重要依据。

1. 大便　泄泻，伴有食欲不振、腹胀隐痛、神倦消瘦者，多为脾虚；长期黎明前腹痛泄泻，下利清谷，为"五更泄"，属脾肾阳虚；腹痛泄泻，泻下酸腐，泻后痛减者，多为伤食泄泻；便下脓血，里急后重，为湿热下痢；先血后便，血色鲜红，为湿热伤络或痔疮出血；先便后血，血色紫黑，为脾不统血或瘀血内阻；便时脱肛，为气虚下陷。便秘兼发热口渴，腹满胀痛，多为热结肠道；久病、老人、孕妇或产后便秘，多为津亏血少或气阴两虚。

2. 小便　小便短赤而急迫，多为热证；清长而量多，伴形寒肢冷，多属虚寒证；小便频数，甚至自遗或失禁,多为肾气不足,膀胱失约。

(九) 问经带

经、带、胎、产是妇女特有的生理现象。对女性患者除常规问诊内容外,还须询问婚否、月经、白带、妊娠、产育等情况。

1. 月经 主要询问月经周期、行经日数,月经的量、色、质等。月经先期,色红而量多,质稠,多为热盛迫血妄行;月经后期,色紫暗有块,经前腹痛,多为血瘀或寒证;经行无定期,腹痛拒按或经前乳胀,多为肝郁气滞。闭经,兼见色淡,神疲气短,面色无华,食少,多为血虚;如兼精神抑郁,少腹拘急疼痛,舌质紫暗,多为气滞血瘀。

2. 白带 主要询问带下的色、量、质等方面的情况。带下量多稀白,多为脾肾阳虚;带下量多色黄,质稠臭秽,多为湿热下注;白带中夹有血液,赤白相间,稠黏臭秽,多为肝经郁热或湿毒内结。

(十) 问小儿

对小儿的病情观察,主要依靠询问亲属并结合望诊、闻诊和切诊。问小儿病情除一般内容外,还要询问幼儿出生前后的情况、家庭健康情况、既往病史、预防接种史、传染病史、喂养方法、生长发育情况以及发病前后详细情况。

【切诊】

切诊(pulse-taking and palpation)是指医护人员用手在患者体表的一定部位进行触、摸、按、压,以了解疾病内在变化和体表反应的一种诊察方法。切诊包括脉诊和按诊两部分。

(一) 脉诊

脉诊指对患者身体某些特定部位的动脉进行切按,体验脉动应指的形象,以了解病情的一种方法。人体的血脉贯通全身,内连脏腑,外达肌表,运行气血,周流不休,所以脉象能够反映全身脏腑组织的功能活动情况。通过观察脉象,可以判断疾病的病位,推断疾病的预后。

1. 脉诊的部位及方法 目前通行的是诊寸口,即手腕后桡动脉搏动处。寸口诊法把寸口脉分为寸、关、尺三部。以掌后高骨稍内下方的部位为"关",关前为"寸",关后为"尺"。左右两手各有寸关尺三部,共六部脉。诊脉前请患者先休息片刻。取坐位或仰卧位,前臂自然伸展,与心脏同一水平。诊脉时医者中指定关,示指定寸,无名指定尺,三指平齐,手指略呈弓形,以指腹切按脉体。调匀自己的呼吸,静心凝神,体察脉象,每次诊脉时间至少在 1min 以上。

2. 正常脉象 正常脉象又称为平脉,表现为三部有脉,不浮不沉,不大不小,从容和缓,柔和有力,节律一致。平脉常受年龄、性别、气候、饮食、劳动、情绪等不同因素影响而产生相应的生理变化。

3. 病理脉象 疾病反应于脉象的变化,即为病脉。

(1)浮脉:轻取即得,按之稍弱而不空为浮脉,多主表证。

(2)沉脉:轻取不应,重按始得为沉脉,多主里证。

(3)迟脉:脉来迟缓,一息不足四至为迟脉,主寒证。

(4)数脉:脉来快数,一息五六至为数脉,主热证。

(5)洪脉:脉体宽大,充实有力,滔滔满指,状如波涛,来盛去衰为洪脉,主里实热证。

(6)细脉:脉体细小如线,软弱无力,应指明显为细脉,多主气血两虚。

(7)滑脉:往来流利,应指圆润,如珠走盘为滑脉,多主痰饮、食滞、实热。

(8)涩脉:往来艰涩不畅,如轻刀刮竹为涩脉,主气滞、血瘀、精伤、血少。

(9)虚脉:三部脉举之无力,按之空虚为虚脉,主虚证。

(10)实脉:三部脉举按皆有力,浮沉皆得为实脉,主实证。

(11)结脉:脉来缓慢,时有中止,止无定数为结脉,主阴盛气结,气血虚衰。

(12)代脉:脉来缓弱,时有中止,止有定数,良久方来为代脉,主脏气衰微,元气虚损。

(13)促脉:脉来急促,时有中止,止无定数为促脉,多主阳盛实热,气滞血瘀,痰饮宿食停滞。

（14）紧脉：脉来紧张，如牵绳转索，按之弹指为紧脉，主寒证、痛证、食积。

（15）弦脉：端直以长，如按琴弦为弦脉，主肝胆病、痰饮、痛证。

（16）濡脉：脉浮而细软为濡脉，主虚证、湿证。

（17）弱脉：脉极软而沉细，重取始得，轻取不得为弱脉，主气血俱衰。

（18）微脉：脉极细极软，按之欲绝，若有若无，为微脉，主阳气衰微。

（19）疾脉：脉来急疾，一息七八至为疾脉，主阳亢阴竭，元气将脱。

（二）按诊

对患者的肌肤、手足、脘腹及其他病变部位施行触摸按压，以测知局部冷热、软硬、压痛、痞块或其他异常变化，从而推断疾病的部位、性质和病情的轻重等情况。

1. 按肌肤　凡身热患者，按其皮肤，初按热甚，久按热反转轻者，为表热证；久按其热更甚，热自内向外蒸发者，为里热证；皮肤干燥，为津液不足；肌肤肿胀，按之凹陷，松手不能即起者，为水肿；举手即起者，为气肿。

2. 按手足　患者手足俱冷，多为阳虚寒盛；手足俱热，为阳热炽盛；手心热，多为阴虚内伤发热；手背热，多为外感发热；两足皆凉，多为阴寒内盛；两足心热，多为阴虚。

3. 按脘腹　腹痛喜按，按之痛减者，多为虚证；腹痛拒按者，多为实证。腹内有肿块，按之坚而不移，痛有定处者，为癥为积，多属血瘀；肿块时聚时散，按之无形，痛无定处者，为瘕为聚，多属气滞。

4. 按腧穴　腧穴是经络气血在身体表面聚集、输注或通过的重点部位。脏腑病变可以在其经络循行的特定穴位出现较明显的压痛点、敏感反应，或可摸到结节状、条索状物，可作为判断脏腑病变的辅助诊断。如胃病患者在胃俞穴和足三里有压痛；肺病患者在肺俞穴可摸到结节。

第二节　生活起居护理

 ────────────────── 导入情境与思考 ──────────────────

某男性，46 岁，因发热 2 周、不寐 5d 就诊。

患者于 2 周前因"感冒"而发热、头痛，周身不适，汗出口渴。经某医院诊治 2 周，发热才渐渐退净。近 5d 来心悸，烦躁，口渴，夜不能寐，多梦易醒，盗汗，午后面部烘热，手足心发热，口干咽燥，大便 2d 未行。形瘦，皮肤干燥，唇干起糙皮，舌尖红，苔少而干，脉细数。

请思考：

1. 根据该患者的四诊信息，其阴阳的主要失衡是什么？

2. 该患者生活起居护理的原则是什么？

3. 如何为该患者采取生活起居护理措施？

生活起居护理（daily life nursing）是对患者生活起居方面进行科学的安排和合理的照料。其目的是保养和恢复患者机体的正气，促进体内阴阳达到平衡，有利于患者尽早恢复健康。人与自然界是统一的整体，人们的生活起居只有适应自然界的客观变化规律才能避邪防病，保健延年。

一、顺应四时，平衡阴阳

人类生活在自然环境中，人的生命活动受到自然规律的影响。自然节气随着气候变迁而发生春生、夏长、秋收、冬藏的变化，这些变化促使人体生物节律性的适应而产生同步现象。正如《素问·宝命全形论》所说："人以天地之气生，四时之法成。"天地阴阳二气，是万物变化的根源。因此，善于养生者就要顺从四时阴阳的变化以及四季生长化收藏的规律，按照"春夏养阳，秋冬养阴"的原则来适应四时气候变化，保持人与自然的协调统一，才能防止疾病的发生，保持身体健康。

（一）春季起居调护

阳春三月，春回大地，气候转暖，万物复苏，自然界各种生物萌生发育，此时人体内的阳气也随着春天阳气的生发而向上、向外升发，因此人们起居方面应顺应自然界春生之势。正如《素问·四气调神大论》所云："春三月……夜卧早起，广步于庭，被发缓形，以使志生……此春气之应，养生之道也。"指出在春季起居调护方面应该夜卧早起，宽衣松带，舒展形体，在庭院中散步，使心胸开阔，精神愉快，保持生机。

此外，春季阳气刚升而未盛，乍暖乍寒，要做到随气温变化而增减衣物。同时，由于人体肌表腠理开始变得疏松，此时不宜过早地脱去棉衣，特别是年老体弱者减脱冬装尤应谨慎，不可骤减，以防寒气乘虚而入，做到"春捂"，以保证阳气生发的体内环境。注意预防流感、上呼吸道感染、气管炎、肺炎等春季常见疾病。

（二）夏季起居调护

夏季气候炎热，雨水充沛，万物竞长，群芳斗艳，是一年中阳气最盛的季节。此时人体新陈代谢旺盛，阳气最易外泄，导致各种虚证，所以夏季养生要顺应夏季阳盛于外的特点，注意养护阳气。

《素问·四气调神大论》中说："夏三月……夜卧早起，无厌于日。"指出夏季作息应该晚些入睡，以顺应自然阴气的不足，早些起床，以顺应阳气充盛。不要厌恶日长天热，仍要坚持室外活动和体育锻炼，以适应夏日养长之气。

夏日要注意防暑降温，但不宜贪凉，以免损伤阳气。夏日高温，人体出汗较多，腠理开泄，易致风寒湿邪侵袭，若过分贪凉，会给人体带来危害。例如，睡眠时风扇不宜直吹，有空调的房间室内外温差不宜过大等，坐卧休息时预防贼风乘虚而入。故民间夏季睡眠有五忌：一忌室外露宿；二忌祖胸露腹；三忌睡卧于地；四忌穿堂风；五忌彻夜不停扇。同时应注意预防一些夏季常见病证，如夏季感冒、中暑、细菌性痢疾、急性胃肠炎等。

（三）秋季起居调护

秋季是热与凉交替的季节，自然界阳气渐收，阴气渐长，气候由热转寒，是由阳盛向阴盛转变的关键时期。人体的阴阳双方也随之由"长"到"收"发生变化。因此秋季应注意保养内守人体之阴气，以养收为调摄原则。《素问·四气调神大论》中说："秋三月……早卧早起，与鸡俱兴。"指出秋季时起居调护应早卧早起，早卧以顺应阴精之收藏，早起以顺应阳气的舒展，使肺气得以宣肃，避免秋季肃杀之气对人体的不良影响。

此外，秋季天气逐渐转凉，在注意防寒保暖的同时，衣被要逐渐添加，有意识地让身体"冻一冻"，做到"秋冻"，避免因衣被过多引起身热汗出，而致阴津耗伤、阳气外泄。同时人们应有意识地进行防寒锻炼，逐渐增强体质，以顺应秋天阴精内蓄、阳气内守的需要。

（四）冬季起居调护

冬季是一年中气候最为寒冷的季节，寒风凛冽，草木凋零，蛰虫伏藏，阴气盛极，阳气潜藏。此时人体的新陈代谢也相对缓慢，以养精蓄锐，安度隆冬，为来春生机勃勃做好准备。冬季养生应注意避寒就温，敛阳护阴，以收藏为本。《素问·四气调神大论》指出："冬三月，此为闭藏……早卧晚起，必待日光，去寒就温，无泄皮肤，使气极夺。此冬气之应，养藏之道也。"冬季人们应早睡晚起，最好等待日出以后活动，以免扰动阳气，还要注意防寒保暖，护阳固精。《备急千金要方·道林养性》也说："冬时天地气闭，血气伏藏，人不可作劳汗出，发泄阳气，有损于人也。"因此在寒冬起居要有利于阳气的潜藏，阴精的积蓄。严寒季节，寒气最易伤人，可诱发多种疾病，过度的寒冷刺激可诱发高血压、心脏病、脑血管病等，应注意防范。

二、调摄环境，慎避外邪

六淫致病多与季节气候、居室环境密切相关。护理人员应主动掌握四时气候变化的规律，做到春防风，夏防暑，长夏防湿，秋防燥，冬防寒，为患者创造良好的休养环境。

(一)病室宜空气流通

病室经常通风换气,可使患者神清气爽,肺气宣通,气血通畅,食欲增进,有利于疾病康复。通风应根据四季气候及一日四时阴阳消长的变化规律,适时开窗通风换气,但忌强风对流袭击患者。对身体虚弱或已感受寒邪的患者,要在通风时注意保暖,避免寒邪侵犯;若患者服用发汗解表药后,暂时不宜通风换气,待汗出热退以后,先给患者穿衣盖被或遮挡床帘后再通风,避免重感风寒之邪而加重病情。

(二)病室应保持安静整洁

安静的环境不但能使患者心情愉快和身体舒适,还能使患者睡眠充足、饮食增加,有利于恢复健康。反之,嘈杂的环境不利于患者休息,会使患者出现心悸、坐卧不安甚至四肢发抖、全身冷汗等症状。护理人员应约束自身的言行,设法消除一切给患者造成恶性刺激的因素。在工作中应做到"四轻",即说话轻、走路轻、关门轻、操作轻。对于胸痹心痛、癫痫的患者,如果条件许可应安置在单人房间。

病室的陈设要简单、实用、易清洁、易搬动。病室内定期消毒,保持地面、床、桌椅等用品的整洁。便器应放在指定位置,定期消毒,厕所、便池、水池要每日刷洗,以免污浊气味逸进病室,为患者创造一个舒适整洁的休养环境。

(三)病室温湿度要适宜

病室的温度一般以 18~22℃为宜。在适宜的室温中,患者可以感到轻松、舒适、安宁。室温过高,会使患者感到燥热难耐;室温过低,会使患者感到寒冷,易感寒邪。如已感受风寒或年老、体弱、阳虚的患者,常怕冷怕风,故室温宜高,以 20~26℃为宜;感受暑热者、青壮年及阴虚、实热证的患者,常怕热喜凉,故室温宜低,以 16~20℃为宜。

病室内的相对湿度以 40%~60% 为宜。室内湿度适中,可使患者感到舒适。如果湿度过高,使汗液蒸发受阻,患者感到胸中满闷、困倦、乏力,特别是对于风寒湿痹、脾虚湿盛的患者,易加重病情,故室内湿度宜低;如果湿度过低,患者感到口干唇燥、咽喉干痛,特别是对于阴虚肺热的患者,会因此出现呛咳不止,故室内湿度宜高。此外,阳虚证多寒而湿,室内湿度宜低;阴虚证多热而燥,室内湿度宜高。

(四)病室光线要适宜

天然的光照给患者在视觉上带来舒适、欢快和明朗的感觉,有利于疾病的康复。对于阳虚证,寒邪客于脏腑者,感受风寒、风湿者,室内光线宜充足;对于热证、有眼病的患者,室内光线宜暗。

三、起居有常,劳逸适度

(一)起居有常

起居有常是指起卧作息和日常生活中的各个方面都有一定的规律并合乎自然界和人体的生理常度。它要求人们生活要有规律,这也是强身健体、延年益寿的重要原则。《素问·上古天真论》指出:"上古之人,其知道者,法于阴阳,和于术数……起居有常,不妄作劳,故能形与神俱,而尽终其天年,度百岁乃去。今时之人不然也……以妄为常……起居无节,故半百而衰也。"由此可见,如果人们生活作息不规律,夜卧晨起没有定时,贪图一时舒适,放纵淫欲,必然加速衰老;反之,如果人们建立合理的作息制度并持之以恒,就会尽终其天年。

对于住院患者的作息起居,应根据季节变化和个人的具体情况制订出符合生理需要的作息制度,并养成按时作息的习惯,使人体的生理功能保持在良好的状态中。首先要适应四时气候变化,注意防寒防暑。夏季昼长夜短,应适当延长午休时间;冬季昼短夜长,应早些熄灯休息。其次护理人员要督促患者按时起居,养成有规律的睡眠习惯,每日睡眠不宜过长,否则会导致患者精神倦怠,气血郁滞,睡眠不足则耗伤正气。

(二)劳逸适度

劳逸适度是指在病情允许的情况下患者要保持适度的活动与休息,做到动静结合,形劳而不倦。

孙思邈在《备急千金要方·道林养性》中指出："养性之道，常欲小劳，但莫大疲及强所不能堪耳。"人们在生活中必须有劳有逸，既不能过劳，也不能过逸。劳逸适度对人体养生保健起着重要作用。适度劳作，有益于人体健康。经常合理地从事一些体力劳动有利于活动筋骨，通畅气血，强健体魄，增强体质，能锻炼意志，增强毅力，从而保持生命活动的能力；适当休息也是生理的需要，是消除疲劳、恢复体力和精力、调节身心必不可缺的方法。

劳逸失度对人体会产生危害。劳伤过度可内伤脏腑，成为致病原因。《庄子·刻意》说："形劳而不休则弊，精用而不已则劳，劳则竭。"劳役过度、精竭形弊是导致内伤虚损的重要原因。而过度安逸同样可以致病。《黄帝内经》云："久卧伤气，久坐伤肉"即指过度安逸而言。缺乏劳动和体育锻炼的人，不利于阳气的伸展，日久会引起精神不振、倦怠乏力等气虚症状，而长期缺乏运动也易引起周身气血运行缓慢，可使肌肉松弛无力，气机升降出入失常，从而导致种种病理变化。

对于病情危重或处在急性期的患者，要让其静卧休息或随病情好转在床上做适当的活动，如翻身、抬腿；对慢性病或恢复期患者，可做户外活动，如打太极拳、练太极剑、散步、慢跑等，以达到舒筋活络、调和气血、提神爽志、增强抗病能力的作用。

知 识 拓 展

冬至日的养生

冬至日是冬季最重要的一个时令。在中国古代冬至是一个极为重要的节日。据考证，远在周代便以冬至日为岁首，称为"过小年"；汉朝时以冬至为"冬节"，官场行"贺冬"之仪，文武百官要放假一天，以示庆祝。按照《内经》理论"冬至一阳生"，即从冬至这一天开始，自然界及人体均是阴极而阳，阳气从此开始生长，是阴阳之气转换的关键时节，表现为白天逐渐增长。因此冬至是养生的关键时节，而冬至养生的要领是通过温补阳热之气，从冬季的闭藏之气中促进阳气的顺利转化和生长。故冬令进补，冬至是关键，可以进食一些温热助阳之品，以扶阳散寒。常选用血肉有情之物，如羊肉、牛肉、鹿肉、鳝鱼等，以温养精气，资生气血，顺应冬藏之势。

第三节 情志护理

导入情境与思考

某男性，48岁，因突然发作胸闷、气憋、心胸胀痛1d而就诊。

患者禀性刚直，每于生气后胸闷气憋，1d前因家事不和而震怒，当时胁胀、胸闷、气憋，心前区疼痛难忍，叹长气后较舒，现仍有胸闷、胁胀痛、心前区疼痛等。舌淡红，苔薄白，脉弦。

请思考：

1. 该患者的情志异常属于哪一类？伤及了哪些脏腑？试分析其病因病机。

2. 对该患者可采取哪些情志护理措施？

情志是指人的心理活动，是人接触和认识客观事物时人体本能的综合反映。中医学很早就重视人的心理活动，在《素问·阴阳应象大论》中被归纳为五志，后又将五志衍化为七情，即喜、怒、忧、思、悲、恐、惊。情志护理(emotional nursing)是指在护理工作中以中医基础理论为指导，注意观察了解患者的情志变化，掌握其心理状态，设法防止和消除患者的不良情绪状态，从而达到预防和治疗疾病目的的一种方法。《素问·汤液醪醴论》中指出："精神不进，志意不治，故病不可愈。"因此，加强情志护理对疾病的预防和康复起着积极的促进作用。

一、七情致病与预防

在正常情况下,喜、怒、忧、思、悲、恐、惊七情仅是精神活动的外在表现,并不能成为致病因素,但是如果情志过极,超出人体正常的生理常度,则可以引起人体的阴阳失调,气血紊乱,经络脏腑功能失调而发生疾病。因此,七情不仅可以引起多种疾病的发生,而且对疾病的发展有重要影响,可导致病情的好转或恶化。

(一) 情志与健康的关系

1. 情志正常,脏气调和 情志活动产生于脏腑精气,正常积极的情志活动是体内脏腑气血协调通利的反映,同时又能反作用于人体,调达脏气,增强人体的抗病能力,对维护人体的健康起着良好的促进作用。《医醇賸义·劳伤》中指出:"夫喜、怒、忧、思、悲、恐、惊,人人共有之境。若当喜而喜,当怒而怒,当忧而忧,是即喜怒哀乐发而皆中节也。"如喜是一种积极、肯定的情志,能调摄精神,流通营卫,和畅气血,乐而忘忧,喜的心境有益于人的身心健康,《素问·举痛论》中指出:"喜则气和志达,荣卫通利。"而怒一般被认为是一种消极、否定的情绪,但怒作为人的基本情感之一,对人体的健康也有着积极的作用,怒为肝之志,有节制的怒的外泄,有利于肝气的疏泄调达。

2. 情志异常,内伤脏腑 七情久蓄或反应太过,超过人体本身的正常生理调节范围,使人体气机紊乱,脏腑阴阳气血失调,将致病或加重病情。《灵枢·口问》中指出:"大惊卒恐,则气血分离,阴阳破散,经络厥绝,脉道不通。"如七情当抒不抒,当泄不泄,可造成情感的蓄积,有些人长期郁闷积压,最后可导致疾病的发生。

(1) 直接伤及脏腑:《灵枢·百病始生》指出"喜怒不节则伤脏。"《素问·阴阳应象大论》中指出"怒伤肝""喜伤心""思伤脾""忧伤肺""恐伤肾"。七情过激可伤及五脏,与心、肝、脾的关系尤为密切,其中以心为主导,由于心为五脏六腑之大主,精神之所舍,因此七情过激首先伤及心神,然后影响其他脏腑。不同的情志刺激不仅会对各脏有不同的影响,甚至会相互影响,相兼为害,损伤多脏。如郁怒伤肝,肝气横逆又常犯脾胃,出现肝脾不调、肝胃不和等证。

(2) 影响脏腑气机:《素问·举痛论》中指出:"余知百病生于气也。"怒则气上,使肝气上逆;喜则气缓,使心气涣散;悲则气消,悲伤消耗肺气;恐则气下,恐主要伤害肾气;惊则气乱,突然的惊吓会致气机逆乱;思则气结,忧思不解则伤脾,使脾气运化不及,久则气血生化受到影响。可见,七情太过将导致脏腑气机紊乱,升降出入运动失常,脏腑功能活动失调。

(3) 影响疾病的转归:由于情志活动产生于脏腑的活动,情志的异常变化对于人体是极为有害的。它不仅是引起疾病的主要因素,而且也是加重病情、导致疾病迅速恶化的重要因素。如有高血压病史的患者,若遇事恼怒,肝阳暴张,血压可以迅速升高,发生眩晕,甚至突然昏厥,或昏仆不语,半身不遂,口眼㖞斜。

(二) 预防七情致病的方法

1. 保持乐观情绪 乐观的情绪可使神态和调,胸怀舒畅,营卫流通,气血和畅,滋养神气,生机旺盛,从而身心健康,因此要想保持乐观、通达的人生态度,首先要培养开朗的性格。乐观的情绪与开朗的性格是密切相关的,心胸宽广,知足常乐,精神才能愉快。其次要善于化解烦恼和忧愁。解脱的方法有:退步思量,减轻烦恼;吐露宣泄,借助于亲朋好友的疏导,把心里的郁闷宣散出来,从而使精神状态和心理状态恢复平衡。因此,调摄情志,克制嗔怒,保持心情的愉悦,可以使七情无损,五脏六腑气血调和、畅达,六淫之邪无机可乘,进而百病不生。

2. 谨防七情过激 情志活动是人的心理活动对外界刺激的适度反映,是主观感受的自然流露。调和的情志一般不会致病,而且有益于人体的生理活动。情志只是在过激时才会成为致病因素而危害人体。因此,学会调节各种不良情绪,将有利于预防疾病的发生,更有利于健康长寿。

喜怒为七情之首,喜贵于调和,怒宜于戒除。然而过度的喜又会伤神耗气,使心神涣散,神不守舍,可出现失神狂乱等证候。适度的喜对人体的生理功能有良好的促进作用。怒是情志致病的魁首,怒多伤肝,肝失疏泄,气机升降逆乱,进而导致其他脏腑功能失调,对人体健康的危害极大。《素问·举痛论》中说:"怒则气逆,甚则呕血及飧泄。"所以古人在养身防病中总结了戒怒与制怒的基本方法:首先应以理抑之,即以理性克服情志上的冲动,使七情不致过激。正如《老老恒言·燕居》所说:"虽事值可怒,当思事与身孰重,一转念间,可以涣然冰释。"其次,养性避之,即要有豁达的胸怀,高尚的情操,良好的涵养,遇事能够忍耐而不急躁生怒。但在怒已生而又不可遏制时,应及时宣泄出来,以免郁遏而生疾。

思虑是七情之一,适度的思,能够强心健脑,对人体有益;而思虑过度,所思不遂,不但会耗伤心神,而且会导致脾胃功能失调。《类修要诀·养生要诀》提出:"少思虑以养其神",即告诫人们思虑劳心必须有节,不可过度。节思的方法有:首先要讲究用脑科学,用运动调节心神和脑力,控制用脑时间等。其次,以理制思,切实减少一些不必要的思虑。

忧郁、悲伤是对人体有害的另一种情绪。忧愁太过,以致气机失畅;过度悲伤,可致肺气郁结,甚至耗气伤津,出现精神萎靡、倦怠乏力等症状。因此,要在平时的生活中注意培养和保持开朗的性格,以乐观的精神克服忧、悲的情绪。

惊恐对人体的危害也较大,过度的惊恐可致心神受损,肾气不固,甚则心惊猝死。防惊杜恐的方法:首先要有意识地锻炼自己,培养勇敢坚强的性格,以预防惊恐致病。其次,避免接触易导致惊恐的因素和环境,以杜绝惊恐的发生。

二、情志护理的原则

(一)诚挚体贴

患者的情志状态和行为不同于正常人,常常会产生各种心理反应,如主观感觉异常,猜疑心加重,依赖性增强,焦虑、恐惧、烦躁、抑郁等。《素问·汤液醪醴论》中指出:"精坏神去,荣卫不可复收。"因此,在护理工作中需要护理人员设身处地为患者着想,给予其关怀和温暖。《备急千金要方·大医精诚》中指出:"凡大医治病,必当安神定志,无欲无求,先发大慈恻隐之心,誓愿普救含灵之苦……华夷愚智,普同一等,皆如至亲之想。"作为护理人员,应"见彼苦恼,若己有之",以仁慈之心爱护患者,以济世救人作为自己的行为准则。

(二)因人施护

《灵枢·寿夭刚柔》中指出:"人之生也,有刚有柔,有强有弱,有短有长,有阴有阳。"由于人的体质有强弱之异,性格有刚柔之别,年龄有长幼之殊,性别有男女之分,疾病的性质和病程的长短各异,其心理状态也各不相同。

1. **性别差异**　男性属阳,以气为主,感情粗犷,刚强豪放,多易因狂喜、大怒而致病;女性属阴,以血为先,感情细腻,敏感脆弱,一般比男性更易因情志为患,多因忧郁、悲哀而致病。

2. **年龄差异**　儿童脏腑娇嫩,气血未充,中枢神经发育不完全,多易因惊吓、恐惧而致病;成年人气血方刚,奋勇向上,又处在各种错综复杂的环境中,多易因恼怒、忧思而致病;老年人常会感到精神失落,容易出现孤独感,多易因忧郁、悲伤、思虑而致病。

3. **体质差异**　《灵枢·通天》认为:人体有先天禀赋的阴阳之气的不同,对情志刺激反应也各不相同。"太阴之人,多阴而无阳",精神容易抑郁;"少阴之人,多阴少阳",心胸狭窄,多容易忧愁悲伤,郁郁寡欢;"太阳之人,多阳而无阴",性格外向,感情容易爆发;"少阳之人,多阳少阴",比较爱慕虚荣,自尊心强。《灵枢·行针》中也指出:"多阳者多喜,多阴者多怒。"

4. **性格差异**　性格开朗乐观之人,心胸宽广,遇事能心气平静而自安,故不易为病;性格抑郁之人,心胸狭窄,感情脆弱,情绪常剧烈波动,容易酿成疾患。这种耐受性的差异与人的意志的勇怯密切相关。《素问·经脉别论》中指出:"当是之时,勇者气行则已,怯者则着而为病也。"

因此,基于对个体特异性的认识,在护理工作中应根据患者的遗传禀赋、性别年龄、自然条件、社会环境、精神因素等特点,因人而异,有的放矢地对患者进行耐心细致的情志护理,以减轻患者的心理

Note:

压力,以利于身体康复。

(三)避免刺激

安静的环境不但能使患者心情愉快和身体舒适,还能使患者睡眠充足、饮食增加,有利于恢复健康。《素问·痹论》中指出:"静则神藏,躁则消亡。"因此,护理人员应给患者创造一个舒适安静的环境,避免患者受到不必要的恶性刺激。在工作中应做到"四轻";严格探视制度,在保证患者得到亲人情感支持的情况下尽量减少病房内探视人员,保持病房安静;病历应严格管理,不宜让患者及家属随便翻阅,以免增加患者的精神负担。

三、情志护理的方法

情志变化可以直接影响人体脏腑的变化。清代医家尤乘在《寿世青编·卷上·勿药须知》中指出:"药之所治,只有一半,其一半则全不系药力,唯要在心药也……以心药治七情内起之病,此之谓疗心。"历代名医一再提倡和强调"善医者,必先医其心,而后医其身"的宗旨。因此,作为护理人员应设法消除患者的紧张、恐惧、忧虑、烦恼、愤怒等情志因素刺激,帮助患者树立战胜疾病的信心,保持积极乐观的情绪,以提高治疗效果。情志护理方法多种多样,临床运用可根据具体的病情适当选择合适的方法,以取得较好的效果。

(一)说理开导法

说理开导法即指通过运用正确、巧妙的语言,对患者进行劝说开导,使患者端正对事物的看法,从而能自觉地调摄情志,提高战胜疾病的信心,积极配合治疗,使机体早日康复。

说理开导法要针对患者不同的精神状态和个性特征,做到有的放矢,动之以情,晓之以理,喻之以例,明之以法,从而起到改善患者精神状态与躯体状况的目的。《灵枢·师传》中指出:"人之情,莫不恶死而乐生,告之以其败,语之以其善,导之以其所便,开之以其所苦,虽有无道之人,恶有不听者乎?"此为说理开导法的起源,即指在疾病的初始阶段,对于不重视或对疾病认识不足的患者,应向其指出疾病发生的原因、性质、危害以及病情的程度,引起患者对疾病的注意,使患者对疾病有正确的认识和态度,既不轻视忽略,也不畏惧恐慌;在疾病的发展阶段,针对某些忧心忡忡、对治疗失去信心的患者,应耐心地告之其只要与医务人员密切配合、及时治疗是能恢复健康的,以增强患者战胜疾病的信心;在疾病的恢复阶段,告诉患者调养和治疗的具体措施并帮助患者解除消极的心理状态,克服其苦闷、恐惧、焦虑和紧张等不良情绪。历代著名医家在临床诊疗中都善于运用疏导的方法治疗疾病。《四有斋丛说》载:邝子元求官不顺,郁闷积病,一老僧分析其疾病的原因是"妄想太多",要想病好,就要消除"妄想",按老僧建议"静坐月余,心疾如失"。

(二)释疑解惑法

释疑解惑法是指根据患者存在的心理疑虑,通过一定的方法解除患者对事物的误解、疑惑,从而恢复健康。

心存疑惑是患者较普遍的心理现象,特别是性格抑郁、沉默寡言的患者更为突出。患者常常产生各种各样的疑惑或猜测,或小病疑大,或轻病疑重,或久病疑死,以致精神紧张,忧心忡忡,甚至到处寻医,对医生的诊断提出各种疑问,最终疑虑成疾,使无病之躯真的疑出一场大病。"杯弓蛇影"便是典型的案例,《晋书·乐广传》载:尝有亲客,久阔不复来,广问其故,答曰:"前在坐,蒙赐酒,方欲饮,见杯中有蛇,意甚恶之,既饮而疾。"于时河南听事壁上有角(弓),漆画作蛇,广意杯中蛇即角影也。复置酒于前处,谓客曰:"酒中复有所见不?"答曰:"所见如初。"广乃告其所以,客豁然意解,沉疴顿愈。对于此类患者,护理人员应向患者介绍与其病情相关的医学知识,为其阐明真相,剖析本质,从根本上解除患者的心理负担,使患者从迷惑中解脱出来。

(三)宣泄解郁法

宣泄解郁法是让患者把抑郁于胸中的不良情绪宣达、发泄出来,从而尽快恢复正常情志活动,维系愉悦平和心境的方法。古人云:"郁则发之。"患者只有将内心的苦闷吐露出来,郁结的气机才能得以舒畅。对此类患者,应适当地加以引导,通过谈心、疏导等方法,使其将心中的郁结宣泄出来,以达到化郁为畅、疏泄情志、减缓心理压力的目的。

(四)移情易性法

移情易性法(empathic therapy)是指通过一定的方法和措施转移或改变人的情绪和注意力以摆脱不良情绪的方法。有的患者患病后往往将注意力集中在疾病上,担心病情恶化、预后不佳,或担心因病影响工作、学习和生活,整天胡思乱想,陷入苦闷、烦恼和忧愁之中,甚至紧张、恐惧。在这种情况下,应分散患者对疾病的注意力,使其思想焦点从疾病转移至他处,克服紧张烦闷之感;或改变周围环境,避免患者与不良刺激接触。移情易性的具体方法很多,应根据患者不同的心理特点、环境等采取不同的措施,灵活运用,帮助患者培养健康的兴趣和爱好。

1. 琴棋书画移情法 《北史·崔光传》中指出:"取乐琴书,颐养神性。"《理瀹骈文·续增略言》中指出:"七情之病也,看花解闷,听曲消愁,有胜于服药者矣。"在患者烦闷不安、情绪不佳时,可根据其各自的兴趣爱好,从事自己喜欢的活动,如书法、绘画、音乐、舞蹈、戏剧、诗歌等,用这些情趣高雅的活动排解愁绪、寄托情怀、舒畅气机、怡养心神。欧阳修《送杨寘序》中记载了他"尝有幽忧之疾",后来"受宫音数引,久而乐之,不知疾之在体也"。

2. 运动移情法 运动可以增强活力,改善不良情绪,使人精神愉悦。在情绪激动或与人争吵时,最好的方法是转移注意力,参加适当的活动,如打球、散步、打太极拳等;或参加适当的体力劳动,用形体的紧张去消除精神上的紧张。旅游亦可以驱除烦恼,有利于身心恢复健康。当思虑过度、心情郁闷时,应到郊外游玩,领略大自然的风光,让山清水秀的环境调节消极情绪。

(五)以情胜情法

以情胜情法(nursing of inter-restriction among emotions)是指有意识地采用一种情志抑制另一种情志,达到淡化甚至消除不良情志,保持良好的精神状态的一种情志护理方法。

以情胜情法源于《黄帝内经》。《素问·阴阳应象大论》中指出:"怒伤肝,悲胜怒""喜伤心,恐胜喜""思伤脾,怒胜思""忧伤肺,喜胜忧""恐伤肾,思胜恐"。朱震亨又进一步发展了《黄帝内经》中所提出的以情胜情疗法,他指出:"怒伤,以忧胜之,以恐解之;喜伤,以恐胜之,以怒解之;忧伤,以喜胜之,以思解之;思伤,以怒胜之,以喜解之;恐伤,以思胜之,以忧解之;惊伤,以忧胜之,以恐解之;悲伤,以恐胜之,以怒解之。"以情胜情法的理论依据是:人有七情,分属五脏,五脏与情志之间存在着阴阳五行生克原理,用相互克制的情志转移和干扰对机体有害的情志,从而达到协调情志的目的。以情胜情法是中医独特的情志治疗护理方法,被历代医家广为应用,如华佗治疗郡守思虑之疾即为激怒疗法之验案。以情胜情法主要包括采用悲哀、喜乐、惊恐、激怒、思虑等情志刺激,以纠正相应所胜的情志。但应注意,临床运用并不能完全按照五行制胜的原理简单机械地生搬硬套,而是应根据具体情况具体分析。

(六)暗示法

暗示法是指医护人员运用语言、情绪、行为、举止等给患者以暗示,从而使患者解除精神负担,相信疾病可以治愈,增强战胜疾病信心的治疗及护理方法。临床上有些患者对疾病失去治疗信心,形成顽固的偏见,正面说理开导不易接受,此时可通过某种场合、某种情景,或施以针灸、药物等方法,暗示其病因已解除,从而达到治疗目的。暗示作用不仅影响人的心理状态,而且能影响人体的生理功能。《三国演义》中有"望梅止渴"的故事,即是暗示法的典型例证。

(七)顺情从欲法

顺情从欲法是指顺从患者的意志、情绪,满足患者的身心需要,以解除患者因情志意愿不遂所致病证的一种情志护理方法。患者在患病过程中情绪多有反常,对此先顺其情、从其意,有助于身心健康。

对于患者心理上的欲望,在护理中应具体分析对待。若是合理的,条件又允许,应尽力满足其所求或所恶,如创造条件以改变环境,或对其想法表示同情、理解和支持等;但是对于不切实际的想法、欲望,不能一味地迁就和纵容,而应当善意诚恳地进行说服教育。新入院的患者往往存在着陌生感和孤独感,渴望关怀,希望得到及时的诊治,为此护理人员应热情地为其介绍病室的环境、相关的制度和医护人员,耐心解答患者的问题,主动对患者进行有效的健康教育,耐心体贴地服务于患者,努力提高护理服务的满意度。

第四节　饮 食 调 护

 导入情境与思考

某男性,25 岁,因口腔糜烂、疼痛 1 周就诊。

患者素嗜烟酒及辛辣煎炒食物。1 周来心烦、口苦而干,渴喜冷饮,夜寐多梦易醒,口腔舌体糜烂起疱,饮水进食则疼痛难忍,口中灼热感,欲得冰水漱口才稍感舒服,小便短赤,大便干结、2d 未行。舌尖红,舌体及口腔黏膜多处溃烂,周围红晕,苔黄,脉数有力。

请思考:

1. 该患者的病情与饮食习惯的关系是什么?

2. 请为该患者制订合适的饮食护理计划及措施。

人以水谷为本。饮食是维持人体生命活动必不可少的物质基础,是人体脏腑、四肢百骸得以濡养的源泉。通过饮食,吸收水谷精微以营养全身、维持人体正常的生命活动。《备急千金要方·食治方》中指出:“食能排邪而安脏腑,悦神爽志,以资血气。若能用食平疴,释情遣疾者,可谓良工。”祖国医学历来重视饮食调养并积累了丰富而宝贵的经验,逐渐形成独特的饮食调养理论和调养原则。

饮食调护(dietary nursing)是指在治疗疾病的过程中,在中医理论的指导下进行营养膳食方面的护理,注重调整阴阳,协调脏腑,损有余而补不足,使五脏功能旺盛,气血充实。合理的饮食不仅能促使疾病早日康复,而且能调治疾病,尤其对于慢性疾病和重病恢复期的患者,能起到巩固疗效的作用。

一、食物的性味与功效

中医认为“药食同源”。食物和药物之所以可以防病治病、养生保健,是因为食物和药物都具有不同程度的偏性。明代张景岳说:“人之为病,病在阴阳偏盛耳,欲救其偏,则惟气味之偏者能之。”食物的偏性,主要是性味之偏。各种偏性都有与其相对应的功能,称为性能。正是由于食物有对应的性能,所以同药物一样能够调整人体气血阴阳,祛邪扶正,恢复健康。食物具有四性、五味以及归经等作用。

(一) 食物的性

食物具有寒、热、温、凉之四性。食物的寒热温凉是指食物进入人体后作用于脏腑经络以后所发生的反应,是按中医理论概括出来的。寒热温凉中,温、热和寒、凉属于两类不同的性质,而温弱于热,凉弱于寒,有程度上的差异。《黄帝内经》有“寒者热之,热者寒之”。食物能减轻或者消除热症,则为寒性或者凉性;相反,若能减轻或者消除寒证,则为热性或者温性;两者均不明显者,属于平性。

寒性食物:具有清热、泻火或解毒的作用,如薏苡仁、荸荠、马齿苋、竹笋、苦瓜、西瓜、柚子、猕猴桃、杨桃、甘蔗、海带、贝壳类等。适应证为实热证。

热性食物:具有温中祛寒、益火通阳的作用,如辣椒、胡椒、桂皮等。适应证为实寒证。

温性食物:具有温中散寒、通阳、补气的作用,如芫荽、大蒜、大葱、生姜、韭菜、花椒、对虾、鳝鱼、鸡肉、鹿肉、羊肉、狗肉、红糖、石榴、荔枝、桃子、樱桃、龙眼肉、大枣、糯米、高粱米等。适应证为阳气虚弱的虚寒证或实寒证较轻者。

凉性食物:具有清热、养阴的作用,如小麦、绿豆、藕、鸭蛋、豆腐、莲子、牛奶、菠菜、丝瓜、黄瓜、莴苣、梨、白萝卜、芹菜、绿茶、李子、苹果等。适应证为热性病初起或阴虚证。

平性食物：没有明显的寒热之偏性，其性较平和，称之为"平性"，具有补益、和中的功效，如粳米、玉米、马铃薯、猪肉、牛肉、鲤鱼、蚕豆、黄豆、黑豆、山药、花生、香菇、猴头菇等。适应证为日常生活基本饮食。

（二）食物的味

食物的味，概括为辛、甘、酸、苦、咸五味。《素问·至真要大论》中说："辛甘发散为阳，酸苦涌泄为阴，咸味涌泄为阴，淡味渗泄为阳。"有关五味的功能、主治分述如下：

辛味，能散能行，有发散、行气、行血通窍、化湿等功效，主治外感表证、气滞、血瘀、窍闭、湿阻等，如葱、生姜、蒜、芥菜、薤白、玫瑰花、酒等。

甘味，能补能缓，有补虚和中、缓急止痛等功效，适用于人体五脏气血阴阳任何一类虚证、脾胃不和、拘急腹痛等，如山药补气，大枣补血，羊肉补阳，甘蔗补阴。

酸味，能收能涩，有开胃、生津、收敛、固涩等功效，适用于虚汗、久咳久喘、久泻、尿频、遗精、滑精等病证，如乌梅、刺梨、五味子、金樱子等。

苦味，能泄能燥，有清热、泻火、燥湿等功效，用于心火上炎或热移小肠等病证，如苦瓜、莴苣叶、青果、芥菜等。

咸味，能软能下，有软坚散结的功效，用治瘰疬、痰核、痞块等，如昆布、紫菜、海藻、蛤蜊等。

此外，有些食物气味不明显，称为"淡味"，能利水渗湿，如冬瓜。

（三）食物的归经

《素问·宣明五气篇》中记载："五味所入：酸入肝，辛入肺，苦入心，咸入肾，甘入脾，是谓五入。"说明酸、辛、苦、咸、甘五味分别对五脏产生特定的联系和亲和作用，它们进入哪一脏，就会对该脏发挥有益的生养作用。

酸味食物归肝经，用酸味食物（如乌梅、山楂等）治疗肝胆脏腑等方面疾病；辛味食物归肺经，用辛味发散性食物（如葱、姜等）治疗表证、肺气不宣咳嗽症状；苦味食物归心经，用苦味食物（如苦瓜等）治疗心火上炎或移热小肠证；咸味食物归肾经，用咸味食物（如昆布等）治疗肝肾不足；甘味食物归脾经，用甘味补虚性食物（如红枣、蜂王浆、山药等）治疗贫血、体弱症状。

性、味、归经只是食物性能各自的一个方面，必须综合来看才能完整体现每种食物的性能。

二、饮食调护原则与要求

膳食是维持人体生命活动的物质基础，合理的膳食有益于人体健康；反之，则对身体造成伤害。因此，掌握饮食调护的原则与要求尤为重要。

（一）调护原则

1. 三因制宜　三因制宜是指因人、因时、因地制宜。中医重视整体观、天地人合一，即人与自然相统一。因为人处在天地之间，生活于自然环境之中，作为自然界的一部分，人与自然具有相通相应的关系，遵循同样的运动变化规律，所以饮食调护应遵循三因制宜的原则。

（1）因人制宜：饮食调护应根据不同的年龄、性别、体质、个性等方面的差异，分别予以不同的调摄。儿童身体娇嫩，为稚阴稚阳之体，身体发育处于"成而未全，全而未壮"的阶段，宜食性平和、易于消化、健脾开胃的食物，而且食物的品种宜多样化及粗细粮、荤素合理搭配，不可偏嗜，忌滋腻峻补之品。青年人气血旺盛，宜食营养丰富的血肉有情之品和五谷杂粮、新鲜果菜，忌暴饮暴食、寒热饥饱无度。老年人脾胃功能虚弱，运化无力，气血容易亏损，宜食清淡、温热熟软之品，忌食生冷、黏硬、不易消化之品。孕妇妊娠期宜食性味甘平、甘凉的补益之品，如鱼肉、乳类、蔬菜、水果等开胃之品，忌食辛热、温燥之品，即所谓"产前宜凉"；哺乳期以滋阴养血为主，宜食有营养、易消化、补而不腻之物，如大枣、鸡汤等，忌食寒凉、辛燥、酸性食物，即所谓"产后宜温"。体胖者体内多痰湿，饮食宜清淡，如多食青菜、水果等含纤维素多的食物，忌食肥甘厚腻、助湿生痰之物。体瘦者多阴虚内热，血亏津少，宜食滋阴生津、养血补血的食物，忌食辛辣、燥烈之品。

(2)因时制宜:四时气候的变化对人体的生理、病理有很大影响,因此人们应当在不同的季节根据饮食宜忌合理选择调配不同的饮食,保持人体阴阳的协调平衡。春季气候转温,万物生发,宜适当食用辛温升散的食品,如香菜、葱、韭菜炒鸡蛋等,忌食生冷、黏杂之品。夏季炎热酷暑,万物蒸荣,腠理开泄,宜进食清淡、解渴、生津、消暑之品,如西瓜、冬瓜、丝瓜、绿豆汤、乌梅小豆汤、荷叶粥、藿香茶等,忌食寒凉、厚味之品。秋季凉爽干燥,万物肃杀,饮食应以滋阴润肺为主,可适当食用一些柔润食物,如芝麻、蜂蜜、鸭梨、乳品、甘蔗、莲藕、银耳羹等,以益胃生津,忌食辛燥、温热之品。冬季气候寒冷,万物收藏,宜食用滋阴潜阳、热量较高的食物,如谷类、羊肉、龟肉、鳖肉、木耳、狗肉汤等,而且饮食宜温热,以保护阳气,忌食生冷寒凉之品。

(3)因地制宜:我国地域辽阔,不同地区由于地势高低、气候条件各异,人的生理活动和病变特点也不尽相同,应根据不同地域分别配制膳食。如我国东南沿海地区气候温暖潮湿,居民易感湿热,宜食清淡除湿的食物;西北高原地区气候寒冷干燥,居民易受寒伤燥,宜食温阳散寒或生津润燥的食物。

2. 辨证施膳 食物有四性五味之别,疾病有阴阳表里之分、寒热虚实之辨。一种疾病可随病因、体质、年龄、天时气候、地域环境等因素的变化而表现出不同的证。辨证施食是指根据患者疾病的证候类型指导其选配不同属性的食物,以达到配合治疗的目的。

辨证施膳分为辨证和施膳两个阶段。辨证主要是指将四诊所收集的资料、症状及体征,通过分析、综合,辨清疾病的原因(内外因)、性质(寒热)、部位(表里、脏腑、经络)及邪正(虚实)之间的关系,确定为某个证型。施膳主要是根据辨证的结果,根据"虚则补之,实则泻之""热者寒之,寒者热之"等确定相应的膳食宜忌。

(二)调养要求

1. 饮食有节 饮食有节是指饮食要适度而有节制,即进食应定量、定时。

(1)饮食定量:是指进食宜饥饱适中,恰到好处,脾胃足以承受,使人们可以及时得到营养供应,以保证各种生理活动的正常进行。过饱则会加重胃肠负担,使食物停滞于肠胃,不能及时消化,影响营养的吸收和输布,同时脾胃功能因承受过重而受到损伤。《素问·痹论》中指出:"饮食自倍,肠胃乃伤。"反之,过饥则机体营养来源不足,无以保证营养供给,就会使机体逐渐衰弱,影响健康。

(2)饮食定时:是指进食宜有较为固定的时间。有规律的定时进食可以保证消化、吸收功能有节奏地进行,脾胃可协调配合,有张有弛。反之,食无定时,或忍饥不食,打乱了胃肠消化的正常规律,则会使脾胃功能失调,消化能力减弱,食欲逐渐减退,损害健康。《老老恒言·饮食》中指出:"日中而阳气隆,日西而阳气虚,故早饭可饱,午后即宜少食,至晚更必空虚。"因此,在平时的护理工作中应指导患者按时进餐,养成良好的饮食习惯,对身体健康是大有好处的。

2. 平衡配膳 由于各种食物中所含的营养成分不同,只有各种食物兼而有之、全面搭配,才能使人体得到均衡的营养,满足各种生理活动的基本需要,有助于人体的健康。

(1)种类多样,合理膳食:《素问·脏气法时论》中指出:"五谷为养,五果为助,五畜为益,五菜为充,气味合而服之,以补精益气。"粮谷、肉类、蔬菜、果品等是饮食的主要组成内容,具有补益精气的作用。人们必须根据需要,合理调配饮食,使五味和谐,则有助于机体消化吸收,滋养脏腑、筋骨、气血,有利于健康长寿。但如果偏食,则会引起气血阴阳的平衡失调。

(2)谨和五味,寒热调和:中医将食物的味道归为酸、苦、甘、辛、咸五味,五味对人体的作用各不相同,五味调和则有利于健康。《素问·生气通天论》中指出:"阴之所生,本在五味,阴之五宫,伤在五味。"如果长期偏食,就会引起机体阴阳平衡失调,从而导致疾病。《素问·生气通天论》中指出:"膏粱之变,足生大丁。"指出了嗜食肥美食物的人,内多滞热,足以导致疔毒疮疡的发生。此外,食物也有寒热温凉的不同性质,若过分偏嗜寒或热,可导致人体阴阳的失调,发生某些病变。如多食生冷寒凉之物,可损伤脾胃阳气,使寒湿内生,发生腹痛、泄泻等证;多食油煎温热之物,可损伤脾胃阴液,使肠胃积热,发生口渴、口臭、嘈杂易饥、便秘等证。正如《灵枢·师传》中指出:"食饮者,热无灼灼,寒无沧沧。"

3. 饮食有洁 新鲜清洁的食物可以补充机体所需要的营养,而腐烂变质的食物不可食,否则易

Note:

出现腹痛、泄泻、呕吐等中毒症状,重者可出现昏迷或死亡。《金匮要略·禽兽鱼虫禁忌并治》中指出"秽饭、馁肉、臭鱼,食之皆伤人。"此外,大部分食物不宜生食,需要经过烹调加热后变成熟食方可食用,一方面使食物更容易被机体消化吸收,另一方面使食物得到清洁、消毒。《备急千金要方·养性·道林养性》中指出:"勿食生肉,伤胃,一切肉惟须煮烂。"

4. 保持良好的进食习惯

(1)进食宜愉悦:良好的环境和愉快的心情有利于食物的消化吸收,可使肝气调达,食欲大增,脾胃健旺。

(2)进食宜和缓:进食时应该从容和缓,细嚼慢咽。急食则食不消化,暴食则会骤然加重肠胃负担,还容易发生噎、呛、咳等意外。

(3)进食宜专注:进食时应将头脑中的各种琐事尽量抛开,把注意力集中到饮食上,既可以品尝到食物的美味,又有助于消化吸收和增加食欲。反之,则纳食不香,影响消化吸收。

5. 注重食后护理

(1)食后要漱口:食后要注意口腔卫生。经常漱口可使口腔保持清洁,牙齿坚固,并能防止口臭、龋齿等疾病。《饮膳正要》中指出:"晚餐不可多食,食后漱口;清旦刷牙,不如夜刷牙,齿疾不生。"

(2)食后宜摩腹:食后摩腹有利于腹腔血液循环,促进胃肠的消化功能,是一种简便易行、行之有效的养生法。具体方法是:双手重叠置于腹部,以肚脐为中心顺时针方向连续按摩 20~30 次。

(3)食后宜散步:进食后宜做一些从容和缓的活动,不宜立即卧床休息。如果在饭后边散步边摩腹,则效果更佳。

三、饮食禁忌

《金匮要略·禽兽鱼虫禁忌并治》中指出"所食之味,有与病相宜,有与身相害,若得其宜则益体,害则成疾,以此致危,例皆难疗。"饮食禁忌是指在某种情况下某些食物不能使用或者慎用,否则会引起身体出现偏差,甚至引起病变。一般来说,在服药期间应忌食生冷、油腻、腥臭等不易消化及刺激性食物,不要摄入诱发疾病的食物。不同的病证又有不同的饮食禁忌。

1. **生冷**　指冷饮、冷食、生的蔬菜和水果等,为寒证、虚证、脾胃虚寒或平时易感风寒者所忌。

2. **黏滑**　指糯米、大麦、小麦等所制的米面食品等,如粽子、元宵,为脾虚纳呆或外感初起者所忌,尤其在暑湿季节。

3. **油腻**　指肥肉、煎炸或乳制品等,为脾虚或痰湿者所忌。

4. **辛辣**　指生姜、葱、蒜、花椒、辣椒、酒等,为热证或阴虚内热者所忌。

5. **腥膻**　指水产品、羊肉、狗肉等,为哮喘、斑疹、疮疡患者所忌。

6. **发物**　指能引起旧病复发、新病加重的食物,如鱼、虾、蟹、韭菜、鸡头等,为哮喘、皮肤病、过敏体质者所忌。

知 识 拓 展

发　物

发物是指能使疮疡、疔毒、风疹、癣疥、咳嗽、哮喘等病情加重或引起其发作的某些食物,如黄鱼、带鱼、虾、蟹、羊肉、狗肉、酒、芫荽、韭菜、竹笋、鸡头、鹅肉等。这些食物多具有辛辣发散、温燥助阳的作用,食后容易动风、生痰、发疮、助热生火,导致机体气血失调而引起疾病发生变化,过敏体质者进食时也要注意。对于发物,要辩证地看待,有时利用发物的特性适量食用,可以辅助某些疾病的治疗,如麻疹初起,可食用芫荽汤,以促进疹毒外出。

(于春光)

第五节　用 药 护 理

导入情境与思考

某男性,66岁,因恶寒、发热、头痛、腹泻6h而就诊。

患者体质偏阳虚,时值冬季,寒风凛凛,昨日外出做农活4h,今起面色苍白、大便溏薄、神疲、恶寒、头项强痛,流涕、腹泻,舌淡有齿痕,苔薄白,脉浮紧。遂至中医院门诊就诊,经病情观察考虑风寒感冒,医生予以中药方剂煎汤服用,方剂中含附片8g。患者服药1d后,恶寒发热等症减轻,继之出现口舌发麻、轻度头晕、视物模糊等,再次来院就诊。

请思考:

1. 该患者为什么会出现口舌发麻、头晕、视物模糊等症状?

2. 根据该患者临床表现,可优先采用中医用药八法中哪一种治法?

3. 作为一名护士,应该给予该患者哪些用药护理指导?

4. 综合考虑该患者体质、年龄等因素,应怎样为其做好预防护理?

用药护理是中医护理工作中至关重要的环节,学习用药护理要明确中药常用剂型、中药煎煮法、中药给药法及中医用药八法。药物剂型由来已久,在药物出现的同时药物剂型也随之出现,作为药物运用的最终形式,可影响药物的疗效。最常见的中药剂型为汤剂、丸剂、散剂、膏剂等,其中汤剂运用历史悠久,煎煮方法直接影响临床治疗效果。正如清代徐大椿《医学源流论》云:"煎药之法,最宜深讲,药之效不效,全在乎此。"因此,把握中药煎煮法并做好中药煎煮的指导是中医临床护理工作的重要内容。除此之外,根据患者病情、医师医嘱、药物剂型、药物类别的不同,给药的方式也会有所不同,主要有内服、外用两种方法。在进行用药护理的过程中,以"八法"(汗法、吐法、下法、和法、温法、清法、消法、补法)作为理论指导,有利于更加精准、有效地开展辨证施护。

知 识 拓 展

中药中的香、臭之最

芳香药物中,麝香为香中之香,其香浓烈持久,馥郁特异。麝香为鹿科动物林麝或原麝成熟雄体香囊中的干燥分泌物。古时狩猎野生林麝或原麝多在冬季至次春进行,猎获后割取香囊,阴干即可,此法所获者称"毛壳麝香";若剖开香囊,除去囊壳,则称"麝香仁"。现今林麝和原麝均为国家保护动物,家养的林麝或原麝可直接从其香囊中取出麝香仁,阴干或用干燥器密闭干燥。麝香具有开窍醒神、活血通络、消肿止痛的功效。《药性论》云:"除心痛、小儿惊痫、客忤,镇心安神。以当门子一粒,细研,熟水灌下,止小便利。能蚀一切痈疮脓"。

阿魏为伞形科植物新疆阿魏或阜康阿魏的树脂,其味道极臭。待春末夏初植株进入盛花期至初果期,分次由茎上部往下斜割,收集渗出的乳状树脂,阴干即为药材阿魏。《唐本草》:"主杀诸小虫,去臭气,破癥积,下恶气。"

一、中药常用剂型

中药常用剂型以形态区分,可划分为固体剂型、半固体剂型、液体剂型、气体剂型,其中固体剂型有丸剂、散剂、丹剂、条剂、线剂、胶囊剂、颗粒剂;半固体剂型有煎膏剂、流浸膏剂、软膏剂、凝胶剂;液体剂型有汤剂、酒剂、酊剂、糖浆剂、注射剂。

(一)固体剂型

1. 丸剂　丸剂是指将配好的方药研成细粉或提取药材有效成分,加适宜的粘合剂制成球形的固体剂型。李杲曰:"丸者,缓也,舒缓而治之也。"丸剂与汤剂相比,吸收较慢,药效持久,节省药材,体积较小,便于携带与服用。丸剂适用于慢性、虚弱性疾病,如六味地黄丸、人参鹿茸丸等;也有取峻药缓治而用丸剂的,如十枣丸、抵当丸等;还有因方剂中含较多芳香走窜药物,不宜入汤剂煎煮而制成丸剂的,如安宫牛黄丸、苏合香丸等。常用的丸剂有蜜丸、水丸、糊丸等。

(1)蜜丸:是将药料细粉用炼制过的蜂蜜作赋形剂制成的丸剂。通常会制成大蜜丸,但也有小蜜丸。蜜丸性质柔润,作用温和,而且还有矫味和补益的作用,适用于慢性疾病和虚弱性疾病,如八珍益母丸、补中益气丸等。

(2)水丸:是将药物细粉用冷开水或酒、醋作为粘合剂制成的小丸,也可将方剂中部分药物煎汁作为粘合剂。水丸的优点是比蜜丸、糊丸易于崩解,吸收快,易于吞服,适用于多种疾病,如六神丸、保和丸等。

(3)糊丸:是将药料细粉用米糊或面糊等作为粘合剂制成的小丸。其特点是黏性大,质地坚硬,崩解时间比水丸、蜜丸缓慢。服用后在体内徐徐吸收,既可延长药效,又能减少药物对肠胃的刺激,如犀黄丸。

2. 散剂　散剂是指将配好的方药粉碎、混合均匀后制成的干燥粉末状制剂。根据不同的用途散剂可分内服和外用两类。内服散剂中末细量少者,可直接冲服,如七厘散;末粗量多者又称煮散,需加水煎煮后取汁饮用,如葛根芩连汤煮散等。外用散剂多用于外敷或直接撒于疮面,如生肌散、金黄散等;也可用于点眼、吹喉等,如推云散、冰硼散等。散剂的特点是制备方法简便、吸收较快、节省药材、性质稳定、不易变质、便于服用或携带。李东垣云:"散者,散也,去急病用之。"

3. 丹剂　丹剂并非一种固定的剂型,是以药品贵重或药效显著而名之曰丹,如至宝丹、活络丹等。外用丹剂亦称丹药,是以某些矿物类药经高温烧炼制成的不同结晶形状的制品。外用丹剂主要用于外科的疮疡、痈疽、瘰疬等病,研粉后可直接涂撒于疮面,亦可制成药条、药线和膏剂后使用。

4. 条剂　条剂又称纸捻、药捻,是将桑皮纸粘药物捻成细条线,或将桑皮纸捻成细条后粘药而成,是中医外科常用制剂。使用方法:插入疮口或瘘管内,能化腐拔毒,生肌收口。常用条剂有红升丹药条等。若将艾叶和药研成粗末,用纸裹制成圆条,供灸治使用,则称艾条。

5. 线剂　线剂亦称药线,系将丝线或棉线浸泡于药液中,并与药液同煮,经干燥而成的一种外用制剂,用于瘘管、痔疮或赘生物。使用方法:瘘管可用药线引流,痔疮或赘生物则用结扎的方法,通过所含药物的轻度腐蚀作用和药线的机械紧扎作用使其萎缩、脱落。

6. 胶囊剂　胶囊剂将药物盛装于空胶囊中制成的制剂。空胶囊分软、硬两种。硬胶囊是由明胶制成的一种质地较硬而又具有一定弹性的、由底和盖两头套合的空胶囊,多填装干燥的药粉,如脑心通胶囊、风湿定胶囊。软胶囊是一种球形或椭圆形的弹性较强的胶囊,又称胶丸,多填装油性或非水溶性的液体药物和混悬液。

7. 颗粒剂　颗粒剂是将中药提炼成稠膏,加入适量糖粉及其他辅料,充分拌匀、揉搓、过筛、干燥而成。中药配方颗粒制剂将传统中药饮片的药物成分通过现代化技术进行提取、分离,制成中药制剂,既避免了较长时间的煎煮,也可有效防止中药饮片保管不当导致的发霉、虫蛀等问题,还具有作用迅速、味道可口、体积较小、服用方便等特点。

(二)半固体剂型

1. 煎膏剂　煎膏剂又称膏滋,是将药材加水反复煎煮至一定程度后去渣、取汁、浓缩,并加入适当蜂蜜、冰糖或砂糖煎熬而成的半液体剂型。煎膏剂具有体积小、药物含量高、便于服用、味甜而营养丰富、有滋补作用等优点,适合体虚者服用,如八珍益母膏、十全大补膏。

2. 流浸膏剂　流浸膏剂是用适当溶媒浸出药材中的有效成分后,将浸出液中一部分溶媒用低温蒸发除去,并调整其浓度及含醇量至规定的标准而成的液体浸出剂型。流浸膏剂中药物的有效成分含量较酊剂高,因此服用量小,且流浸膏剂使用的溶媒副作用小。常见的流浸膏剂有甘草流浸膏、益母草流浸膏等。

3. 软膏剂 软膏剂又称药膏或油膏,是用适当的基质与药物均匀混合而成的一种容易涂于皮肤、黏膜或创面的半固体外用制剂。软膏基质在常温下是半固体的,且具有一定的黏稠性,但涂于皮肤或黏膜后能逐渐软化,使其有效成分缓缓释放,持久发挥疗效。软膏的作用是局部的,因此适用于外科疮疡疖肿等疾病,如三黄软膏、穿心莲软膏等。

4. 凝胶剂 凝胶剂是将药材提取物与适宜的基质混合制成的具有凝胶特性的半固体或稠厚液体制剂,适用于皮肤黏膜和腔道给药。如六神凝胶是由人工麝香组成,具有清热解毒、消炎止痛的功效,可用于小儿热疖、痈疡疔疮、乳痈发背、无名肿毒。

(三) 液体剂型

1. 汤剂 汤剂古称汤液,是将药物饮片加水或酒浸泡后,再用适当火候煎煮一定时间,去渣取汁制成的液体剂型。汤剂主要作内服使用,如麻黄汤、桂枝汤等,外用则多用于熏洗等。汤剂是临床运用最广泛的一种剂型,特点是吸收快,能迅速发挥药效,特别是能根据病情的变化随证加减,适用于病证较重或病情不稳定的患者。汤剂的不足之处是服用量大,某些药物的有效成分不易煎出,或者易挥发,煎煮费时不利于危重患者的抢救,口感较苦,不便于携带。

2. 酒剂 酒剂又称药酒,是将药物用白酒或黄酒浸泡,或加温隔水炖煮,去渣取液供内服或外用的一种制剂。酒可活血通络、助长药效、易于发散,故常用于祛风通络和补益方剂,如风湿药酒、参茸药酒、五加皮酒等。内服酒剂不宜在小儿、孕妇中使用,外用酒剂多用于风寒湿痹、筋骨酸痛等症,可祛风活络、止痛消肿。

3. 酊剂 酊剂是把不同的药材按照药方的一定比例浸泡于乙醇溶液中,取其药液涂抹于患处使用的一种制剂。酊剂与酒剂的区别在于:酒剂以蒸馏酒为溶剂,而酊剂以规定浓度的乙醇为溶剂;酒剂一般用浸渍法制备,少数采用渗漉法,而酊剂除采用浸渍法、渗漉法制备外,还有稀释法、溶解法;酒剂一般没有浓度规定,而酊剂的浓度有明确规定,一般中草药酊剂的浓度为20%。酊剂具有活血消肿、疏通经络的功效,特点是有效成分高、用量少、作用快、不宜腐败,临床主要用于跌打损伤及骨关节炎性反应性疾病。

4. 糖浆剂 糖浆剂是指含有药物或不含药物的蔗糖溶液。含药糖浆剂是将药物煎煮去渣取汁浓缩后加入适量蔗糖溶液制成的浓蔗糖饱和水溶液,具有味甜量小、服用方便、吸收较快等特点,适用于儿童。常用糖浆剂有止咳糖浆、桂皮糖浆等。

5. 注射剂 注射剂亦称针剂,是指中药经过提取、配制等步骤制成的灭菌溶液。注射剂可供皮下、肌肉、静脉注射,具有剂量准确、药效迅速的特点,适于急救。常用注射剂有清开灵注射液、生脉注射液等。

(四) 气体剂型

气雾剂是指将药物和抛射剂共同封装在带有阀门的耐压容器中,使用时借抛射剂的压力将内容物以雾状形式喷出的液体制剂。其中不含抛射剂、借助手动泵的压力或其他方法将内容物以雾状等形态喷出的为喷雾剂,以泡沫形态喷出的称泡沫剂。气雾剂用于呼吸道吸入、皮肤、黏膜或腔道给药,如麝香去痛气雾剂、云南白药气雾剂等。

二、中药煎煮法

中药煎煮法(method of making a decoction)是将药材加水煎煮去渣取汁制成汤剂的方法。该法是最早使用的一种简易浸出方法,至今仍是制备浸出制剂最常用的方法,也称"水煮法"或"水提法"。汤剂是中医临床最常用的一种剂型,其煎煮方法的正确与否是确保药物疗效的关键。如果中药煎煮不当,轻则影响药物疗效,重则产生毒副作用。历代医家均非常重视汤剂的煎煮方法,如明代医家李时珍指出:"凡服汤药,虽品物专精,修治如法,而煎药者鲁莽造次,水火不良,火候失度,则药亦无功。"因此,我们必须掌握正确的中药煎煮方法。

（一）概述

1. 煎药用具

（1）适宜器具：砂锅、瓦罐和陶瓷罐是最佳的选择,搪瓷器皿、不锈钢锅、玻璃器皿次之。砂锅、瓦罐和陶瓷罐性质稳定,在煎煮的过程中不易与药物成分发生化学反应,且受热均匀,导热性能缓和,是较为理想的煎药容器。搪瓷、不锈钢和玻璃器皿亦可作为煎药器具,但其传热快,散热亦快,不利于药物有效成分的析出。此外,选择的煎具容量宜大,以便于在煎煮过程中翻动药物,促使其有效成分析出。

（2）禁忌器具：忌用铁、铜等容器煎煮中药,因为铁、铜的金属活性较强,化学性质不稳定,在煎煮过程中可与中药成分发生化学反应,与有机酸类成分反应可生成盐类物质,与含鞣质类的成分反应生成鞣酸铁,使药液的颜色加深并影响汤剂的质量,轻则使药物中有效成分含量降低,重则生成对人体有害的物质,产生毒性。

2. 煎药用水

（1）水质：煎药用水以水质洁净、矿物质少为原则。根据药物特点和疾病性质,也有用酒或酒水合煎。除处方有特殊规定用水外,一般用井水、自来水、蒸馏水或纯净水。另外,煎药须用凉水或凉开水,忌用开水煎药,因为许多中药是植物药,外层组织细胞如果骤然受热,蛋白质会在细胞壁上形成一层不可逆的变性层,使内部的药物成分难以析出,影响药物的疗效。

（2）水量：煎煮水量应根据药物的性质、药量、吸水程度和煎煮时间而定。一般汤剂经水煎两次,可析出 70%~80% 有效成分,第三、第四煎煮只剩下 20%~30%,所以临床多采用两煎法。一般而言,第一煎的加水量以水超过药物表面 3~5cm 为准,二煎的加水量以水超过药物表面 2~3cm 为准;另一种加水方法是按平均每克药加水 10ml,计算出总的需水量,第一煎一般加入总水量的 70%,第二煎加入剩余的 30%。如煎煮花、叶、全草类药物,加水量要适当多一些;煎煮矿物类、贝壳类药物时,加水量可稍减。煎药时应一次将水加足,避免在煎药过程中频频加水。如不慎将药煎煳,应弃去,不可加水再煎。

3. 煎前泡药　药材煎前浸泡既有利于有效成分的溶出,又可缩短煎煮时间,避免长时间煎煮致有效成分耗损。浸泡药材的用水以常温水为宜,忌用沸水。一般复方汤剂加水搅拌后应浸泡 30~60min,以花、叶、草类等药为主的方剂需浸泡 20~30min,以根、茎、种子、果实类等药材为主的方剂需浸泡 60min。但浸泡时间也不可过久,以免引起药物酶解或霉变。夏季气温较高,可适当缩短浸泡时间,以防药物变质。另外,煎药前不可用水洗药,因为某些中药成分中含有易溶于水的糖类、苷类等物质,某些经过炮制的中药可能添加蜜、醋和酒等,若用水洗会丧失一部分有效成分,降低药效。

4. 煎药火候　煎药温度的高低,中医称之为"火候",有"文火"和"武火"之分。武火是指大火急煎,文火则指小火慢煎。一般以"先武后文"为原则,即在煎药开始用武火,至水沸后再改用文火并保持在微沸状态,既可减慢水分的蒸发,又有利于有效成分的煎出。如《本草纲目》曰："先武后文,如法服上,未有不效者。"解表类、清热类、芳香类药物,其气味芳香,容易挥发,不宜久煎,以防药性挥发;滋补药一般为滋腻质重、不易出汁的根或茎类药物,一般须武火煮沸后改用文火久煎,否则药物有效成分没有完全析出,造成浪费。

5. 煎药时间　煎药时间主要根据药物和疾病的性质而定,从水沸时开始计算。一般药物第一煎需 20~30min,第二煎需 10~20min;解表、芳香类药物,第一煎需 15~20min,第二煎需 10~15min;受热易变性的药物如钩藤、大黄等应待其他药物煎好前 5~10min 加入;滋补类药物,第一煎 40~60min,第二煎 30~40min;有毒性的药物如附子、乌头等需久煎,约 60~90min。

6. 特殊药物煎法　有些药材因性质、成分特殊,煎煮时需要特殊处理。

（1）先煎（to be decocted first）：是将质地坚硬的介壳或矿物质类的药物打碎后煎煮一定时间再下其他中药的煎煮方法。

1）难溶于水的药：贝壳类、矿石类和角、骨、甲类药物，因质坚而难煎出味，应打碎后先煎煮30min，再下其他药，如海蛤壳、牡蛎、珍珠母、生石膏、寒水石、磁石、赭石、水牛角、龟板、鳖甲、穿山甲、鹿角等。

2）有毒的药物：如附子、乌头、商陆等，需先煎60~90min，以消除或降低毒性。

3）泥沙多及质轻量大的药物：如灶心土、糯稻根、茅根、玉米须等应先煎，澄清后取汁，以其药汁代水再煎其他药。

（2）后下（to be decocted later）：一般是气味芳香借挥发油取效的药物，为防其有效成分挥发，宜在一般药物煎好前5~10min放入与其他药同煎，如薄荷、藿香、砂仁、豆蔻、沉香等。

（3）包煎（to be decocted with wrapping）：是将药物装进纱布内与其他药物同煎的煎煮方法。以下几类药物宜包煎：①质地比较轻容易浮在上面，或容易成糊状的药物，如蒲黄、海金沙等。②含淀粉黏液质多易粘锅糊化或焦化的药物，如车前子、葶苈子等。③带毛的药材，对咽喉有刺激性易引起恶心、呕吐的药物，如旋覆花、砂仁、枇杷叶等。

（4）另炖或另煎（to be decocted separately）：是将某些贵重药材单独煎煮，以保存其有效成分的煎煮方法。操作时可将药物切成小片，单味煎煮60~120min不等，煎好后单独服用或兑入汤药中同服，如人参、西洋参、鹿茸等。

（5）烊化（melt）：是将胶质类或黏性大且易熔的药物单独加温熔化，或置于刚煎好的去渣的药液中微煮或趁热搅拌，使之熔解的煎煮方法。胶质类或黏性大且易熔的药物与其他药同煎易粘锅煮煳，附着他药，影响药效，因此需要烊化，如阿胶、龟甲胶、鹿角胶等。

（6）冲服（to be taken infused）：是将某些不耐高温且又难溶于水的贵重药物先研成粉末，再用开水或用煎好的药液调匀后服用的方法，如三七、琥珀、犀角、珍珠、羚羊角等。

（7）泡服（to be taken macerated）：是将某些易出味、不宜煎煮、挥发性较强的药物加沸水泡10~15min，出味后服用的方法，如番泻叶、胖大海、菊花等。也可将药物放入刚煎煮好的药液中泡服。

（8）兑服（mixed decoction）：液体中药如放置于其他药中煎煮会影响其成分，因此待其他药物煎煮去渣取汁后再行兑入而服用，如黄酒、竹沥水、新鲜藕汁、姜汁、梨汁、蜂蜜等。

7. 机器煎药 机器煎药是目前临床较为常用的煎药方法，根据处方将各药混合装入以特殊布料制成的煎药袋内，用冷水浸泡30~60min，加入适量水，将水和浸泡好的中药连袋投入煎药机内，调节温度和时间，当温度和时间达到设定的标准时中药即煎好，机器自动停止加温。药汁可直接进入包装机，被灌注到耐高温的密封塑料袋内。机器煎药加水量为提取量×1.3，公式为：煎药的剂数×2×1.3×150ml。电煎火候可通过该机的电脑装置控制在80~130℃范围，且在规定的时间内完成。该方法与传统煎药法相比具有携带服用方便、剂量均匀、省时省力、一剂或多剂一次煎成等优点，因此在临床广受欢迎。

8. 中药颗粒临床应用

（1）中药配方颗粒与中药饮片的关系：中药饮片是中药材按中医药理论、中药炮制方法经过加工炮制后的可直接用于中医临床的中药。中药配方颗粒是以符合炮制规范的优质道地中药饮片为原料，采用现代高新技术提取、浓缩、干燥、制粒而成的单味中药全成分浓缩颗粒。中药饮片和中药配方颗粒都依据中医辨证论治的特色和中药材的性味归经、功效主治，遵循君臣佐使的组方原则，中药配方颗粒实质是浓缩的全成分的中药饮片，两者共存于临床。

（2）中药配方颗粒的特点

1）中药配方颗粒经现代化制药技术提取，不需煎煮，直接冲服，疗效稳定，携带方便，避免了传统中药饮片需煎煮、费时、费力及在煎煮过程中质量不易控制的缺点。

2）中药配方颗粒卫生、安全、防潮、防蛀、保质期长，避免了传统中药饮片在储存过程中易虫蛀、霉变、吸潮等缺点。

3）中药配方颗粒分格而装，每一盒有若干格，每盒注明药名、重量、生产日期及有效期，调配方便、准确,避免了传统中药易串格、串味、容易混淆、体积大、包装不易等不足。

(3)临床应用:中药临床用药是以汤剂作为主要剂型,并以其用药灵活、辨证施治、随症加减的特点著称。中药配方颗粒在临床应用中同样可遵循辨证施治、随症加减的原则,既保证了传统中药的优点,又提高了质量保证,且临床应用更加方便。如白虎汤(石膏 50g、知母 18g、甘草 6g、粳米 9g)可清热泻火,一次一格,一日 3 次。若气津两伤可加用人参,若关节肿痛可加用桂枝或苍术。

(二)操作方法

1. 操作前评估与准备

(1)评估:详细询问患者的中西药用药史、药物过敏史;了解患者的心理状态及合作程度;评估环境是否清洁卫生、干燥,保持室内光线充足,评估电器或煤气设备是否安全。

(2)准备

1)患者准备:向患者解释中药煎煮的目的、主要步骤、配合要点及相关注意事项,说明所用中药的作用及可能产生的不良反应,以取得患者或家属对执行该操作的知情同意;根据中药的量指导患者选择合适的煎药器皿。

2)用物准备:灶具、中药、煎药器皿、水、搅拌棒、过滤器、保温药瓶或药杯。

3)操作者准备:仪表整洁,洗手,戴口罩。

2. 操作步骤

(1)将拆除包装的中药置于清洁的煎药器皿中,再将煎药的水倒入,水量一次加足为宜。

(2)煎药之前将药材加水搅拌后浸泡。因为中药材绝大多数是干品,而且往往含有淀粉、蛋白质,如不预先用冷水泡透,直接用快火煎煮,药材表面淀粉会糊化,蛋白质会凝固,影响有效成分的渗出,从而影响药物疗效。

(3)先取武火,煮沸后改用文火,可适当搅拌。煮药时不宜频频打开盖子,以减少挥发成分的损失。

(4)根据药物的性能及功用决定是否应用特殊用药煎煮法。如处方上已注明先煎、后下、包煎、另炖、烊化等方法,煎煮时应遵从处方。

(5)将煎好的药汁用过滤器去渣倒出后,再加入凉水煎煮第二煎,煎好的药液倒入保温药瓶或药杯内。在医院煎药要加标签注明患者病区、床号、姓名、用法,煎好的药及时按医嘱给患者服用,煎出的药汁一般每次服用 150~200ml,小儿减半。

(6)煎药结束后倒掉药渣,清理用物,洗手,记录已煎药物名称并签名。

3. 注意事项

(1)若药液煎干或煎煳,不能添水煎煮,应另取一剂重新煎煮。

(2)武火煎药时应有专人守护,直到转为文火才能离开。

(3)有毒的药物若先煎时间不够会引起中毒,应保证煎药时间充足。后下药物煎煮时间过长会使药物有效成分挥发,此时应取另一剂重新煎煮。

(4)使用电子瓦罐、电子炖盅煎药前做好器具安全检测。

三、中药给药方法

(一)中药内服法

内服药主要以汤剂、散剂、丸剂为主。服药的方法有口服法、舌下含服法;服药的种类有温服、热服、冷服、频服、顿服等。口服给药(method of taking medicines)是临床主要的给药方法,也是临床医师和药师提倡的最佳给药途径。口服给药的效果不仅受到病情、体质、剂型等因素影响,还受服药时间、次数及服药温度等影响。不同的患者病情不同,为达到最佳治疗效果,需要辨证施药。不同的给药方法会直接影响药物的疗效,因此必须正确掌握给药途径、方法、时间和服药禁忌等相关知识。

1. 概述

（1）根据中药不同的功效确定药物用药时间：对肠胃有刺激作用的药物，宜饭后服用；治疗急病、重病的药物不拘时服用；慢性病应定时规律服药。同时《神农本草经》还根据病位的不同提出不同的服药时间："病在胸膈以上者，先食后服药；病在心腹以下者，先服药而后食；病在四肢血脉者，宜空腹而在旦；病在骨髓者，宜饱食而在夜。"

1）生津润燥、清暑解热药，不拘时间频服，如黄连香薷饮、新加香薷饮。

2）健胃药宜于饭前服用，如沉香四宝丹；消导药宜饭后服用，如保和丸；止泻药及时给予，如四神丸。

3）滋补药宜空腹服用，以利吸收，如补气汤；涩精止遗药宜早、晚各服 1 次，如金锁固精丸；安神药宜在睡前半小时服用，如天王补心丹。

4）平喘药宜在哮喘发作前 2h 服用，才能恰到好处起到治喘作用，如清气化痰丸。

5）催吐药宜清晨、午前服，因为"平旦至日中，天之阳，阳中之阳也"，天气在上，人气亦在上，故宜早不宜夜，如瓜蒂；驱虫药宜清晨空腹或晚上睡前给予，如使君子；截疟药宜在疟疾发作前 3~5h 给予。

6）峻下逐水药宜清晨空腹服，如甘遂；润肠通便药宜空腹或半空腹服用，以清除肠胃积滞，如番泻叶；泻下药，入夜睡前服，如芒硝。对病情严重者，不拘泥于此，当随病情酌情给药。

7）调经药一般根据证候，于经前和经期服用不同的药物。如肝气郁滞的痛经患者，经前 3d 服疏肝理气之剂，使肝气条达，气血流畅；在经期宜服理气活血止痛之剂，这样不仅可使痛经缓解，而且有利于月经周期恢复正常。

8）某些方剂服药时间有特殊要求，如十枣汤宜平旦时服用，中病即止；鸡鸣散宜五更时服用。

（2）根据病情确定服药次数：汤剂一般每日 1 剂，煎煮两次，分 2 次服用，上、下午各 1 次，有些滋补药也可以煎 3 次。丸、片、散、膏等成药应遵医嘱定时服用，每日 2~3 次。急性病、热性病和重症患者酌情每日 2~3 剂，不拘时间，遵医嘱服用。病在口腔、咽喉宜缓慢频服或随时含服。呕吐患者或小儿宜小量频服。

（3）根据辨证确定服药的温度：服药温度是指服用中药汤剂的温度或用于送服的水、酒、药汁等液体的温度。常有温服、热服和冷服之分。

1）温服（to be taken warm）：将煎好的汤剂放温后服用，或用温开水、酒、药汁等液体送服的方法称为温服，一般汤剂多采用温服，中成药则用温开水、酒、药汁等液体送服。中医认为凉（冷）者属阴，阴盛损阳，脾胃之气属阳，患者脾胃之气虚弱时再进冷汤，势必更伤阳气，对病情不利。温服可减轻某些药物的不良反应，如瓜蒌、乳香等对胃肠道有刺激作用，能引起恶心、呕吐等不良反应，温服能缓解上述不良反应。应注意汤剂放凉后要温服时，应先加热煮沸，使汤剂中沉淀的有效成分重新溶解后再放温服用，如果只服用上面的清液，舍去沉淀部分，必然影响疗效。

2）热服（to be taken hot）：将煎好的汤剂趁热服下，或用热开水送服的方法，称为热服。解表药必须热服，以助药力发汗。寒证用热药，应热服，属"寒者热之"之法。真热假寒用寒药，应热服，属"寒药热服""治热以寒，温而行之"之法，此法可减少患者服药格拒。不论是汤剂还是中成药，一般理气、活血、化瘀、补益剂均应热服。

3）凉（冷）服（to be taken cold）：将煎好的汤剂放凉后服用或将中成药用凉开水送服的方法称为凉服。热证用寒药应凉服，属"热者寒之"之理。真寒假热用热药，应凉服，属"热药凉服""治寒以热药，凉而行之"之法。不论是汤剂还是中成药，一般止血、收敛、清热、解毒、祛暑剂均应凉服。

（4）特殊送服方法：在药饮的选择上，一般是用白开水送下。如果患者不能服药，服用致呕吐者，可以在药中加入少量生姜汁，或在药液中加白糖，或者用鲜生姜擦舌，或嚼少许陈皮后再服药，或者等药物冷却后用少量频饮的方法服用。如果患者昏迷或吞咽困难，可用鼻饲法。另外，在内服中成药时还有一些特殊的送服方法：

Note:

1) 酒送服：凡治疗气血虚弱、体质虚寒、气滞血瘀、风湿痹证、中风手足不遂、步履艰难等疾病的中成药,用酒送服疗效更佳。

2) 米汤送服：凡补气、健脾、养肠、利胆、止渴、利小便的中成药,都可用米汤送服。含贝壳等矿物质类的药物难消化,最好选用稀饭送服,以减少对胃肠的刺激。

3) 姜汤送服：即用生姜煎汤送服药物,凡治疗风寒表证、肺寒、脾胃虚寒、呃逆等病证,皆可用姜汤送服。

4) 淡盐水送服：凡治疗肾虚、肾亏、下焦疾病的药,以淡盐水送服为佳。

5) 蜂蜜水送服：蜂蜜水有润肺止咳、润肠通便等功效,服用百合固金丸、麻仁丸、润肠丸、养阴清肺丸、清肺抑火丸等,可用蜂蜜水送服,但糖尿病患者不宜用蜂蜜水送服。

6) 红枣汤送服：红枣汤有补中益气、缓和药性等功效。一般用红枣 5~10 颗,用水煎成汤送服,如送服归脾丸。

(5) 服药禁忌：服药期间应忌口,凡属生冷、油腻、辛辣、海腥、腥臭等不易消化及有特殊刺激性的食物,不可食用,脾胃虚弱者尤其要注意。服发汗药后忌服醋及生冷的食物；服清热凉血药及滋阴药忌辛辣、温燥之品。热性病忌食辛辣、油腻、煎炸食物,寒性病忌食生冷。胸痹患者忌食肥肉、烟酒；肝阳上亢、头晕目眩、烦躁易怒者应忌食胡椒、辣椒、葱、蒜,忌烟酒等；疮疡肿痛者应忌食鱼、虾、蟹、羊肉等发物。服人参或其他滋补药忌浓茶、萝卜,以免降低或消除滋补效力；服用地黄、何首乌应忌食葱、蒜、萝卜；服用甘草忌食鲤鱼；服用薄荷忌食鳖肉；服用茯苓忌食醋；服用鳖甲忌食苋菜。

2. 操作方法

(1) 操作前评估与准备

1) 评估：详细询问患者的中西药用药史、药物过敏史；了解患者的意识、吞咽能力,有无口腔、食管疾病,以及有无恶心、呕吐；了解患者的心理状态及合作程度；评估病室环境是否整洁、干燥,光线充足。

2) 准备

患者准备：向患者解释服药的目的、配合要点及相关事项,说明所用中药的作用及可能产生的不良反应,以取得患者或家属对执行该操作的知情同意。

用物准备：中药 150~200ml、温开水、药杯、汤匙、吸管、小毛巾、纸巾。根据病情准备黄酒,或姜汁,或姜汤,或生姜片,或橘皮等。需要鼻饲的患者,按鼻饲操作准备物品。

操作者准备：操作者应仪表整洁,洗手,戴口罩。

(2) 操作步骤

1) 严格按照三查七对原则给药。

2) 根据给药时间、剂型、剂量、温度给药。

3) 根据不同的剂型指导服药的方法：①一般丸剂、片剂、胶囊、滴丸等用白开水送服。祛寒药可用姜汤送服,祛风湿药宜用黄酒送服。②散剂、酊剂、膏剂、细丸以及某些贵重细料药物,可用白开水或汤药冲服或含服。③番泻叶、胖大海等容易出味的药,可用沸水浸泡后代茶饮。④呕吐患者在服药前先服少量姜汁,亦可先嚼少许生姜片或橘皮,预防呕吐。汤药应浓煎,少量多次服用。⑤婴幼儿、危重患者可将药调化后喂服。对于神志不清、昏迷、破伤风、张口困难、口腔疾病等不能进食者,可行鼻饲法。

4) 服药结束后再次核对药物。嘱咐患者用少量温水漱口,协助患者选取安全舒适卧位,整理床单位。清理用物,洗手,观察并记录、签名。

3. 注意事项

(1) 服用解表类汤剂(发汗药)后,详细观察患者有无汗出,汗出多少,汗液性质,以及其脸色、肢温、脉象的变化,了解证候是否减轻及有无伴随症状等,并做好记录。凡发汗,只宜遍体微汗,不可大汗。

（2）掌握服用泻下、驱虫药患者的大便情况，了解药物疗效。详细记录患者大便的形状、颜色、数量、气味、有无虫体的排出、第一次排便时间、排便次数等情况。

（3）峻下热结剂药力峻猛，药后可能出现剧烈腹痛、腹泻或恶心、呕吐等毒性反应，应在服药前向患者解释，并观察记录用药反应。

（4）观察记录服用利湿、逐水剂患者的小便颜色、气味、量、有无混浊物等。

（5）凡服用药性强烈或有毒的药物如巴豆、乌头等应严格执行医嘱，严格掌握常用药物的用法和使用剂量。

（6）如出现全身皮肤发红、瘙痒、起水疱，面部浮肿，头痛、头晕、胸闷、心慌，口腔溃疡，肾功能损害，胃肠道症状等反应，应立即停药，并遵医嘱予以相应处理。

（7）胖大海泡服若出现血尿、小腹胀痛，应立即停药。枇杷叶未经去毛使用后致咳嗽、喉头水肿等，轻者可自愈；重者予生理盐水 20~40ml + 肾上腺素 1~2mg + 地塞米松 10mg 持续雾化 40~50min。

（二）中药外用法

中药外用法是以中医理论为指导，将中草药制剂直接施用于患者体表或病变部位，以治疗各种疾病的方法。中药外用法起源较早，我国现存最早的医疗文献《五十二病方》中即有熏洗法的记载，后世医家对其不断丰富和完善，至清代《急救广生集》《理瀹骈文》等中药外治法专著的问世，标志着其完整理论体系的建立。中药外用法具有简、便、验、廉、起效迅速、使用安全、不良反应小等特点。外用中药常具有解毒消肿、化腐排脓、生肌敛疮、杀虫止痒、止血止痛等功效，可用于痈疽疮疖、疥癣、外伤、烧伤、虫蛇咬伤以及五官科疾病，如云南白药、金黄散等。

（三）中药其他途径用法

随着中药剂型的不断改进和中药应用范畴的不断扩大，新的中药用法应运而生，如中药静脉用药法、中药雾化吸入法等。虽然这些操作方法与西医护理基本相同，但具有独特的优点。

1. 中药静脉用药法　中药静脉用药法（intravenous medication of Chinese herbal drugs）是将中药经提取、纯化后制成的无菌制剂直接注入或滴入静脉，以治疗疾病的方法。该方法是在传统的中医药理论和现代工艺技术相结合的基础上发展起来的新的中药药物疗法，主要用于厥证、脱证的抢救，胸痹、高热、痛经患者，不宜口服、皮下或肌内注射中药的患者。临床常用的中药静脉注射剂有止喘灵注射剂、清开灵注射液、灯盏细辛注射液、双黄连注射剂、灯盏花素注射剂、复方丹参注射液等。注意事项：①某些中药静脉注射剂可能会引起过敏反应，在使用前应进行皮试。②用药从小剂量、低浓度、慢滴速开始，严格按照推荐剂量使用。③中药注射剂微粒相对较大，在静脉滴注过程中易引发输液反应，需密切观察患者有无瘙痒、皮疹、头晕、恶心、呕吐、心慌等症状，一旦出现立即停药并采取救治措施。④中药注射剂应现用现配，配伍之后的中药注射剂需尽早使用。⑤使用中药制剂后，若还需滴注其他药物，需先用生理盐水将输液管冲净再滴入其他药物。⑥在准备制剂时，应先抽吸溶剂（如 50% 葡萄糖或 0.9% 生理盐水），后抽吸中药注射剂，以避免抽吸时产生泡沫。

2. 中药雾化吸入法　中药雾化吸入法（atomization inhalation of Chinese herbal drugs）是利用超声波发生器将中药液体雾化，患者吸入后药物直达呼吸道病灶产生治疗作用的一种方法。主要用于鼻窦炎、咽喉炎、急慢性支气管炎、肺炎、中风痰涎壅盛等病证，也可用于呼吸道湿化和预防呼吸道感染，特点是起效快、用药量较小、不良反应较少。注意事项：①询问患者的中药用药史及药物过敏史，禁用过敏的药物。②制备中药药液时应浓煎，注意随用随制，煎好的中药要用双层无菌纱布过滤 3 次，以减少药渣的残留。③仔细检查机器各部分是否连接好，雾化罐要轻取轻放，以免打碎。④协助患者选取适宜体位，做好解释说明，助其掌握"用口深吸气、用鼻呼气"的正确方法。⑤治疗过程中随时询问患者感受，注意观察患者有无恶心、咳嗽等症状，若患者出现吸入时胸闷气促加重或呛咳较甚时，应终止治疗。⑥吸入过程中及时清除患者的痰液及鼻腔的分泌物，以利于药液的吸入。⑦雾化吸入结束后，仪器的管道需要浸泡、清洗、消毒，保证一人一管，以防交叉感染。

3. 中药口腔护理法　中药口腔护理法（oral care method of Chinese herbal drugs）是运用不同的

中药对口腔进行清洁、消毒和护理的方法。主要适用于昏迷、高热、口腔溃疡、留置胃管的患者，以及病情危重和生活不能自理的患者。临床上中药口腔护理法常在晨起、睡前、饭后进行，护士可协助患者用中药漱口，或在口腔护理后用中药涂敷患处。一般每日 2~3 次，若病情需要，可酌情增加次数。临床用于口腔护理的常用中药漱口剂有银花甘草液、10% 板蓝根液、黄芩漱口液等，涂敷的散剂有养阴生肌散、珠黄散、冰硼散等。中药口腔护理同西药(抗生素)相比，具有使用方便、费用低廉、疗效确切、不良反应少、不易产生耐药性等优点。注意事项：①做好解释说明，如某些中药的味道可能会使患者出现恶心等反应，应在操作前让患者知晓。②指导患者掌握正确的使用方法，如使用中药漱口剂含漱时，应让舌在齿、颊、腭各面搅动，鼓漱后吐出。③漱口后或口腔内涂药后 30min 内不可进食、饮水。

4. 中药擦浴降温法　中药擦浴降温法(bath cooling method of Chinese herbal drugs)是将中药药液冷却后，用其进行全身擦浴以降低体温的一种方法。主要适用于高热患者，尤其是外感发热患者。该方法可通过皮肤、黏膜、经络的传导作用，将体内的热量带至体表并向外散发，从而使体温降低。注意事项：①中药擦浴应辨证施护，不同证型的发热应使用不同的药物。如风寒表证者，常有发热恶寒，无汗，头身疼痛，鼻塞流涕，舌淡苔薄白，脉浮紧等症，可用荆芥、防风、羌活各 10~20g 加水 100~200ml 煎煮取汁来擦浴；而风热表证者，常有发热重，恶寒轻，汗出不畅，口渴咽干，咽喉红肿疼痛，舌边尖红，苔薄黄，脉浮数等症，可取薄荷、柴胡、黄芩各 10~20g 加水 100~200ml 煎煮取汁进行擦浴。②选择适宜的擦浴部位，应避开局部有皮损、肿块的部位。③病情较重者还应配合其他方法综合施治，以免耽误病情。

四、中医用药八法及护理

中医用药八法(eight principal therapeutic methods)是清代程钟龄根据历代医家对治法归类总结而得来。程氏在《医学心悟·医门八法》中说："论病之源，以内伤、外感四字括之。论病之情，则以寒、热、虚、实、表、里、阴、阳八字统之。而论治病之方，则又以汗、和、下、消、吐、清、温、补八法尽之。"八法通常是指汗法、吐法、下法、和法、温法、清法、消法、补法。每一种治法都是经过四诊合参，审证求因，辨明证候、病因、病机之后，有针对性采取的治疗方法。护士掌握中医用药八法有助于辨证施护的顺利进行。

(一) 汗法及护理

1. 概述　汗法(diaphoretic therapy)亦称解表法，是运用具有发汗解表的中药，通过宣发肺气、调畅营卫、开泄腠理等作用，促使人体微微出汗，使肌表的外感六淫之邪随汗而解的一种治法。此法早在《黄帝内经》中就有记载，如《素问·生气通天论》有"体若燔炭，汗出而散"，意为身体发热如同焚烧的炭火，汗出之后，热随汗外散；又如《素问·阴阳应象大论》云："其在皮者，汗而发之。"《伤寒论》诸多条文详述了汗法之适应证，如"邪气在表""病在阳，应以汗解之""当汗不汗，其人躁烦"。可知汗法不仅适用于表证，还适用于表里同病须解表者，这些都是汗法运用的理论依据。汗法不是以使人出汗为目的，而是使腠理开，营卫和，肺气畅，血脉通，从而能祛邪外出。汗法的主要作用是解表，适用于外感病邪侵犯体表所引起的各种表证。表证有表寒、表热之分，因此汗法也有辛温、辛凉之别。辛温解表适用于风寒表证及外感凉燥证，辛凉解表适用于风热表证及外感温燥证。因此汗法除了主要治疗外感六淫之邪的表证外，凡腠理闭塞、营卫不通而寒热无汗，或腠理疏松虽汗出而寒热不解的病证，皆可以用汗法治疗，如麻疹未透发或疹发不畅者，头面部及上肢浮肿的水肿兼表证者，疮疡初期兼有表证者，风湿痹痛者等。

2. 护理措施

(1)病情观察：观察用药后反应，如有无汗出、出汗时间、遍身出汗还是局部出汗等。在一般情况下，用汗法治疗外感热病时要求达到汗出热退、脉静身凉，以周身微微汗出为度；若汗出不彻，则病邪不解，需继续用药；而汗出过多，会伤津耗液，损伤正气，可口服糖盐水或输液；若大汗不止，导致伤阴亡阳,应立即通知医师,及时采取措施抢救。对老幼及重症患者,使用汗法要慎重,防止虚脱或其他并发症。

(2)生活起居护理:保持病室安静、通风、空气新鲜,保持室内温度恒定。出汗后及时用干毛巾或热毛巾擦干汗液,汗止后及时更换衣被,并注意避风寒,以防复感。

(3)饮食护理:饮食宜清淡、易消化。因酸性食物有敛汗作用,而生冷食物不易散寒,故忌食酸性和生冷食物,如柠檬、河蟹、食醋等。

(4)用药护理:汗法多选用辛散轻扬的药物,宜武火轻煎,煮沸后用文火煮 15~20min,不宜久煎,芳香药宜后下,以免有效成分挥发而降低药效;汤剂应温服或热服,服药后卧床加盖衣被保暖,以助发汗,可短时间内大口喝下约 200ml 热稀饭,或给予开水、热饮料、热豆浆等,以助药力,促其发汗。若发汗药与麻黄、香薷同用时,则一般不需食用热粥。药轻需助,药重则不需助,以防出汗过度。服发汗解表药尤其是小儿服药时,禁用或慎用解热镇痛类药,防止汗出太过,如阿司匹林、对乙酰氨基酚等。

(5)注意事项:汗法适用于表证,忌用冷敷、酒精擦浴等物理降温法,以免因冷而致汗孔闭塞,导致"闭门留寇",使邪无出路。若表邪未尽又有里证,须使用表里双解法;若病邪已全入里,则不宜再用汗法。凡淋家、疮家、亡血家和剧烈吐下之后,均禁用汗法。对于表邪已尽或麻疹已透,疮疡已溃,虚证水肿、自汗、盗汗、热病后期津亏者,均不宜用汗法。

(二)吐法及护理

1. 概述 吐法(emetic method)亦称涌吐法或催吐法,是通过药物使停留在咽喉、胸膈、胃脘等部位的痰涎、宿食或毒物从口中吐出的一种治法。《素问·至真要大论》曰:"其高者,因而越之",就是吐法的理论依据之一。《伤寒大白》指出:"宜吐法者,邪结中脘,食填太仓,痰饮内伏。胸前作痛,右关脉大,或反沉,或下部有脉,上部无脉,皆宜吐法。"《景岳全书》记载了吐法的使用案例:"先君寿峰公,少壮时素称善饮,后年及四旬而酒病起,遂得痰饮之疾,多见呕酸胀满,饮食日减,眩晕不支,疾疝等证相继迭出。百方治痰,弗获寸效。因慕张子和吐法之妙,遂遵而用之。初用独圣散、茶调散及齑汁之类,一吐而稍效,再吐而再效,自此屡用不止,虽诸痰渐退,而元气弗复也。"吐法适用于有形之病邪停滞或疾病发病部位较高者,也可用于中风痰壅,宿食壅阻胃脘,毒物尚在胃中,痰涎壅盛的癫狂、喉痹,以及霍乱、吐泻等病情急迫而又必须吐出之证。由于吐法可以引邪上越,宣壅塞而导正气,所以在吐出有形实邪的同时往往伴随汗出,使在肌表的外感病邪随之而解。正如程钟龄在《医学心悟》中所言:"吐法之中,汗法存焉。"然而吐法毕竟是祛邪外出的一种方法,易伤正气,禁忌较多,使用不当会产生不良后果,所以吐法大多适用于体壮邪实、病情急剧的患者,一般对孕妇禁用,年老体弱者应慎用。现临床应用较少,若不得已必须用之,应严格按照其适应证正确应用,以防意外。根据疾病特点吐法可以分为药物引吐和以物探吐,药物引吐又可分为峻吐法和缓吐法。峻吐法是临床常用的方法,主要用于一些危急情况,如食物中毒可用瓜蒂研末,开水冲服后灌饮,每隔 15min 催吐一次。缓吐法作用较缓,吐中寓补,邪正兼顾,适用于体质较弱的患者。以物探吐是用手或其他工具探喉催吐。

2. 护理措施

(1)病情观察:观察呕吐物的色、质、量、味,必要时留取呕吐物标本以便化验。严重呕吐者应密切观察生命体征,以防出现虚脱。

(2)生活起居护理:病室保持安静、清洁、空气清新。呕吐时,协助患者坐起,护士用手托起患者额部,并轻拍患者背部促使胃内容物吐出;不能坐起者,协助患者头偏向一侧,并注意观察病情,以防呕吐物呛入气道而窒息。吐后给予温开水漱口,并嘱患者休息,及时清除呕吐物,更换被污染的衣被,整理好床单。吐后因胃气较为虚弱,须令患者避风防外邪侵袭。

(3)饮食护理:服药期间应暂禁食,待胃肠功能恢复后再逐渐从流质至半流质、软食、普食过渡。食物宜温、软、熟、烂,如粥、面等;忌辛辣、生冷、坚硬、粗糙之品,如辣椒、坚果等。由于吐后胃气受损,张子和主张"如觉渴者,冰水、新水、瓜梨柿及凉物皆不禁",以补充胃津。

(4)用药护理:涌吐剂如瓜蒂散、三圣散作用迅猛,应事先向患者交代有关事项,以取得其合作。

服药一般均宜从少量开始,视病情变化及患者耐受程度而逐渐增减药量,中病即止,不可久服。

(5)注意事项:①服药后不吐者,用压舌板刺激上腭、咽喉部助其呕吐。②呕吐不止者,服用少许姜汁或冷粥、冷开水解之。若仍不止者,可根据给药的种类不同而分别处理。如因服藜芦呕吐不止,可用葱白汤解之;因服巴豆吐泻不止,可用冷粥解之;因服瓜蒂散剧烈呕吐不止,可用麝香或丁香末解之;若吐后气逆不止,宜给予和胃降逆之剂止之;若误食其他毒物,可用绿豆汤解之。

(三) 下法及护理

1. **概述**　下法(purgative therapy)亦称泻下法,是通过荡涤肠胃、通利大便,使停留在肠胃中的宿食、燥屎、冷积、瘀血、结痰、停水等从下窍而出,以祛邪除病的一种治疗方法。《素问·至真要大论》曰:"其下者,引而竭之""中满者,泻之于内",即为下法的理论依据。下法适用于邪在肠胃所致的大便不通或热结旁流,以及停痰留饮、瘀血积水等邪正俱实之证。因病性有寒热,正气有虚实,病邪有兼夹,故下法有寒下、温下、润下、逐下、攻补兼施之别。

2. **护理措施**

(1)病情观察:密切观察患者服药后的反应,观察排泄物的色、质、量、味及生命体征。如果泻下太过出现剧烈腹痛、面色苍白、汗出肢冷、头昏心慌等虚脱现象,应及时报告医师进行处理。

(2)生活起居护理:根据寒下药和温下药的病证性质不同,护理要求亦不同。寒下药适用于里实热证,患者有高热、烦躁不安、口渴舌燥等表现,应安排在温湿度良好的病室,使患者感到凉爽、舒适,利于静心养病。温下药适用于因寒成结之里实证,患者有大便不通、腹痛喜温、手足不温等表现,宜住向阳病室,注意保暖,使患者感到温暖舒服。习惯性便秘使用下法的患者,不应依赖药物,应养成定时排便的习惯,可配合腹部按摩疗法以助排便。

(3)饮食护理:饮食调理因病证而异。实热证者在服药期应暂禁食,待燥屎泻下后再给予米汤、粥等养胃气之品;服药后 3~5 天忌食油腻、辛辣食品,以防热结再作。里寒证者宜用甘温平补之膳食,忌服寒凉滋腻食品,如梨、西瓜、柚子等。

(4)用药护理:泻下药一般空腹服用,如单纯为通便而服用润下药,应于睡前服用。攻下药中的大黄要后下或泡服,不宜久煎;芒硝不宜与其他药同煎,宜冲服或溶化后服用;番泻叶宜泡服;芦荟宜入丸散服;攻逐水饮药多用散剂或胶囊;巴豆多与他药制成丸剂;润下药多作丸剂。

(5)注意事项:①里实兼表邪者,当先解表后攻里,必要时可与解表药同用,表里双解,以免表邪内陷。②里实而正虚者,应与补益药同用,攻补兼施,使攻邪而不伤正。③攻下药、峻下逐水药作用峻猛或具有毒性,易伤正气及脾胃,故年老体虚、脾胃虚弱者当慎用,妇女胎前产后及经期应当忌用。④应用作用较强的泻下药时,当奏效即止,慎勿过剂,以免损伤胃气。⑤应用作用峻猛而有毒性的泻下药时,一定要严格炮制法度,控制用量,避免发生中毒现象,确保用药安全。

(四) 和法及护理

1. **概述**　和法(harmonization)亦称和解法,是通过和解或调和的作用以祛除病邪为目的的一种治法,是专治病邪在半表半里的一种方法。《素问·生气通天论》云:"凡阴阳之要,阳密乃固,两者不和,若春无秋,若冬无夏,因而和之,是谓圣度。"《伤寒明理论》曰:"伤寒邪在表者,必渍形以为汗;邪在里者,必荡涤以为利。其于不内不外,半表半里,既非发汗之所宜,又非吐下之所对,是当和解则可矣。"和解既没有明显的祛邪作用,也没有明显的补益作用,适合于邪犯少阳、寒热错杂等半表半里之证。和解可使表里寒热、虚实的复杂证候,脏腑阴阳气血的偏盛偏衰,归于至复。如和解少阳剂小柴胡汤,兼具扶正祛邪、表里双解之特点;又如逍遥散可用于调和肝脾,生姜泻心汤、甘草泻心汤可用于调和寒热等。

2. **护理措施**

(1)病情观察:因病证不同,观察的重点内容亦不相同。和解少阳药适用于半表半里之少阳证,用药后要仔细观察患者的体温、脉象及出汗情况。调和肠胃药适用于胃肠功能失调,服药时应注意观察腹胀及呕吐情况,并注意观察排便的性质和量。调和肝脾药适用于肝脾不调证,药后观察胸闷、胁痛及情绪变化。

（2）生活起居护理：注意保持病室环境的舒适，满足患者的合理需求。

（3）饮食护理：服药期间饮食宜清淡、易消化，忌食生冷、油腻及辛辣之品。

（4）用药护理：以柴胡为主的方药，服药时忌食萝卜和人参，同时避免服用碳酸钙、硫酸镁、硫酸亚铁等西药，以免产生毒副作用。服用截疟药时，应在疟疾发作前 2~4h 服用。

（5）注意事项：①注意不同药物间的配伍禁忌，以免降低药效或发生毒性反应。②注意患者用药后药物的疗效及不良反应。

（五）温法及护理

1. 概述　温法（warming therapy）亦称温阳法，是通过温中祛寒、回阳通络等作用使寒气去、阳气复、经络通、血脉和的一种方法，适用于脏腑经络因寒邪为病之证。《素问·至真要大论》中"寒者热之""治寒以热"，就是温法的理论依据。寒病成因或由外感寒邪，或由寒邪直中于里，或其人素体阳虚，以致寒从中生。寒病部位有在中、在下、在脏、在腑以及在经络之不同，故温法有温中祛寒、回阳救逆和温经散寒之别。温里类方药药性多辛热燥烈，易耗阴助火，凡实热之证、阴虚火旺、津血亏虚者应忌用，孕妇应慎用。阳虚生内寒，寒邪伤阳气，里寒证的病机特点是阳虚和寒邪互为因果，温法可温散寒邪，扶助人体阳气，主要作用于脏腑、经络、肌表，有温里去寒的作用。温法主要适用于实寒证、虚寒证、阳脱证。运用此法应辨别寒之真假，并掌握好应用的时机和程度。

2. 护理措施

（1）病情观察：注意观察患者的面色、寒热喜恶、肢体温凉、口渴与否等情况，另外要注意舌象、脉象以及涎、涕、痰、尿等排泄物的观察。温法使用，必须针对寒证，对真热假寒之证必须仔细辨别寒热真假，以免妄用温热护法，导致病势逆变。

（2）生活起居护理：病室宜朝阳，室温应适度偏高，冬天室内要有取暖设备如取暖器、空调。平时注意防寒保暖，多添加衣被。服药后宜卧床休息，加厚衣被，以助药力透达四肢。

（3）饮食护理：宜温性、热性食物，冬天多食羊肉、狗肉、桂圆等温阳之品，可适量吃一些红参，忌食生冷瓜果、油腻之品。

（4）用药护理：温阳补气之药要文火煎煮，取汁温服，如理中汤、参汤等；温经祛寒之剂需煮沸后再文火煎 15~20min，再取汁温服，如四逆汤、当归四逆汤等；对真寒假热证、温药入口即吐者，可采用温药凉服，以防呕吐。

（5）注意事项：腹痛、呕吐、泄泻较甚者可采用艾灸中脘、关元、足三里等穴，呕吐较剧者可在服药前服姜汁以止呕。

（六）清法及护理

1. 概述　清法（cleaning therapy）亦称清热法，是通过清热泻火使邪热外泄以清除里热的一种方法。清法通过使用具有寒凉性质的药物，发挥泻火、解毒、清气、凉血等作用，以消除里热、温热、里火，达到保阴、除烦、止渴、生津等目的。《素问·至真要大论》所云"热者寒之""温者清之""治热以寒"，就是清法的理论依据。《广瘟疫论》记载"时疫为热证，未有不当清者也。其在表宜汗，使热从汗泄，汗法亦清法也；在里宜下，使热从下泄，下法亦清法也。"说明清法适用于由热邪、火邪所致的里热证。里热证包括温热病、火毒证、湿热证、暑热证、虚热证等，针对其发病阶段、病位及病性，清法应分为清气分热、清营凉血、气血两清、清热解毒、清脏腑热以及清虚热六类。火热最易伤津耗液，大热又能伤气，所以清法中常配伍生津益气之品。若到了温病后期热灼阴伤，或久病阴虚而热伏于里者，又当清法与滋阴并用，不可纯用苦寒之法。至于外感六淫之邪的表热证，当用辛凉解表法治疗，不在此例。苦寒滋阴药久服易伤脾胃或内伤中阳，必要时添加温胃、和胃药。年老体弱、脾胃虚寒者慎用，或减量服用；孕妇忌用。

2. 护理措施

（1）病情观察：注意观察发热的规律、特点及伴随症状，密切观察患者体温、脉搏、呼吸、神志等变化并记录。清法必须针对实热证;对于真寒假热证,应仔细观察和辨明,切勿被假象所迷惑而误用清法,造成严重后果。

(2)生活起居护理:清法用于实热证,根据"热者寒之"的护理原则,护理上采用清、凉的护理措施。室温宜偏凉,衣被宜轻薄透气,环境宜安静。热盛动风者床边应加床栏,严防坠床。

(3)饮食护理:饮食上应给予清淡、易消化的流质或半流饮食,如米汤、稀粥等。多食蔬菜水果,鼓励患者多饮水或清凉饮料,如西瓜汁、梨汁、绿豆汤等生津止渴之品。

(4)用药护理

1)服药温度:汤剂宜凉服或微温服。

2)煎煮方法:清热之剂因药物不同,煎药方法亦有区别。如白虎汤中的生石膏应打碎,用武火先煎20min,后入其他诸药,再改用文火,煎至粳米熟;普济消毒饮中的薄荷气味芳香,含挥发油,应后下,以减少有效成分挥发。

3)药后观察:服药后需观察病情变化。如服白虎汤后患者体温渐降,汗止渴减,神清脉静,为病情好转;若患者服药后壮热烦渴不减,并出现神昏谵语,舌质红绛,提示病由气分转为气营两燔;若药后壮热不退而出现四肢抽搐或惊厥者,提示热盛动风,应立即报告医师采取救治措施。疮疡肿毒之证,在服药过程中若肿消热退,为病退之象;若已成脓,则应切开排脓;病情危重入营血者,要严密观察神志、出血及热极动风之兆,一旦发现立即处理。

(5)注意事项:高热不退者可针刺大椎、曲池、合谷、风池等,或十宣放血。

(七)消法及护理

1. 概述 消法(resolution)亦称消导法,即通过消食导滞和软坚散结作用使气、血、痰、食、水、虫等积聚而成的有形之邪逐渐消散的一种治法。《素问·至真要大论》有"坚者削之""结者散之"。《医学心悟》曰:"消者,去其壅也,脏腑、经络、肌肉之间本无此物而忽有之,必为消散,乃得其平。"由于消法治疗的病证较多,病因也各不相同,所以消法又分消食导积、消痞化癥、消痰祛水、消疳杀虫、消疮散痈等。消法与下法虽然同是治疗蓄积有形之邪的方法,但在具体运用中各有不同。下法所治病证主要为病势急迫,形证俱安,邪在脏腑之间,必须速除,可以从下窍而出者;消法所治主要是病在脏腑、经络、肌肉之间,邪坚病固而来势较缓者,而且大多是虚实夹杂尤其是气血积聚而成之癥块,会渐消缓散,不可能迅速消除。

2. 护理措施

(1)病情观察:应用消食导滞剂,注意观察患者大便的性状、次数、质、量、气味和腹胀、腹痛及呕吐情况等;若泻下如注、次数频繁,或出现眼窝凹陷等伤津脱液表现时,应立即报告医生。应用消癥化积药,注意观察患者的局部症状如疼痛、肿胀、包块等,详细记录癥块大小、部位、性质、活动度、有无压痛、边缘是否光滑等。

(2)生活起居护理:保持室内空气新鲜流通,温湿度适宜,环境安静。患者以静养为主。

(3)饮食护理:饮食宜清淡、易消化,忌生冷、硬、肥甘厚味之品,适当控制食量。肝郁气滞、肝胃不和之气积证,给予山楂、橘饼等理气消食之品,并配合情志护理。

(4)用药护理:使用消导之剂,要根据其方药的气味清淡、厚薄之别,采用不同的煎药法。药味清淡取其气者,煎药时间宜短;药味厚重取其质者,煎药时间宜长。中西药同服时,应注意配伍禁忌,如山楂丸与复方氢氧化铝片不可同服。煎剂宜在饭后服用,服药期间不宜服补益药和收敛药,以免影响药效的发挥。

(5)注意事项:消导类药物一般有泻下或导滞之功效,只可暂用,不可久服,中病即止;年老体弱者慎用,脾胃虚弱者及孕妇禁用。哺乳期妇女应用消导药时忌用麦芽、神曲。

(八)补法及护理

1. 概述 补法(tonification)亦称补益法,是针对人体气血阴阳或某一脏腑之虚损给予补养的一种治疗方法。《素问·三部九候论》有"虚则补之",《素问·至真要大论》有"损者益之",《素问·阴阳应象大论》有"形不足者,温之以气,精不足者,补之以味",都是指此而言。补法的目的在于通过药物的补益使人体脏腑或气血阴阳之间的失调重归于平衡。同时,在正气虚弱不能祛邪时,也可用补法扶助正气,或配合其他治法达到扶正祛邪的目的。因此,补法虽也可以间接收到祛邪的效果,但一般是在无外邪时使用,以避免"闭门留寇"之弊。补法的具体内容很多,既有滋阴、温阳、养血、补气、补心、补肝、补脾、补肺、补肾之分,又有峻补、平补之异,更有兼补、双补、补母生子之法。虚证有气、血、阴、阳的偏虚和气血双虚、阴阳俱虚的区别,所以具体应用补法时应结合脏腑病位的不同,使用不同的补宜方法,或只补某一脏腑之偏虚,或用五行相生理论进行调补,如"培土生金""滋水涵木"等。由于脾胃为后天之本,肾为先天之本,所以全身脏腑功能衰退、体质虚损之时,可采取补先天、后天之法。补益有峻补、平补之分,对于暴脱之证,采用峻补法,以抢救危亡;若病势较缓,病程漫长,采用平补,慢慢恢复。

2. 护理措施

(1)病情观察:观察患者的生命体征、皮肤、口唇颜色,有无倦怠乏力、呼吸短促等表现。如果出现头眩目花、心悸等,及时通知医生处理。

(2)生活起居护理:由于阳虚多寒,阴虚多热,护理上应根据阴阳之虚不同,合理安排生活起居,做到起居有常,适当锻炼,避免重体力劳动,保持充足的睡眠和休息,节制房事等。虚证者卫外功能低下,容易受外邪所侵,要做好四时护理。

(3)饮食护理:此类患者脾胃运化功能差,调护时要注意"三分治,七分养"和"药补不如食补"的原则,在辨证的基础上以平补膳食缓缓调理为要,忌食辛辣、油腻、生冷及硬固的食物。由于虚证有阴、阳、气、血之别,所以饮食上应对证进补。阳虚者可选用牛肉、羊肉和桂圆等温补之品,忌生冷瓜果和凉性食品,如马齿苋、白萝卜、丝瓜、苦瓜;阴虚者可选用银耳、木耳、甲鱼等清补之品,忌烟酒,忌辛温香燥、耗津伤液之品,如韭菜、生姜、香菜、大蒜;气虚者可选用山药、母鸡人参汤、黄芪粥等健脾、补肺、益气之品,忌生冷饮食;血虚者可选用动物血、猪肝、大枣、菠菜等补血养心之品。

(4)用药护理:补益类药大多质重味厚,宜多加水浸透、煎透,一般煮沸后再文火煎煮 40~60min,趁热过滤,宜饭前或空腹服用。阿胶、鹿角胶、人参等药品必须另煎。用药以渐进为主,不可大量摄补,以防壅滞之弊。

(5)注意事项:虚证患者大多处在大病初愈或久病不愈等状态,常易产生急躁、悲观、忧虑等情绪,应做好开导和劝慰工作,引导患者正确对待疾病,保持乐观情绪,树立战胜疾病的信心。

第六节　预 防 护 理

导入情境与思考

某男性,30 岁,平素体健。

1 个月前患者因公司业务繁重,多次熬通宵,加班期间饮食不规律,常吃夜宵,且精神压力大。近来常感疲劳,全身倦怠无力,休息后不能缓解;记忆力下降,注意力难以集中;容易反复感冒,自汗,畏寒。苔薄白,脉浮缓。

请思考:

1. 该患者出现了什么情况?

2. 如何运用治未病思想对该患者进行调护?

中医自古以来就强调治未病的重要性。《素问·四气调神大论》中指出:"是故,圣人不治已病治未病,不治已乱治未乱,此之谓也。夫病已成而后药之,乱已成而后治之,譬犹渴而穿井,斗而铸锥,不亦晚乎!"中医治未病理论经过数千年的传承与发展,结合了中医的思维模式、辨证论治及整体观念的特点,已形成较为完善的理论体系。预防护理(preventive nursing)是指在中医治未病理论指导下采取一定的措施以防止疾病的发生、发展、传变或复发。中医预防护理包括未病先防、既病防变、瘥后防复三个部分,涉及疾病发生之前、发生之时、痊愈之后,贯穿疾病全过程。

一、未病先防

未病先防(preventing disease before it arises)是指在疾病未发生之前采取各种预防措施以防止疾病的发生。正气不足是疾病发生的内在因素,扶助正气可使人体气血阴阳调和,增强抗病能力;而邪气侵袭是疾病发生的外在条件。因此,未病先防就必须从增强正气和防止邪气入侵两方面入手。

（一）起居有常,劳逸适度

《灵枢·邪客》有"人与天地相应",强调顺应自然,人们应根据四时气候变化合理安排作息时间,养成规律的起居习惯。一天中的运动应遵循早晨阳气始生、日中而盛、日暮而收、夜半而藏的规律,顺应阳气的变化,才能达到健身养生的效果。同时,也要注意劳逸适度,量力而行。反之,起居无常,过度劳逸,日久则神气衰败,机体抗病能力下降,易于患病。《素问·上古天真论》中指出:"虚邪贼风,避之有时。"邪气是导致疾病发生的外在条件,应该顺应四时气候变化调养身体,春夏之时调养阳气,秋冬之时保养阴精,使肌腠紧致,卫气固密,邪气无隙可乘。春季三个月应晚睡早起,解开衣带,使形体舒缓,顺应春生之气;夏季三个月应晚睡早起,宣泄气机,顺应夏季气候;秋季三个月应早睡早起,保持情绪安宁,减轻秋季肃杀之气对身体的损害;冬季三个月应早睡晚起,使情绪平静伏藏,适应冬季的气候。在气候反常或遇到传染病流行之时,要避免接触,做好隔离。此外,在日常生活中注意防止外伤、虫兽咬伤等。

（二）饮食合理,培补后天

脾胃为后天之本、气血生化之源。胃对饮食进行腐熟,脾对水谷精微进行蒸腾运化,输布全身,而饮食所化生的水谷精微是生成气血的物质基础,若气血充足,则正气旺盛,机体不易被邪气侵袭而发病。中医护理强调饮食有节,是指饮食要适宜、规律,定时定量,不可过饥过饱;食物与药性一样也有温热之分,所以要寒热调和、五味均衡。饮食不可偏食、挑食,以防某脏精气偏盛;饮食要因人、因时、因地而异;要注意饮食卫生,防止"病从口入"。如饮食不节,过饥过饱,则导致消化不良,影响脾胃化生、输布水谷精微的功能,导致疾病的发生。

（三）精神内守,情绪平和

人的情志活动是以精、气、血、津液为物质基础,与脏腑的功能活动、气血运行等密切相关。适度的情绪使人气机调畅,气血平和,脏腑功能协调,正气充盛,抗病能力强;七情太过,可影响气机,伤及脏腑,使机体抗病能力下降。调神养性包括两个方面,一是注意避免内外环境的不良刺激,二是要提

Note:

高自身心理调摄能力。

（四）锻炼身体，调和气血

运动锻炼也是促进人体健康的一项重要措施，古人养生注重"形神合一""形动神静"。"形动"即形体锻炼，过度安逸会使筋骨濡养不足，行动迟缓；适当的运动可以促进气血的运行，舒缓精神压力，调畅气机，振奋阳气，从而增强机体的抗病能力。锻炼身体要适度适量，量少不足以达到保健效果，过量则会损伤筋骨。对此，我国古代医家发明了多种健身方法，如太极拳、五禽戏、八段锦等，老少皆宜。

（五）药物预防，增强免疫

病邪疫毒是导致疾病发生的重要条件，人工免疫和药物预防可增强免疫力，避免或减轻病邪的侵害，预防疾病的发生。我国古人发明了"人痘接种法"用于预防天花，清代的官编医书《御纂医宗金鉴》也说："古有种痘一法，起自江右，达于京畿。究其所源，云自宋真宗时峨眉山有神人出，为丞相王旦之子种痘而愈，遂传于世。"近年来运用中草药预防疾病已引起人们的重视，如用板蓝根、贯众或大青叶等预防流感，都有较好的效果。

二、既病防变

既病防变（controlling the development of existing disease）是指在疾病发生初始阶段应力求做到早期诊断、早期治疗，以防止疾病的发展及传变。护理工作的重点是观察病情变化，给予及时的护理。

（一）观察病情，早期诊治

疾病过程中，由于邪正斗争的消长，疾病的发展可能会出现由浅入深、由轻到重、由单纯到复杂的发展变化。疾病初期，病位表浅，正气未衰，如果积极治疗，则较易治愈。《素问·阴阳应象大论》指出："故邪风之至，疾如风雨，故善治者治皮毛，其次治肌肤，其次治筋脉，其次治六腑，其次治五脏。治五脏者半生半死也。"说明越早治疗疗效越好，如不及时，病邪深入，治疗也就困难了。因此，护理人员应通过对病情的观察和综合分析，判断病因、病性、病证，为医生的早期诊断、及时治疗提供可靠的依据，防止疾病的进一步发展和变化。

（二）及时护理，防止传变

《金匮要略·脏腑经络先后病脉证》指出："夫治未病者，见肝之病，知肝传脾，当先实脾。"在临床护理工作中要密切观察患者病情变化，掌握疾病发生发展和传变的规律，实施预见性治疗与护理，阻断病传途径，先安未受邪之地，防止疾病的发展与传变。

三、瘥后防复

患者病后邪气已衰，正气渐复，疾病趋于好转，如果调护合理，可使病邪彻底祛除，脏腑功能完全恢复；如果调护不当，可使病邪在体内复燃，脏腑功能失调，导致疾病复发。因此，在病证后期应注意适时起居，合理饮食，适当加强锻炼，注重情志调摄等。

（一）防止因外邪复病

大病初愈的患者，气血未复，正气尚虚，机体的卫外防御功能低下，常易感受六淫、疫疠等外邪的侵袭而引起疾病的复发。因此，做好起居、饮食护理，对于防止虚邪贼风的侵袭有着十分重要的意义。

1. **扶正助卫**　人体精气来源于饮食五谷。饮食入胃，经过胃的腐熟，由脾吸收水谷精微，上注于肺。人体的卫气是抵御外邪入侵的屏障，而卫气源于肺吸入的清气和脾运化的水谷精微，故需合理饮食，加强营养，补益脾胃。此外，可利用日光浴晒背部或全身，以调节人体的阳气；一般除冬季外，以晨起阳光温煦不烈为日光浴的最佳时间，机体通过与温煦的日光接触，激发体内的阳气，使卫气运行，可提高机体的抵抗力。

2. **慎避外邪**　在病后恢复阶段，气血阴阳平衡渐渐恢复，适应能力较弱，需注意保持居室内适宜的温湿度，以防外邪的侵入。此外，还需注意四时气候的变化，如春季多风、夏季多暑湿、秋季多燥、冬季多寒,应及时指导患者合理起居,慎避外邪。

（二）防止因食复病

食复是指大病初愈的患者脾胃尚虚,因饮食不当而导致疾病复发。《素问·热论》指出:"病热少愈,食肉则复,多食则遗,此其禁也。"因此,合理的饮食调护在病症后期尤为重要。

1. 合理配膳 由于病后初愈者具有阴阳失衡、正虚邪恋的特点,在饮食调补时以平补递进为宜,应防止因补滞邪或偏补太过。饮食三餐分配合理:早餐应包括蛋白质、碳水化合物、膳食纤维,如鸡蛋、面包、蔬菜;午餐丰富,以碳水化合物为主,增加蛋白质、维生素、矿物质的摄入;晚餐适量,以素食为主。饮食宜清淡、清洁、易消化,且宜少食多餐,不可暴饮暴食及强食不易消化的食物,如烧烤、肥肉、奶油、咸菜、腌鱼等,以免加重脾胃负担或因食滞生热,影响疾病的恢复。此外,宜辨证施食,如热病者,宜清养,防其过寒,常用食物为萝卜、冬瓜、西瓜、小米、苹果、梨子、黄花菜等;寒病者,偏于温养,但不宜过燥,常用食物为核桃仁、大枣、龙眼肉、猪肝、狗肉、鳝鱼、海虾等。

2. 注意忌口 对于病后初愈之人,由于正气未复,病邪未尽,故凡能增邪伤正的饮食皆应注意忌口,以免因食复病。如鱼虾海鲜可致瘾疹、哮喘发作,饮酒过度或过食辛辣之物可诱发痔疮、淋证等。

（三）防止因情复病

情志所伤,可直接影响相应的脏腑,使人体气血逆乱、阴阳失调、脏腑功能紊乱而导致疾病复发。因此,在病证后期应注意调畅患者的情志,以免因情复病。

1. 调畅情志 患者在病证后期容易产生焦躁不安等不良情绪,《素问·汤液醪醴论》指出:"精神不进,志意不治,故病不可愈。"应注重患者的精神和心理治疗,适时给予解释和疏导,使患者树立乐观情绪,保持心情舒畅,提高情绪的自我调控能力,以益于身体健康。调畅情志常用方法有顺情从欲法、开导解惑法、情志相胜法、移情易性法和暗示诱导法。

2. 避免情志过极 情志变化影响脏腑气机,易导致气机紊乱,损伤五脏。患者在休养期间如果出现情志波动过度,不仅影响病后正气的恢复,而且可使人气血逆乱,疾病复发。因此,在病证后期患者应尽量保持恬淡虚无、精神内守,则五脏六腑气血调和、畅达,利于疾病的康复。可采用气功中的意识调控技巧——意守、观想、入静。意守对象可以是身体上、身体里,也可以是身外。意守对象为自身,是指将意识沉浸在身体某部位或某种行为,如常说的"意守丹田"即是将意识沉浸在丹田穴;意守对象为身外,通常是外界景物,如远山或者松树。观想与意守既有区别又有联系,观想对象是想象的,而意守对象是真实的;两者都可用于排除杂念,调畅情志。入静是指逐渐消除一切意识对象,使意识活动趋于中止的心理活动,亦可用于防止情志过激。此外,还可采用五行音乐疗法,易发怒者可听商调音乐,如《小胡茄》《江河水》《汉宫秋月》《双声恨》《病中吟》等以悲情见长的乐曲,以制约愤怒。

（四）防止因劳复病

劳复是指病后初愈,因形体劳倦、劳伤心神或房劳过度等引起疾病的复发。劳复可致阴阳不和、气血失调,正气损伤,使余邪再度复燃而致疾病复发。

1. 防形体劳倦 病后初愈之时应进行适度的运动,如散步、打太极拳等,可加速气血运行,增进食欲,活动筋骨,增强体质,有助于疾病康复。应注意运动量适宜,做到动静结合,形劳而不倦。

2. 防劳伤心神 劳神思虑过度不仅会耗伤精血,影响心神,还易影响脾胃的运化功能,不利于疾病的康复。因此,护士应该经常与患者交谈,了解患者心理变化,预测其潜在的心理需求,进行有针对性的疏导,指导患者做放松训练,以缓解精神疲劳的状态,使其感到身心轻松愉快,促进健康恢复。

3. 防房劳复病 肾为五脏阴阳之本,房劳过度易致肾精耗损。大病之后肾精亏虚,再加之房劳,必令其更虚,故病后初愈,应分别对患者及配偶进行健康教育,强调在身体完全康复之前患者宜静养,防止因房劳耗伤肾精而致疾病复发。

（五）防止因药复病

病证后期护理是重要的阶段,调护得当能促使病证痊愈并避免复发。疾病初愈,当缓缓调理,不可急于求成,补之过早过急,则易致邪留不去,如脾胃病患者病后初愈,脾胃功能较弱,若此时给予鹿茸等大补药物,则可能出现虚不受补,重者还会有头胀、胸闷等症状。不辨寒热致药证相悖,也可引起病证复发。在病证后期、休养期,应教会患者或家属正确掌握用药方法、药物的剂量、服药时间、注意事项、可能出现的不良反应及处理方法等,另外还应嘱咐患者严格遵医嘱用药,不可自行停药、增减剂量或次数,否则易造成病证的复发。

（高　静）

思　考　题

1. 某男性,56岁。咳嗽痰多2年余,清晨、傍晚阵咳较剧,甚至影响睡眠,痰色白稠,声重浊,胸闷,食少纳呆,舌苔白腻,脉滑。今日收入院治疗。

(1)若条件允许应如何安排该患者的床位环境?

(2)根据护理原则,应采取哪些护理措施调节该患者的病室环境?

(3)如何指导该患者的日常饮食?

2. 某女性,75岁。间断性眩晕10年,近1年加重,头目胀痛,耳鸣,急躁易怒,心悸健忘,失眠多梦,腰膝酸软,面红目赤,步履不稳,舌红苔黄,脉弦数。体格检查:血压140/80mmHg。实验室检查:血红蛋白正常。今日收入院治疗。

(1)对该患者进行病情观察时,主要的观察内容有哪些?

(2)如何对该患者进行情志护理?

(3)如何指导该患者的生活起居?

3. 某女性,40岁,近期食用海鲜自助餐后出现胃脘胀痛、吐泻不止3h而就诊。就诊时除上述主症外,伴有嗳腐吞酸,矢气,苔白腻,脉滑实。实验室检查:大便隐血(+)。既往有慢性胃溃疡,阑尾切除史,平素因工作繁忙饮食不规律。中医诊断为胃痛,饮食停滞证。予以保和丸治疗。请思考:

(1)作为该患者的接诊护士,应如何对其进行用药护理指导?

(2)病情缓解后,应如何指导该患者预防疾病复发?

URSING

第四章

经络与腧穴概要

04章 数字内容

———— 学 习 目 标 ————

- 知识目标：
  1. 掌握十二经脉的名称、走向、交接分布规律、表里关系及流注次序。
  2. 掌握腧穴的概念、分类、作用及临床常用腧穴的定位和主治等。
  3. 熟悉奇经八脉的组成和临床常用特定穴。
  4. 了解经别、别络、经筋和皮部的概念。
- 能力目标：
  1. 能运用经络理论解释临床常见的生理、病理现象。
  2. 能运用腧穴的取穴方法准确定位临床常用腧穴。
- 素质目标：
  具备理论与实践相结合的踏实学风及良好的职业素养。

经络（meridians and collaterals）与腧穴（acupoints）是古人在长期与疾病斗争的过程中经过不断总结、完善而逐步形成的产物，是中医学理论体系的重要组成部分，对于指导中医护理临床实践具有重要的意义。

第一节　经　　络

 —————————— 导入情境与思考 ——————————

某女性，56 岁，因发热、恶寒、头身痛、呕吐、腹泻 1d 而就诊。

该患者 1d 前因淋雨，又食西瓜，当夜即发热、恶寒，头身痛，呕吐、腹泻，在社区卫生站治疗后未见好转，遂来院就诊。症见：T 38℃，恶寒，脘腹胀满，不思饮食，口干不欲饮，恶心呕吐，解水样稀溏便，1 日 4~5 次，鼻塞、流清涕，舌质淡苔白腻，脉浮缓。实验室检查：WBC 8.3×10^9/L，中性粒细胞65%，淋巴细胞48%；大便常规提示黄色水样便，镜检 WBC 1~3/HP。诊断为胃肠型感冒。

请思考：

1. 如何用经络学说解释该患者的主要临床症状？
2. 运用中医护理技术干预时应选用哪些经脉的腧穴？

经络是经脉和络脉的总称，是人体运行气血、联络脏腑、沟通内外、贯穿上下的通路。"经"指经脉，有路径之义，为经络系统中的主干，大多循行于人体的深部；"络"指络脉，有网络之义，为经脉别出的分支，循行于人体较浅的部位。经络纵横相贯，遍布全身，将人体的五脏六腑、器官孔窍及四肢百骸联结成一个统一的整体。

一、经络系统的组成

经络系统是由经脉、络脉及其连属部分共同组成的一个网状组织结构系统（图 4-1）。

经脉有正经、奇经和经别三类。正经有十二条，即手足三阴经和手足三阳经，合称"十二经脉"或"十二正经"。奇经有八条，包括督脉、任脉、冲脉、带脉、阴跷脉、阳跷脉、阴维脉、阳维脉，合称为"奇经八脉"。经别是十二经脉在胸、腹及头部的重要支脉，故又称"十二经别"。

络脉有别络、浮络和孙络之分。别络共 15 条，又称"十五别络"。浮络是循行于浅表部位而常浮现的络脉。孙络是指最细小的络脉，有"溢奇邪""通荣卫"的作用。

连属部分则包括经脉在内所络属的五脏六腑，以及在外所辖的十二经筋和十二皮部。

知 识 拓 展

经络实质探析

对经络实质的探析，现阶段的研究大致可以归纳为以下几种。①神经论：认为经络现象仅是一种神经系统的功能表现，并没有独立的经络体系与结构。②能量论：认为经络是电磁波振荡与电学振荡的循行通道。③体液论：认为经络中运行的气血，所指的是人体内的体液，而经络是人体中所存在的脉管或间隙性结构，经络现象则是体内的某种化学物质沿经络传导所引起的，其中较早的血脉论、淋巴管论、间隙体液论等皆属体液论这一类。④筋膜论：认为经络存在于筋膜结缔组织当中。

二、十二经脉

十二经脉（twelve meridians）包括手三阴经（手太阴肺经、手厥阴心包经、手少阴心经），手三阳经

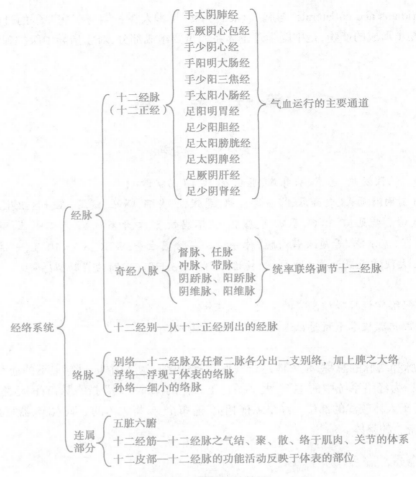

图 4-1 **经络系统简图**

（手阳明大肠经、手少阳三焦经、手太阳小肠经），足三阳经（足阳明胃经、足少阳胆经、足太阳膀胱经），足三阴经（足太阴脾经、足厥阴肝经、足少阴肾经），是经络系统的主体，是气血运行的主要通道，又称为"十二正经"。十二经脉皆有一定的起止、循行部位和交接顺序，在肢体的分布和走向也有一定的规律，并且与体内的脏腑有直接的络属关系。

（一）十二经脉的命名

十二经脉的名称包括手足、阴阳、脏腑三部分。循行分布于上肢的为手经，循行分布于下肢的为足经；分布于肢体内侧，内属于五脏的为阴经；分布于肢体的外侧，内属于六腑的为阳经；阴经与阳经皆以所连属的脏腑而命名（表 4-1）。

表 4-1 **十二经脉名称分类表**

	阴经（属脏）	阳经（属腑）	循行部位 （阴经行于内侧，阳经行于外侧）	
手	太阴肺经	阳明大肠经	上肢	前部
	厥阴心包经	少阳三焦经		中部
	少阴心经	太阳小肠经		后部
足	太阴脾经	阳明胃经	下肢	前部
	厥阴肝经	少阳胆经		中部
	少阴肾经	太阳膀胱经		后部

注：足三阴经在内踝上 8 寸以下的排列是厥阴在前，太阴在中，少阴在后。

（二）十二经脉的走向与交接规律

1. 走向规律 《灵枢·逆顺肥瘦》篇所记载的"手之三阴,从藏走手;手之三阳,从手走头;足之三阳,从头走足;足之三阴,从足走腹",即指出了十二经脉的走向规律为:手三阴经从胸循行至手,手三阳经从手循行至头,足三阳经从头循行至足,足三阴经从足循行至腹部胸部(图4-2)。

2. 交接规律 十二经脉中,互为表里的阴经与阳经在四肢末端交接;同名的阳经在头面部交接;相互衔接的阴经在胸腹部交接(图4-2)。

（三）十二经脉的分布规律

十二经脉在体表的分布有一定的规律。四肢部,手三阴经分布在上肢的内侧,手三阳经分布在上肢的外侧;足三阴经分布在下肢的内侧,足三阳经分布在下肢的外侧。头面部,阳明经行于面部及额部;太阳经行于面颊、头顶和头后部;少阳经则行于头侧部。躯干部,足三阳经的分布大体上是阳明行于身前,太阳行于身后,少阳行于身体的侧部。

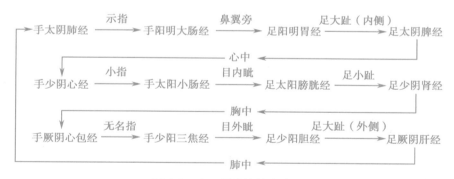

图4-2 十二经脉走向交接规律示意图

（四）十二经脉的表里关系

十二经脉相互之间有表里相合的关系,阳经属腑,阴经属脏,阴经与阳经通过经别和别络相互沟通,共组成六对表里络属关系,即手太阴肺经与手阳明大肠经相表里,手厥阴心包经与手少阳三焦经相表里,手少阴心经与手太阳小肠经相表里,足太阴脾经与足阳明胃经相表里,足厥阴肝经与足少阳胆经相表里,足少阴肾经与足太阳膀胱经相表里。经脉之间的联系由于互为表里的阴经与阳经相互衔接而得以加强;同时由于互为表里的两经皆相互属络于同一脏腑,使得互为表里的脏腑在生理上相互配合、病理上相互影响,在治疗上表里两经的腧穴也可相互为用。

（五）十二经脉的流注次序

经络是气血运行的通道,气血在十二经脉中流动不息,循环灌注,构成了十二经脉的气血流注。经脉中的气血运行,从手太阴肺经开始,依次流注至足厥阴肝经,再流向手太阴肺经,首尾相贯,如环无端(图4-3)。

图4-3 十二经脉流注次序图

三、奇经八脉

奇经八脉(eight extra meridians)是督脉、任脉、冲脉、带脉、阴跷脉、阳跷脉、阴维脉、阳维脉八条经脉的总称。与十二正经不同,奇经八脉既不直属于脏腑,相互之间也无表里配合的关系,"别道奇行",故称"奇经"。奇经八脉纵横交错地循行分布于十二经脉之间,进一步加强了十二经脉之间的联系,对十二经脉气血有蓄积、渗灌的调节作用,同时与肝肾等脏及脑、髓、女子胞等奇恒之腑也有着较为密切的联系。

八脉之中,督、任、冲三脉皆起于胞中,同出会阴,称为"一源三歧"。其中督脉循行于腰背正中,上至头面,与诸阳经交会于大椎,能总督一身的阳经,故称之为"阳脉之海";任脉则循行于胸腹正中,上抵颏部,能总任一身的阴经,故称之为"阴脉之海",且其与妊娠有关,故又有"任主胞胎"之说;冲脉则与足少阴肾经挟脐上行,环绕口唇,上至目下,能总领诸经的气血,故称之为"十二经脉之海",亦称"血海"。带脉起于胁下,绕腰腹部一周,状如束带,能约束纵行诸经,又主司女子带下。阴跷脉起于内踝下照海穴,沿下肢内侧、腹胸部循行,经鼻旁,至目内眦,与手足太阳经、阳跷脉会和;阳跷脉起于外踝下申脉穴,沿下肢外侧、腹胸侧面、肩部循行,经颈外侧,挟口角,至目内眦,与手足太阳经、阴跷脉会和,再上行入发际,下达耳后,与足少阳胆经于项后会和。阴阳跷脉分主一身左右之阴阳,具有调节下肢运动和眼睑开合的功能。阴维脉起于小腿内侧足三阴经交会之处(筑宾穴),沿下肢内侧、腹部循行,至胁部与足厥阴肝经相合,再上行至咽喉部,与任脉交会,可"维络诸阴";阳维脉起于外踝下(金门穴),沿下肢外侧、躯干后外侧部循行,经肩颈部、耳后,前行至额部,向后经头侧至项部,与督脉会和,可"维络诸阳"。

四、其他

十二经别(twelve divergent meridians)是从十二经脉另行分出的重要支脉,其循行分布具有离、入、出、合的特点。从十二经脉的四肢部分出,称为"离";进入胸腹腔与相关的脏腑联系,称为"入";然后从头项部浅出体表,称为"出";上达头面部后,阳经经别与本经相合,阴经经别与本经相表里的阳经相合,称为"合"。经别的主要生理作用是加强了十二经脉中互为表里的两经之间在体内的联系,弥补了十二经脉分布的不足,扩大了十二经脉的主治范围。

别络(large collaterals)是指较大的和主要的络脉,十二经脉在四肢部各分出一别络,加上任、督二脉的别络及脾之大络,合称为"十五别络"。别络的主要功能是加强了十二经脉中互为表里的两经之间在体表的联系,对其他络脉有统领作用,能渗灌气血以濡养全身。

十二经筋(twelve muscle regions)是十二经脉之气结、聚、散、络于筋肉、关节的体系,有约束骨骼、主司关节运动的作用。

十二皮部(twelve cutaneous regions)是指十二经脉及其所属络脉在体表的分区。十二皮部是十二经脉之气的散布所在,也是十二经脉的功能活动反映于体表的部位,因而观察皮肤色泽和形态的变化可以用于诊断某些脏腑和经络的病变。

第二节 腧 穴

————————————— 导入情境与思考 —————————————

某男性,45 岁,因反复头痛半年,加重 2d 而就诊。

患者有高血压病史 7 年。现症见:右侧头部胀痛,兼见头晕目眩,心烦易怒,面赤口苦,耳鸣胁痛,夜眠不宁,舌红苔薄黄,脉弦有力。诊断为头痛,证属肝阳偏亢,肝风上扰。

请思考:

1. 针对该患者应如何辨证选穴?

2. 针对该患者应如何近部选穴、远部选穴?

腧穴(acupoints)是脏腑经络之气血输注于体表的特殊部位。腧与"输"义通,有输注、转输之意,"穴"指孔隙、空窍、凹陷之处。在历代文献中,腧穴有"节""会""气穴""气府""骨空""孔穴""穴道""穴位"等不同的名称。

腧穴并不是孤立的点,而是归属于经络或与经络有着密切的联系,并且通过经络,内连脏腑,外连肌肉、皮肤。因此,脏腑病变可以通过经络反映到体表的腧穴,而对体表的腧穴施以刺激也可通过经络影响相应的脏腑。

一、腧穴的分类

腧穴大体上可以分为三类,即经穴、奇穴和阿是穴。

(一) 经穴

经穴(meridian points)是指归属于十二经脉和督、任二脉的腧穴,又称"十四经穴"。经穴既有具体名称,又有固定位置,且皆分布于十四经的循行线上,能主治本经及所属脏腑的病证,且能反映十四经及其所属脏腑的病理变化。《黄帝内经》中记载经穴约160个,至清代《针灸逢源》将经穴的数量增至361个,我国现行国家标准《腧穴名称与定位(GB/T 12346-2006)》中则将经穴的数目确定为362个。

(二) 奇穴

奇穴(extra points)是指有具体名称和固定部位,但不归属于十四经的经验效穴,又称"经外奇穴"。奇穴主治范围相对比较单一,常常对某些病证有着特殊的疗效。

(三) 阿是穴

阿是穴(ashi points)又称"天应穴"或"不定穴",是指以压痛点为穴,即所谓"以痛为腧"。阿是穴既无具体名称,又无固定部位,多在病变部位附近,但也可在距离病变部位较远的位置。

二、腧穴的作用

腧穴作为脏腑经络气血转输出入的特殊部位,其作用主要体现在诊断和治疗两个方面。

(一) 诊断作用

腧穴通过经络与五脏六腑、四肢百骸紧密联系在一起。当人体内部的脏腑发生病理改变时,可以通过经络在体表的腧穴上有所反映。因而在临床上可采用按压腧穴的方法,通过观察腧穴处是否有压痛、肿胀、结节,以及皮肤脱屑、丘疹、瘀点等病理反应来协助诊断。

(二) 治疗作用

在腧穴处施以适当的刺激,可以疏通经络、调理气血、平衡阴阳,使脏腑趋于和调,从而达到预防和治疗疾病的目的。腧穴的治疗作用主要体现在以下几个方面。

1. 近治作用 近治作用是腧穴都具有的共同特点,即腧穴都能治疗其所在部位及邻近组织、器官的病证,如眼部周围的睛明、攒竹、承泣、四白等穴皆能治疗眼疾;耳部周围的耳门、听会、听宫、翳风等穴都可用来治疗耳病;而胃脘部的中脘、建里、梁门等穴则均能治疗胃部病证。

2. 远治作用 远治作用是经穴尤其是位于四肢肘膝关节以下的十二经腧穴的主治特点。这些腧穴不仅能够治疗其所在部位的病证,而且能够治疗其所属经脉循行所至的远端部位的病变。如合谷穴既能治疗手部及上肢的病证,也能治疗头面部的病变;足临泣穴不仅能治疗足部及下肢的疾病,还能治疗肝胆部及头部的病证。

学 科 前 沿

电针合谷穴对运动皮层手面区的影响

健康志愿者针刺合谷穴后,对侧运动皮层手区的运动诱发电位总波幅增加,同时面区的运动诱发电位总波幅下降,提示针刺合谷穴可诱发运动皮层手面区之间的竞争性抑制效应(兴奋运动皮层手区,同时抑制运动皮层面区)。针刺合谷穴后,对侧运动皮层手区的有效刺激面积扩大,而面区的有效刺激面积无明显变化;对侧运动皮层手区的重心向外侧移动。手区的面积和重心的变化都说明手区扩大甚至有向面区移动的趋势。上述发现为针刺合谷穴治疗面口部疾病以及针灸循经远道取穴理论提供了初步的科学依据。

Note:

3. 特殊作用 腧穴的特殊作用包括腧穴的双向良性调整作用和腧穴治疗作用的相对特异性两个方面。临床实践证明,针刺某些腧穴对于机体所处的不同病理状态具有双向良性调整作用。如便秘时,针刺天枢穴可以通便;泄泻时,针刺天枢穴则又可止泻。腧穴治疗作用的相对特异性是指某些腧穴对于某种病证具有相对特异性的治疗作用。如针刺水沟穴可以开窍醒神,艾灸至阴穴可矫正胎位等。

三、特定穴

特定穴(special points)是指经穴中具有特殊治疗作用并且有特定称号的腧穴。包括四肢肘、膝关节以下的五输穴、原穴、络穴、郄穴、八脉交会穴、下合穴;在胸腹、背腰部的募穴、背俞穴;在四肢、躯干部的八会穴以及全身经脉的交会穴等。

(一) 五输穴

十二经脉在肘膝关节以下各有五个重要的经穴,分别命名为井、荥、输、经、合,合称五输穴(表4-2、表4-3)。五输穴临床较为常见的一种应用是运用井穴来治疗神志昏迷病证,运用荥穴治疗热病,运用输穴来治疗关节疼痛,运用经穴来治疗喘咳,运用合穴来治疗六腑病证等。

表 4-2　阴经五输穴及五行配属表

经脉	井(木)	荥(火)	输(土)	经(金)	合(水)
手太阴肺经	少商	鱼际	太渊	经渠	尺泽
手厥阴心包经	中冲	劳宫	大陵	间使	曲泽
手少阴心经	少冲	少府	神门	灵道	少海
足太阴脾经	隐白	大都	太白	商丘	阴陵泉
足厥阴肝经	大敦	行间	太冲	中封	曲泉
足少阴肾经	涌泉	然谷	太溪	复溜	阴谷

表 4-3　阳经五输穴及五行配属表

经脉	井(金)	荥(水)	输(木)	经(火)	合(土)
手阳明大肠经	商阳	二间	三间	阳溪	曲池
手少阳三焦经	关冲	液门	中渚	支沟	天井
手太阳小肠经	少泽	前谷	后溪	阳谷	小海
足阳明胃经	厉兑	内庭	陷谷	解溪	足三里
足少阳胆经	足窍阴	侠溪	足临泣	阳辅	阳陵泉
足太阳膀胱经	至阴	通谷	束骨	昆仑	委中

(二) 原穴

十二经脉在腕、踝关节附近各有一个重要的腧穴,是脏腑原气经过和留止的部位,称为"原穴",合称"十二原"(表4-4)。原穴能够反映出脏腑的病变,且刺激原穴可使三焦原气通达,有调整脏腑经络功能的作用。

表 4-4　十二经脉原穴表

阴经	经脉	原穴	阳经	经脉	原穴
手三阴经	肺经	太渊	手三阳经	大肠经	合谷
	心包经	大陵		三焦经	阳池
	心经	神门		小肠经	腕骨
足三阴经	脾经	太白	足三阳经	胃经	冲阳
	肝经	太冲		胆经	丘墟
	肾经	太溪		膀胱经	京骨

Note:

（三）络穴

络脉在从经脉别出之处各有一个腧穴，称为络穴（表4-5）。络穴能治疗其所属络脉及经脉的病证，也能治疗与其相表里经脉的疾患。

表4-5　十五络穴表

经脉	络穴	经脉	络穴	经脉	络穴
手三阴经	肺经	列缺	心包经	内关	心经	通里
手三阳经	大肠经	偏历	三焦经	外关	小肠经	支正
足三阴经	脾经	公孙	肝经	蠡沟	肾经	大钟
足三阳经	胃经	丰隆	胆经	光明	膀胱经	飞扬
其他	任脉	鸠尾	督脉	长强	脾大络	大包

（四）郄穴

郄穴是各经脉之经气在四肢部所深聚的部位，大多分布在四肢肘膝以下（表4-6）。郄穴常用于治疗其经脉循行部位及所属脏腑的急性病证，一般阴经郄穴多用于治疗血证；阳经郄穴多用于治疗急性疼痛。

表4-6　十六郄穴表

	经脉	郄穴	经脉	郄穴
正经	手太阴肺经	孔最	手阳明大肠经	温溜
	手厥阴心包经	郄门	手少阳三焦经	会宗
	手少阴心经	阴郄	手太阳小肠经	养老
	足太阴脾经	地机	足阳明胃经	梁丘
	足厥阴肝经	中都	足少阳胆经	外丘
	足少阴肾经	水泉	足太阳膀胱经	金门
奇经	阴维脉	筑宾	阳维脉	阳交
	阴跷脉	交信	阳跷脉	跗阳

（五）背俞穴

脏腑经气输注于背腰部的腧穴，称为背俞穴（表4-7）。背俞穴主要用于治疗五脏病变，也可治疗与五脏相关的五官九窍及皮肉筋骨的病证。

表4-7　十二背俞穴

六脏	背俞	六腑	背俞
肺	肺俞	大肠	大肠俞
心包	厥阴俞	三焦	三焦俞
心	心俞	小肠	小肠俞
脾	脾俞	胃	胃俞
肝	肝俞	胆	胆俞
肾	肾俞	膀胱	膀胱俞

（六）募穴

脏腑经气结聚于胸腹部的腧穴，称为募穴（表4-8）。募穴多用于治疗六腑病证，其既可以单独使用,也可与背俞穴配合使用,即"俞募配穴"。

表 4-8 十二募穴

六脏	募穴	六腑	募穴
肺	中府	大肠	天枢
心包	膻中	三焦	石门
心	巨阙	小肠	关元
脾	章门	胃	中脘
肝	期门	胆	日月
肾	京门	膀胱	中极

(七) 八会穴

八会穴是指脏、腑、气、血、筋、脉、骨、髓等精气所会聚的腧穴(表 4-9)。八会穴主要用于与其相关的八种脏器组织的病变以及某些热病的治疗。

表 4-9 八会穴表

八会	穴位	八会	穴位
脏会	章门	筋会	阳陵泉
腑会	中脘	脉会	太渊
气会	膻中	骨会	大杼
血会	膈俞	髓会	悬钟

(八) 八脉交会穴

八脉交会穴是指奇经八脉与十二正经脉气相通的八个腧穴,均分布在四肢肘膝关节以下(表 4-10)。八脉交会穴常采用上下相应的配穴法,既能治疗奇经病变,又能治疗正经的病证。

表 4-10 八脉交会穴表

所属正经	八穴	所通奇经	会合部位
足太阴	公孙	冲脉	胃、心、胸
手厥阴	内关	阴维脉	
足少阳	足临泣	带脉	目外眦、颊、颈、耳后、肩
手少阳	外关	阳维脉	
手太阳	后溪	督脉	目内眦、项、耳、肩胛
足太阳	申脉	阳跷脉	
手太阴	列缺	任脉	胸、肺、膈、喉咙
足少阴	照海	阴跷脉	

(九) 下合穴

下合穴又称六腑下合穴(表 4-11),主要用于六腑病证的治疗。

表 4-11 下合穴表

六腑	下合穴	六腑	下合穴
胃	足三里	大肠	上巨虚
胆	阳陵泉	三焦	委阳
膀胱	委中	小肠	下巨虚

（十）交会穴

交会穴是指两经或数经相交会合的腧穴。交会穴的特点在于，其不仅能治疗所属经脉的病变，还能治疗与其交会经脉的疾病。

四、腧穴的定位方法

在临床实践中要做到取穴精准，则必须掌握正确的腧穴定位方法。常用的腧穴定位法主要有以下四种。

（一）体表标志法

分布于体表的各种骨性标志和肌性标志大体上可分为固定标志和活动标志两类。利用人体表面解剖标志来取穴的方法即是体表标志法。

1. 固定标志定位　固定标志定位是利用五官、爪甲、毛发、乳头、肚脐、骨节和肌肉凸起及凹陷等不受人体活动影响、位置固定不移的标志来取穴。如在鼻尖处取素髎，肚脐正中取神阙，两乳中间取膻中等。

2. 活动标志定位　活动标志定位是利用皮肤、肌肉、肌腱、关节随活动而出现的皱纹、凹陷及空隙等活动标志来取穴。如上臂外展时，在肩峰外侧缘呈现的两个凹陷处取肩髃穴和肩髎穴；拇指翘起时，在拇长、短伸肌腱之间的凹陷处取阳溪穴等。

（二）骨度分寸法

骨度分寸法是指以骨节为主要标志来测量周身各部的长短、大小，并依其尺寸按比例折算作为定穴标准的取穴方法，古称"骨度法"（表4-12、图4-4）。由于该方法是以自身一定部位的尺度作为折寸依据，所以无论男女老少、高矮胖瘦，皆可应用此法来取穴。

表 4-12　常用骨度折量寸表

部位	起止点	折量寸	度量法	说明
头面部	前发际正中→后发际正中	12寸	直寸	用于确定头部腧穴的纵向距离
	眉间（印堂）→前发际正中	3寸	直寸	用于确定前或后发际及其头部腧穴的纵向距离
	两额角发际（头维）之间	9寸	横寸	用于确定头前部腧穴的横向距离
	耳后两乳突（完骨）之间	9寸	横寸	用于确定头后部腧穴的横向距离
胸腹部	胸骨上窝（天突）→胸剑联合中点（歧骨）	9寸	直寸	用于确定胸部任脉穴的纵向距离
	胸剑联合中点（歧骨）→脐中	8寸	直寸	用于确定上腹部腧穴的纵向距离
	脐中→耻骨联合上缘（曲骨）	5寸	直寸	用于确定下腹部腧穴的纵向距离
	两肩胛骨喙突内侧缘之间	12寸	横寸	用于确定胸部腧穴的横向距离
	两乳头之间	8寸	横寸	用于确定胸腹部腧穴的横向距离
背腰部	肩胛骨内侧缘→后正中线	3寸	横寸	用于确定背腰部腧穴的横向距离
上肢部	腋前、后纹头→肘横纹（平尺骨鹰嘴）	9寸	直寸	用于确定上臂部腧穴的纵向距离
	肘横纹（平尺骨鹰嘴）→腕掌（背）侧远端横纹	12寸	直寸	用于确定前臂部腧穴的纵向距离

续表

部位	起止点	折量寸	度量法	说明
下肢部	耻骨联合上缘→髌底	18寸	直寸	用于确定大腿部腧穴的纵向距离
	髌底→髌尖	2寸	直寸	
	髌尖(膝中)→内踝尖 (胫骨内侧髁下方阴陵泉→内踝尖 为13寸)	15寸	直寸	用于确定小腿内侧部腧穴的纵向距离
	股骨大转子→腘横纹(平髌尖)	19寸	直寸	用于确定大腿前外侧部腧穴的纵向距离
	臀沟→腘横纹	14寸	直寸	用于确定大腿后部腧穴的纵向距离
	腘横纹(平髌尖)→外踝尖	16寸	直寸	用于确定小腿外侧部腧穴的纵向距离
	内踝尖→足底	3寸	直寸	用于确定足内侧部腧穴的纵向距离

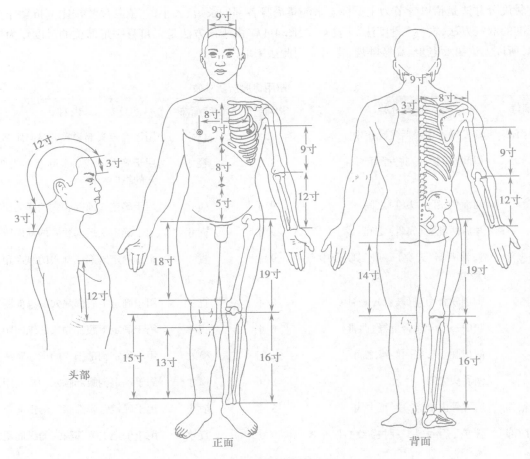

图 4-4　骨度分寸示意图

(三) 指寸定位法

指寸定位法是以自身手指所规定的尺寸来量取腧穴的方法。

Note:

1. **中指同身寸** 中指同身寸是指当拇指与中指屈曲成环形时,中指中节两横纹之间的距离作为 1寸(图4-5)。

2. **拇指同身寸** 拇指同身寸是以拇指指间关节的宽度作为1寸(图4-5)。

3. **横指同身寸** 横指同身寸是指当示指、中指、无名指和小指并拢时,中指近端指间关节横纹水平的四指宽度作为3寸,又称"一夫法"(图4-5)。

（四）简便取穴法

简便取穴法实际上是"指寸定位法"或"体表标志法"的扩展,如两手虎口交叉,置上位手示指于另一手桡骨茎突之上,示指尖端的凹陷处即为列缺穴;折耳郭向前,两耳尖连线的中点是百会穴;沉肩屈肘,于平肘尖处取章门穴等。这些方法是临床实践经验的积累和总结,使用起来更加简便快捷。

五、常用腧穴

在临床实践中,十二经脉、督脉、任脉的许多腧穴(尤其是特定穴)以及部分经外奇穴皆较为常用。

（一）十四经穴

经穴是腧穴的主体部分,掌握每条经脉上常用腧穴的定位及主治功效是应用中医护理技术的基础和前提。

1. **手太阴肺经腧穴**(acupoints of lung meridian of hand-taiyin) 本经腧穴起于中府穴,止于少商穴,左右各11个腧穴(图4-6),主要分布于胸部外侧、上肢掌面桡侧以及手掌和拇指的桡侧。可用于咽喉、胸肺、胃肠部疾患以及经脉循行部位其他病证的干预。其常用腧穴的定位、主治及操作见表4-13。

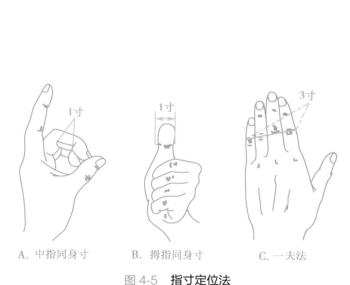

A. 中指同身寸　　B. 拇指同身寸　　C. 一夫法

图4-5 **指寸定位法**

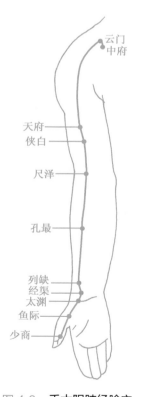

图4-6 **手太阴肺经腧穴**

Note:

表 4-13 手太阴肺经常用腧穴

穴名	定位	主治	操作	附注
中府	在胸部,横平第1肋间隙,锁骨下窝外侧,前正中线旁开6寸	咳喘,胸满;胸痛,肩背痛	向外斜刺或平刺0.5~0.8寸,不可向内侧深刺,以免伤及肺脏,引起气胸;可灸	肺募穴
尺泽	在肘区,肘横纹上,肱二头肌腱桡侧凹陷中	咳喘,咯血,胸闷,咽喉肿痛;肘臂挛痛	直刺0.5~0.8寸;或点刺出血;可灸	合穴
孔最	在前臂前区,腕掌侧远端横纹上7寸,尺泽与太渊连线上	咯血,鼻衄,咳喘,咽喉肿痛,热病无汗;痔疾;肘臂挛痛	直刺0.5~0.8寸;可灸	郄穴
列缺	在前臂,腕掌侧远端横纹上1.5寸,拇短伸肌腱与拇长展肌腱之间,拇长展肌腱沟的凹陷中	咳喘,咽喉肿痛;头痛,项强,口㖞,齿痛	向肘部斜刺0.3~0.5寸;可灸	络穴 八脉交会穴
经渠	在前臂前区,腕掌侧远端横纹上1寸,桡骨茎突与桡动脉之间	咳喘,胸闷,胸痛,咽喉肿痛;手腕痛	避开桡动脉,直刺0.3~0.5寸	经穴
太渊	在腕前区,桡骨茎突与舟状骨之间,拇长展肌腱尺侧凹陷中	咳喘,胸痛,咽喉肿痛;无脉症;腕臂痛	避开桡动脉,直刺0.2~0.3寸	输穴 原穴 脉会穴
鱼际	在手外侧,第1掌骨桡侧中点赤白肉际处	咳喘,咯血,咽喉肿痛,失音;发热;小儿疳积;掌中热	直刺0.5~0.8寸;可灸	荥穴
少商	在手指,拇指末节桡侧,指甲根角侧上方0.1寸(指寸)	咳喘,鼻衄,咽喉肿痛,失音;发热,昏迷,癫狂;指痛,麻木	浅刺0.1~0.2寸;或点刺出血;可灸	井穴

2. **手阳明大肠经腧穴**(acupoints of large intestine meridian of hand-yangming) 本经腧穴起于商阳穴,止于迎香穴,左右各20个腧穴(图4-7),主要分布在上肢背面桡侧、肩颈及面部。可用于头面五官疾病、胃肠病、皮肤病、热病、神志病以及经脉循行部位其他病证的干预。其常用腧穴的定位、主治及操作见表4-14。

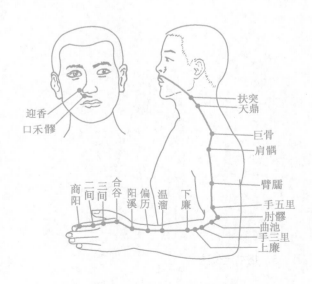

图 4-7 手阳明大肠经腧穴

表 4-14 手阳明大肠经常用腧穴

穴名	定位	主治	操作	附注
合谷	在手背,第2掌骨桡侧的中点处	头痛,目痛,齿痛,咽喉肿痛,鼻衄,耳聋,痄腮,牙关紧闭,口㖞;热病,无汗,多汗;腹痛,便秘;经闭,滞产;上肢不遂、疼痛	直刺0.5~1.0寸;可灸	原穴
阳溪	在腕区,腕背侧远端横纹桡侧,桡骨茎突远端	头痛,目痛,齿痛,咽喉肿痛;手腕痛	直刺0.5~0.8寸;可灸	经穴
曲池	在肘区,尺泽与肱骨外上髁连线的中点处	热病;瘾疹,瘰疬;头痛,目痛,齿痛,咽喉肿痛;腹痛,吐泻;月经不调;上肢不遂,手臂肿痛	直刺1.0~1.5寸;可灸	合穴
肩髃	在三角肌区,肩峰外侧缘前端与肱骨大结节两骨间凹陷中	肩痛不举,上肢不遂;瘾疹,瘰疬	直刺或向下斜刺0.8~1.5寸;可灸	
迎香	在面部,鼻翼外缘中点旁,鼻唇沟中	鼻塞,鼻衄;口㖞,面痒;胆道蛔虫症	斜刺或平刺0.3~0.5寸	

3. **足阳明胃经腧穴**(acupoints of stomach meridian of foot-yangming) 本经腧穴起于承泣穴,止于厉兑穴,左右各45个腧穴(图4-8),主要分布在头面部、颈侧部、胸腹部、下肢前外侧面及足背部。可用于胃肠疾患、头面及五官疾病、神志病、热病以及经脉循行部位其他病证的干预。其常用腧穴的定位、主治及操作见表4-15。

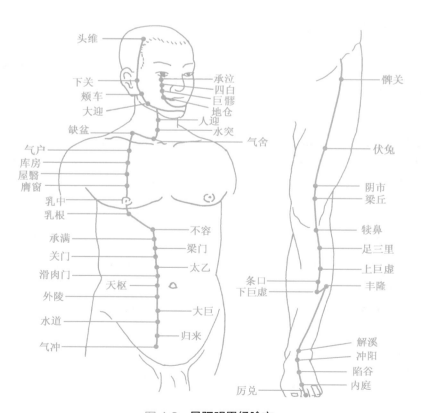

图 4-8 足阳明胃经腧穴

表 4-15 足阳明胃经常用腧穴

穴名	定位	主治	操作	附注
地仓	在面部,口角旁 0.4 寸	流涎,口眼㖞斜,三叉神经痛,面肌痉挛	斜刺或横刺 0.5~0.8 寸,或向颊车方向透刺 1.0~2.0 寸;可灸	
颊车	在面部,下颌角前上方 1 横指(中指)	口眼㖞斜,齿痛,颊肿	直刺 0.3~0.5 寸,或向地仓方向透刺 1.5~2.0 寸;可灸	
下关	在面部,颧弓下缘中央与下颌切迹之间凹陷中	口㖞,齿痛,面痛;耳鸣,耳聋	直刺或斜刺 0.5~1.0 寸	
天枢	在腹部,横平脐中,前正中线旁开 2 寸	腹胀,腹痛,便秘,泄泻,痢疾;月经不调,痛经	直刺 1.0~1.5 寸;可灸	大肠募穴
梁丘	在股前区,髌底上 2 寸,股外侧肌与股直肌肌腱之间	急性胃痛;乳痈;膝关节肿痛	直刺 1.0~1.5 寸;可灸	郄穴
犊鼻	在膝前区,髌韧带外侧凹陷中	膝关节肿痛	屈膝位,向后内斜刺 1.0~1.5 寸;可灸	
足三里	在小腿外侧,犊鼻下 3 寸,犊鼻与解溪连线上	胃痛,消化不良,腹胀,腹痛,泄泻,便秘;咳喘,心悸,气短;头晕,失眠;膝痛,下肢痿痹	直刺 1.0~2.0 寸;可灸	合穴
丰隆	在小腿外侧,外踝尖上 8 寸,胫骨前肌的外缘	咳嗽,哮喘,痰多;头痛,眩晕,癫狂痫;下肢痿痹	直刺 1.0~1.5 寸;可灸	络穴
解溪	在踝区,踝关节前面中央凹陷中,㧄长伸肌腱与趾长伸肌腱之间	头痛,眩晕,癫狂;便秘,腹胀;下肢痿痹,足踝肿痛	直刺 0.5~1.0 寸;可灸	经穴
内庭	在足背,第 2、3 趾间,趾蹼缘后方赤白肉际处	咽喉肿痛,齿痛,鼻衄,口㖞;热病;腹胀,腹痛,便秘,痢疾;足背肿痛	直刺或向上斜刺 0.5~1.0 寸;可灸	荥穴

4. **足太阴脾经腧穴**(acupoints of spleen meridian of foot-taiyin) 本经腧穴起于隐白穴,止于大包穴,左右各 21 个腧穴(图 4-9),主要分布于足大趾内侧、下肢内侧及胸腹部外侧。可用于脾胃疾患、妇科病、前阴病变及经脉循行部位其他病证的干预。其常用腧穴的定位、主治及操作见表 4-16。

表 4-16 足太阴脾经常用腧穴

穴名	定位	主治	操作	附注
太白	在跖区,第 1 跖趾关节近端赤白肉际凹陷中	胃痛,腹痛,腹胀,纳呆,泄泻,便秘,痢疾;体重节痛,脚气	直刺 0.5~1.0 寸;可灸	输穴 原穴
公孙	在跖区,第 1 跖骨底的前下缘赤白肉际处	呕吐,胃痛,腹胀,腹痛,泄泻,痢疾;心烦,心痛,失眠	直刺 0.5~1.0 寸;可灸	八脉交会穴 络穴
三阴交	在小腿内侧,内踝尖上 3 寸,胫骨内侧缘后际	月经不调,崩漏,经闭,带下,不孕,滞产,遗精,阳痿;小便不利,遗尿;腹胀,肠鸣,泄泻,便秘;眩晕,失眠;下肢痿痹,脚气	直刺 1.0~1.5 寸;可灸	足三阴经交会穴
地机	在小腿内侧,阴陵泉下 3 寸,胫骨内侧缘后际	腹痛,腹胀,泄泻;小便不利,水肿;痛经,月经不调,遗精;腰痛,下肢痿痹	直刺 1.0~1.5 寸;可灸	郄穴

续表

穴名	定位	主治	操作	附注
阴陵泉	在小腿内侧,胫骨内侧髁下缘与胫骨内侧缘之间的凹陷中	腹胀,泄泻;黄疸;水肿,小便不利或失禁;遗精,阴茎痛,妇人阴痛,带下;膝痛	直刺1.0~2.0寸;可灸	合穴
血海	在股前区,髌底内侧端上2寸,股内侧肌隆起处	月经不调,经闭,崩漏,痛经;瘾疹,湿疹,丹毒	直刺1.0~1.5寸;可灸	

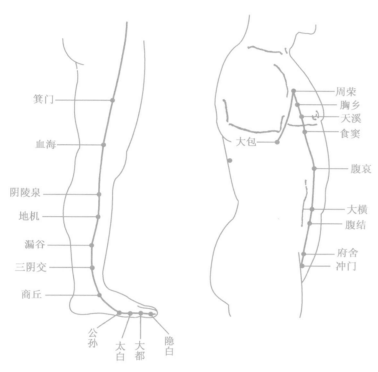

图4-9　足太阴脾经腧穴

5. 手少阴心经腧穴（acupoints of heart meridian of hand-shaoyin）　本经腧穴起于极泉穴,止于少冲穴,左右各9个腧穴(图4-10),主要分布在腋窝、上肢掌侧面的尺侧及小指的桡侧。可用于心胸疾患、神志病以及经脉循行部位其他病证的干预。其常用腧穴的定位、主治及操作见表4-17。

表4-17　手少阴心经常用腧穴

穴名	定位	主治	操作	附注
少海	在肘前区,横平肘横纹,肱骨内上髁前缘	心痛;痫证;腋胁疼痛,肘臂挛痛麻木,手颤;瘰疬	直刺0.5~1.0寸;可灸	合穴
通里	在前臂前区,腕掌侧远端横纹上1寸,尺侧腕屈肌腱的桡侧缘	暴喑,舌强不语,心悸,怔忡;腕臂疼痛	直刺0.3~0.5寸;可灸	络穴
阴郄	在前臂前区,腕掌侧远端横纹上0.5寸,尺侧腕屈肌腱的桡侧缘	心痛,惊悸;吐血,衄血;骨蒸盗汗	直刺0.3~0.5寸;可灸	郄穴
神门	在腕前区,腕掌侧远端横纹尺侧端,尺侧腕屈肌腱的桡侧缘	失眠,健忘,痴呆,癫狂,痫证;心烦,心痛,心悸	直刺0.3~0.5寸;可灸	输穴原穴
少府	在手掌,横平第5掌指关节近端,第4、5掌骨之间	胸痛,心悸;小便不利,遗尿;掌中热,小指挛痛	直刺0.3~0.5寸;可灸	荥穴

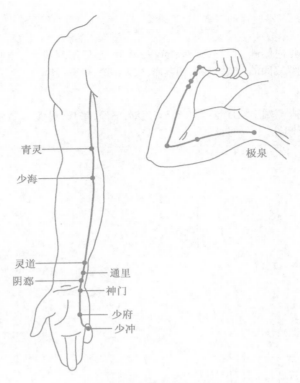

图 4-10 手少阴心经腧穴

6. **手太阳小肠经腧穴**（acupoints of small intestine meridian of hand-taiyang） 本经腧穴起于少泽穴，止于听宫穴，左右各 19 个腧穴（图 4-11），主要分布在小指、手掌及上肢背面的尺侧、肩胛、颈部及面部。可用于头面五官疾患、神志病、热病及经脉循行部位其他病证的干预。其常用腧穴的定位、主治及操作见表 4-18。

表 4-18　手太阳小肠经常用腧穴

穴名	定位	主治	操作	附注
后溪	在手内侧，第 5 掌指关节尺侧近端赤白肉际凹陷中	头项强痛，急性腰扭伤；目赤肿痛，耳聋，咽喉肿痛；盗汗，疟疾，热病；癫狂痫	直刺 0.5~0.8 寸；或向合谷穴方向透刺；可灸	输穴 八脉交会穴
养老	在前臂后区，腕背侧横纹上 1 寸，尺骨头桡侧凹陷中	头、项、肩、背疼痛，面痛，目视不明，急性腰痛，肘臂酸痛	掌心向胸位，直刺 0.5~0.8 寸；可灸	郄穴
支正	在前臂后区，腕背侧远端横纹上 5 寸，尺骨尺侧与尺侧腕屈肌之间	头痛，眩晕；热病；癫狂；肘臂酸痛	直刺 0.5~0.8 寸；可灸	络穴
小海	在肘后区，尺骨鹰嘴与肱骨内上髁之间的凹陷中	肘臂疼痛；癫狂痫	直刺 0.3~0.5 寸；可灸	合穴
听宫	在面部，耳屏正中与下颌骨髁突之间的凹陷中	耳鸣，耳聋，聤耳；齿痛；癫狂痫	微张口，直刺 0.5~1.0 寸	

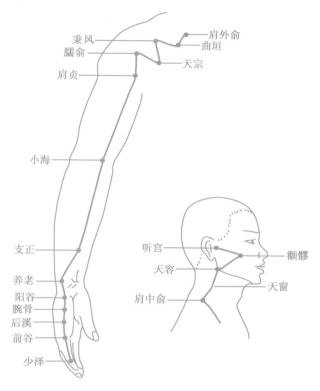

图 4-11　手太阳小肠经腧穴

7. 足太阳膀胱经腧穴（acupoints of bladder meridian foot-taiyang）　本经腧穴起于睛明穴，止于至阴穴，左右各 67 个腧穴（图 4-12），主要分布在面部、头项部、背腰部及下肢后外侧部。可用于脏腑病变、神志病、头项背腰部疾病以及经脉循行部位其他病证的干预。其常用腧穴的定位、主治及操作见表 4-19。

表 4-19　足太阳膀胱经常用腧穴

穴名	定位	主治	操作	附注
睛明	在面部，目内眦内上方眶内侧壁凹陷中	目赤肿痛，迎风流泪，夜盲，色盲，近视；急性腰痛	嘱患者闭目，施术者一手将眼球向外侧轻推并固定，另一手持针沿眼眶边缘缓慢直刺 0.5~1.0 寸，不宜大幅度提插捻转；禁灸	
攒竹	在面部，眉头凹陷中，额切迹处	头痛，眉棱骨痛，眼睑𥆟动，目赤肿痛，口喎，面痛，腰痛	向下斜刺 0.3~0.5 寸；或向鱼腰穴方向透刺	
肺俞	在脊柱区，第 3 胸椎棘突下，后正中线旁开 1.5 寸	咳喘，咯血；潮热，盗汗；瘾疹，皮肤瘙痒	斜刺 0.5~0.8 寸；可灸	背俞穴
心俞	在脊柱区，第 5 胸椎棘突下，后正中线旁开 1.5 寸	失眠，健忘，梦遗，心悸，心痛，心烦；癫狂痫	斜刺 0.5~0.8 寸；可灸	背俞穴
膈俞	在脊柱区，第 7 胸椎棘突下，后正中线旁开 1.5 寸	胃脘痛，呕吐，呃逆，便血；瘾疹，皮肤瘙痒	斜刺 0.5~0.8 寸；可灸	血会穴
肝俞	在脊柱区，第 9 胸椎棘突下，后正中线旁开 1.5 寸	胁痛，黄疸；目赤，夜盲，眩晕；癫狂痫；吐血，衄血	斜刺 0.5~0.8 寸；可灸	背俞穴

续表

穴名	定位	主治	操作	附注
脾俞	在脊柱区,第 11 胸椎棘突下,后正中线旁开 1.5 寸	腹胀,纳呆,呕吐,泄泻,痢疾,便血;水肿;黄疸;背痛	直刺 0.5~1.0 寸;可灸	背俞穴
肾俞	在脊柱区,第 2 腰椎棘突下,后正中线旁开 1.5 寸	水肿,小便不利,遗尿;月经不调,带下;遗精,阳痿;耳鸣,耳聋;气喘;腰痛	直刺 0.5~1.0 寸;可灸	背俞穴
委中	在膝后区,腘横纹中点	腰痛,下肢痿痹;遗尿,小便不利;腹痛,吐泻,瘾疹,丹毒,皮肤瘙痒	直刺 0.5~1.0 寸;或用三棱针点刺出血;可灸	合穴
秩边	在骶区,横平第 4 骶后孔,骶正中嵴旁开 3 寸	腰腿痛,下肢痿痹;小便不利;便秘,痔疾	直刺 1.5~3.0 寸;可灸	
昆仑	在踝区,外踝尖与跟腱之间的凹陷中	头痛,项强,腰背疼痛;目眩,鼻衄;癫痫;难产	直刺 0.5~1.0 寸;可灸	经穴
申脉	在踝区,外踝尖直下,外踝下缘与跟骨之间的凹陷中	失眠,嗜睡;头痛,眩晕,项强;目赤肿痛,眼睑下垂;癫狂痫;腰腿疼痛	直刺 0.3~0.5 寸;可灸	八脉交会穴
至阴	在足趾,小趾末节外侧,趾甲根角侧后方 0.1 寸(指寸)	难产,胎位不正;头痛,目痛;鼻衄,鼻塞	浅刺 0.1~0.2 寸;可灸	井穴

8. 足少阴肾经腧穴(acupoints of kidney meridian of foot-shaoyin) 本经腧穴起于涌泉穴,止于俞府穴,左右各 27 个腧穴(图 4-13),主要分布在足心、下肢内侧后缘及腹胸部。可用于泌尿生殖疾患、神志病变、肺系疾病以及经脉循行部位其他病证的干预。其常用腧穴的定位、主治及操作见表 4-20。

表 4-20 足少阴肾经常用腧穴

穴名	定位	主治	操作	附注
涌泉	在足底,屈足蜷趾时足心最凹陷处	眩晕,头顶痛,失眠,癫狂,昏厥,小儿惊风;小便不利,便秘;舌干,失音,咽喉肿痛;足心热	直刺 0.5~1.0 寸;可灸	井穴
太溪	在踝区,内踝尖与跟腱之间的凹陷中	遗精,阳痿,月经不调;小便频数;腰痛泄泻;消渴;头痛,眩晕,耳鸣,耳聋,齿痛,咽喉肿痛;失眠,健忘;咳喘,咯血	直刺 0.5~1.0 寸;可灸	输穴原穴
照海	在踝区,内踝尖下 1 寸,内踝下缘边际凹陷中	小便频数,癃闭;痛经,月经不调,带下,阴痒,阴挺;目赤肿痛,咽喉干痛;失眠;痫证	直刺 0.5~0.8 寸;可灸	八脉交会穴
复溜	在小腿内侧,内踝尖上 2 寸,跟腱前缘	水肿;泄泻,腹胀;盗汗,汗出不止或热病无汗;下肢痿痹	直刺 0.5~1.0 寸;可灸	经穴
阴谷	在膝后区,腘横纹上,半腱肌肌腱外侧缘	月经不调,崩漏;阳痿;疝气;癫狂;膝骨痛	直刺 1.0~1.5 寸;可灸	合穴

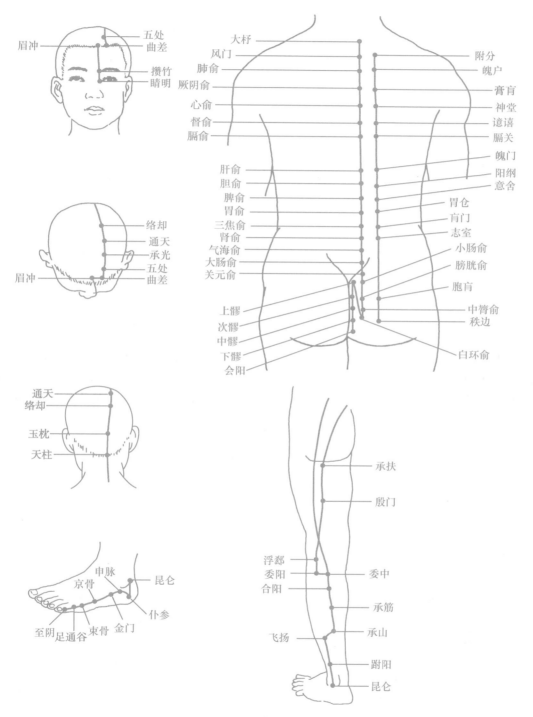

图 4-12 足太阳膀胱经腧穴

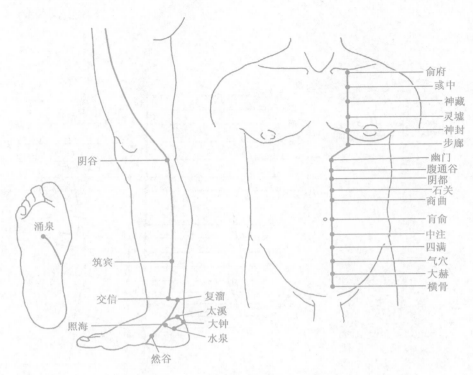

图 4-13　足少阴肾经腧穴

9. 手厥阴心包经腧穴（acupoints of pericardium meridian of hand-jueyin）　本经腧穴起于天池穴，止于中冲穴，左右各 9 个腧穴（图 4-14），主要分布在胸前部及上肢内侧中间。可用于心胸疾患、胃部疾病、神志病及经脉循行部位其他病证的干预。其常用腧穴的定位、主治及操作见表 4-21。

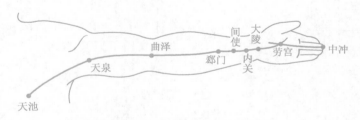

图 4-14　手厥阴心包经腧穴

表 4-21　手厥阴心包经常用腧穴

穴名	定位	主治	操作	附注
曲泽	在肘前区，肘横纹上，肱二头肌腱的尺侧缘凹陷中	心悸，心痛；热病；呕吐，泄泻，胃痛；肘臂痛	直刺 1.0~1.5 寸；或用三棱针点刺出血；可灸	合穴
内关	在前臂前区，腕掌侧远端横纹上 2 寸，掌长肌腱与桡侧腕屈肌腱之间	胸闷，心悸，心痛；呕吐，呃逆，胃痛；头痛，眩晕，失眠，癫痫；肘臂挛痛	直刺 0.5~1.0 寸；可灸	络穴 八脉交会穴
大陵	在腕前区，腕掌侧远端横纹中点，掌长肌腱与桡侧腕屈肌腱之间	心悸，心痛，胸胁痛；胃痛，呕吐；手腕痛	直刺 0.3~0.5 寸；可灸	输穴 原穴
劳宫	在掌区，横平第 3 掌指关节近端，第 2、3 掌骨之间偏于第 3 掌骨	口臭，口疮，鼻衄；癫狂痫，中风，中暑；心痛；呕吐	直刺 0.3~0.5 寸；可灸	荥穴
中冲	在手指，中指末端最高点	昏厥，小儿惊风；中暑，热病；心痛，心烦；舌强肿痛	浅刺 0.1 寸；或用三棱针点刺出血	井穴

Note：

针刺"水沟""内关"对脑出血大鼠脑组织细胞凋亡因子的影响

将健康雄性大鼠随机分为对照组、模型组、穴位组、非穴组。穴位组用提插捻转泻法刺激双侧"内关"，雀啄法强刺激"水沟"，两穴留针 30min；非穴组用提插捻转泻法刺激双侧腋中线下 5mm 的 2 个非穴点，雀啄法强刺激尾骨尖左侧旁开 3mm 的非穴点。结果发现，针刺"水沟""内关"能改善脑出血后大鼠神经功能缺损体征，还可能通过降低出血后脑组织中天冬氨酸水解酶 Caspase-3、Caspase-9 蛋白表达水平，抑制出血后由 Caspase 类介导的神经元凋亡的发生，拮抗出血后脑组织损伤，保护神经元功能。

10. 手少阳三焦经腧穴（acupoints of triple energizer meridian of hand-shaoyang）　本经腧穴起于关冲穴，止于丝竹空穴，左右各 23 个腧穴（图 4-15），主要分布在上肢外侧中间、颈侧部、耳旁及侧头部。可用于头面五官疾病、胸胁病变、热病及经脉循行部位其他病证的干预。其常用腧穴的定位、主治及操作见表 4-22。

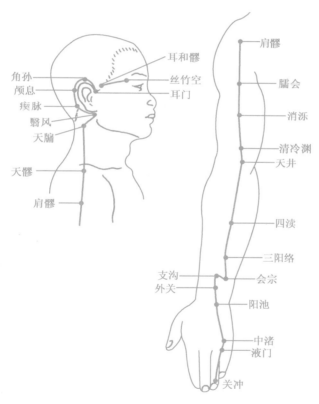

图 4-15　手少阳三焦经腧穴

表 4-22　手少阳三焦经常用腧穴

穴名	定位	主治	操作	附注
液门	在手背，第 4、5 指间指蹼缘上方赤白肉际凹陷中	目赤，耳聋，头痛，咽喉肿痛；疟疾；手臂痛	直刺 0.3~0.5 寸；可灸	荥穴
中渚	在手背，第 4、5 掌骨间，第 4 掌指关节近端凹陷中	耳鸣，耳聋，头痛，目赤，咽喉肿痛；疟疾，热病；肩背肘臂疼痛，手指屈伸不利	直刺 0.3~0.5 寸；可灸	输穴

Note：

续表

穴名	定位	主治	操作	附注
外关	在前臂后区,腕背侧远端横纹上2寸,尺骨与桡骨间隙中点	头痛,目赤,耳鸣,耳聋;热病;胸胁疼痛;上肢痿痹	直刺0.5~1.0寸;可灸	络穴 八脉交会穴
支沟	在前臂后区,腕背侧远端横纹上3寸,尺骨与桡骨间隙中点	便秘;耳鸣,耳聋;落枕,胁肋疼痛;热病	直刺0.5~1.0寸;可灸	经穴
翳风	在颈部,耳垂后方,乳突下端前方凹陷中	口喎,齿痛,耳鸣,耳聋,颊肿;呃逆;瘰疬	直刺0.8~1.2寸	
丝竹空	在面部,眉梢凹陷中	眼睑瞤动,目眩,目赤肿痛;头痛;癫痫	平刺0.5~1.0寸;不灸	

11. 足少阳胆经腧穴(acupoints of gallbladder meridian of foot-shaoyang) 本经腧穴起于瞳子髎穴,止于足窍阴穴,左右各44个腧穴(图4-16),主要分布在头面部、项部、肩部、胸腹侧面、下肢外侧面及足背外侧。可用于头面五官疾病、肝胆病变、神志病、热病及经脉循行部位其他病证的干预。其常用腧穴的定位、主治及操作见表4-23。

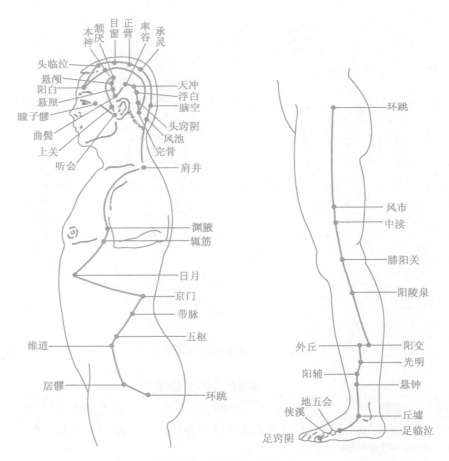

图 4-16 足少阳胆经腧穴

表 4-23　足少阳胆经常用腧穴

穴名	定位	主治	操作	附注
瞳子髎	在面部,目外眦外侧 0.5 寸凹陷中	目赤肿痛,目翳,青盲;头痛	平刺或斜刺 0.3~0.5 寸	
听会	在面部,耳屏间切迹与下颌骨髁突之间的凹陷中	耳鸣,耳聋,聤耳;口㖞,面痛,齿痛	微张口,直刺 0.5~1.0 寸	
颔厌	在头部,从头维至曲鬓的弧形连线(其弧度与鬓发弧度相应)的上 1/4 与下 3/4 的交点处	偏头痛,眩晕;耳鸣;口㖞,齿痛;癫痫	平刺 0.5~0.8 寸	
悬颅	在头部,从头维至曲鬓的弧形连线(其弧度与鬓发弧度相应)的中点处	偏头痛,眩晕;面痛,齿痛;鼻衄	平刺 0.5~0.8 寸	
曲鬓	在头部,耳前鬓角发际后缘与耳尖水平线交点处	偏头痛,目赤肿痛,齿痛,颔颊肿	平刺 0.5~0.8 寸	
阳白	在前额部,眉上 1 寸,瞳孔直上	眩晕,头痛;眼睑瞤动,目痛,雀目,面瘫	平刺 0.5~0.8 寸	
风池	在颈后区,枕骨之下,胸锁乳突肌上端与斜方肌上端之间的凹陷中	头痛,目赤肿痛,耳鸣,耳聋,眩晕,中风;失眠,健忘;热病,感冒	向鼻尖方向斜刺 0.8~1.2 寸	
肩井	在肩胛区,第 7 颈椎棘突下与肩峰最外侧点连线的中点	颈项、肩背疼痛,上肢不遂;乳痛,乳少,难产;瘰疬	直刺 0.3~0.5 寸,忌深刺,孕妇禁用	
环跳	在臀区,股骨大转子最凸点与骶管裂孔连线的外 1/3 与内 2/3 交点处	腰腿痛,下肢痿痹,半身不遂	直刺 2.0~3.0 寸	
阳陵泉	在小腿外侧,腓骨头前下方凹陷中	胁肋疼痛,口苦,呕吐,黄疸,下肢痿痹,膝髌肿痛;小儿惊风	直刺 1.0~1.5 寸;可灸	合穴筋会穴
光明	在小腿外侧,外踝尖上 5 寸,腓骨前缘	夜盲,目视不明,目痛;乳少,乳房胀痛;下肢痿痹	直刺 1.0~1.5 寸;可灸	络穴
悬钟	在小腿外侧,外踝尖上 3 寸,腓骨前缘	偏头痛,落枕,颈项强痛,胸胁胀痛;便秘,痔疾;下肢痿痹	直刺 0.5~1.0 寸;可灸	髓会穴
丘墟	在踝区,外踝的前下方,趾长伸肌腱的外侧凹陷中	目赤肿痛,胸胁痛;下肢痿痹,外踝肿痛,足下垂;疟疾	直刺 0.5~0.8 寸;可灸	原穴
足临泣	在足背,第 4、5 跖骨底结合部的前方,第 5 趾长伸肌腱外侧凹陷中	偏头痛,目眩,目痛;乳痛,月经不调;胁肋痛,足跗肿痛;疟疾;瘰疬	直刺 0.3~0.5 寸;可灸	输穴

12. 足厥阴肝经腧穴(acupoints of liver meridian foot-jueyin)　本经腧穴起于大敦穴,止于期门穴,左右各 14 个腧穴(图 4-17),主要分布在下肢内侧、侧腹部及胸部。可用于肝胆疾患、脾胃病、妇科病、前阴病变及经脉循行部位其他病证的干预。其常用腧穴的定位、主治及操作见表 4-24。

Note:

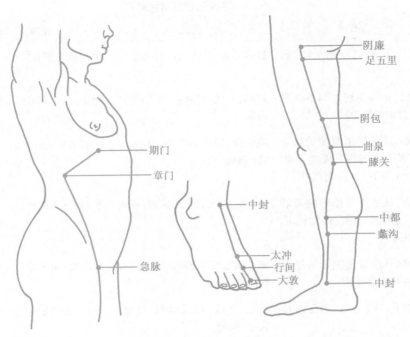

图 4-17　足厥阴肝经腧穴

表 4-24　足厥阴肝经常用腧穴

穴名	定位	主治	操作	附注
行间	在足背，第 1、2 趾之间，趾蹼缘后方赤白肉际处	头痛，眩晕，目赤肿痛，青盲，口蜗；痛经，月经不调，经闭，崩漏，带下；疝气；中风，癫痫；黄疸，胁肋痛	直刺 0.5~0.8 寸；可灸	荥穴
太冲	在足背，第 1、2 跖骨之间，跖骨底结合部前方凹陷中，或触及动脉搏动	眩晕，头痛，耳鸣，耳聋，目赤肿痛，青盲，咽喉肿痛，口蜗；中风，癫痫，小儿惊风；痛经，月经不调，经闭，崩漏，带下，遗尿，癃闭；黄疸，胁痛，胃脘痛，呃逆，泄泻；下肢痿痹，足跗肿痛	直刺 0.5~1.0 寸；可灸	输穴原穴
蠡沟	在小腿内侧，内踝尖上 5 寸，胫骨内侧面中央	月经不调，赤白带下，阴挺，阴痒，睾丸肿痛；小便不利，遗尿；足胫疼痛	平刺 0.5~0.8 寸；可灸	络穴
曲泉	在膝部，腘横纹内侧端，半腱肌肌腱内缘凹陷中	小便不利，淋证，癃闭；阳痿，遗精，痛经，月经不调，带下，阴挺，阴痒，膝髌肿痛，下肢痿痹	直刺 1.0~1.5 寸；可灸	合穴
期门	在胸部，第 6 肋间隙，前正中线旁开 4 寸	胸胁胀痛；乳痈；呕吐，呃逆，吐酸，腹胀，腹泻	斜刺或平刺 0.5~0.8 寸	肝募穴

13. 督脉腧穴（acupoints of governor vessel） 本经腧穴起于长强穴，止于龈交穴，共 29 个腧穴（图 4-18），主要分布在躯干后正中线及头面部正中线上。可用于神志病、热病、头项腰背部病证及相应内脏疾患的干预。其常用腧穴的定位、主治及操作见表 4-25。

表 4-25　督脉常用腧穴

穴名	定位	主治	操作	附注
长强	在会阴区，尾骨下方，尾骨端与肛门连线的中点处	脱肛，痔疾，泄泻，便秘；癥疾，癫痫；腰痛，尾骶骨疼痛	斜刺 0.5~1.0 寸，针刺方向向上与骶骨平行	络穴
大椎	在脊柱区，第 7 颈椎棘突下凹陷中，后正中线上	热病，骨蒸潮热，疟疾；感冒，咳喘；癫痫，小儿惊风；风疹，痤疮；脊强，头项痛	斜刺 0.5~1.0 寸；或用三棱针点刺放血	手足三阳经与督脉的交会穴

Note:

续表

穴名	定位	主治	操作	附注
风府	在颈后区,枕外隆凸直下,两侧斜方肌之间凹陷中	眩晕,头痛,项强;中风,癫狂痫;目痛,鼻衄,咽喉肿痛	伏案正坐位,头微前倾,向下颌方向缓慢针刺 0.5~1.0 寸	
百会	在头部,前发际正中直上 5 寸	眩晕,头痛;癫狂痫,中风;失眠,健忘;久泄,脱肛,阴挺	平刺 0.5~1.0 寸;可灸	
神庭	前发际正中直上 0.5 寸	头痛,眩晕;鼻渊;目赤肿痛;心悸,失眠	平刺 0.5~0.8 寸	
水沟	在面部,人中沟的上 1/3 与中 1/3 交点处	昏迷,晕厥,中风,抽搐,癫狂痫;鼻塞,鼻衄,口㖞,牙关紧闭,齿痛,唇肿;闪挫腰痛,脊膂强痛;黄疸;消渴	向上斜刺 0.3~0.5 寸;或用指甲掐按;不灸	
印堂	在头部,两眉毛内侧端中间的凹陷中	失眠,健忘,痴呆,癫痫;头痛,眩晕;鼻渊,鼻衄	平刺 0.3~0.5 寸;或用三棱针点刺放血	

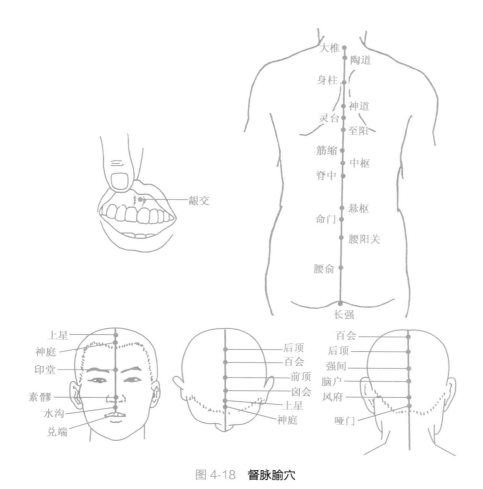

图 4-18　督脉腧穴

14. 任脉腧穴(acupoints of conception vessel)　本经腧穴起于会阴穴,止于承浆穴,共 24 个腧穴(图 4-19),主要分布在躯干前正中线及颜面部。可用于头面、颈、胸、腹部的局部病证及相应内脏疾患的干预。其常用腧穴的定位、主治及操作见表 4-26。

Note:

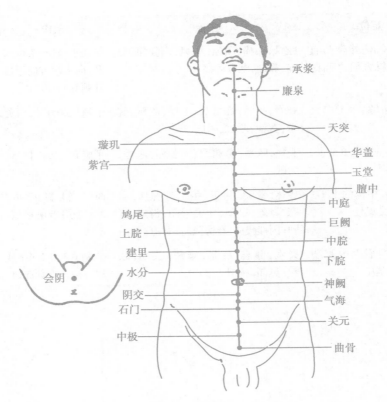

图 4-19 任脉腧穴

表 4-26 任脉常用腧穴

穴名	定位	主治	操作	附注
中极	在下腹部,脐中下 4 寸,前正中线上	尿频,遗尿,癃闭;遗精,阳痿,痛经,月经不调,崩漏,带下,阴挺;疝气	直刺 1.0~1.5 寸;可灸	膀胱募穴
关元	在下腹部,脐中下 3 寸,前正中线上	眩晕,中风脱证,虚劳羸瘦;小便频数,遗尿,癃闭;痛经,闭经,月经不调,崩漏,带下,不孕,阳痿,遗精;疝气;腹痛,泄泻	直刺 1.0~1.5 寸;可灸	小肠募穴
气海	在下腹部,脐中下 1.5 寸,前正中线上	中风脱证,虚劳羸瘦;遗尿,小便不利,水肿;遗精,阳痿,痛经,闭经,崩漏,带下,阴挺;疝气;腹痛,泄泻,便秘	直刺 1.0~1.5 寸;可灸	
神阙	在脐区,脐中央	虚脱;水肿;腹痛,久泄,痢疾,脱肛	宜灸;禁刺	
中脘	在上腹部,脐中上 4 寸,前正中线上	呕吐,吞酸,呃逆,胃脘痛,腹胀,泄泻;咳喘痰多;癫痫;黄疸;失眠,心悸,怔忡	直刺 1.0~1.5 寸;可灸	胃募穴 腑会穴
膻中	在胸部,横平第 4 肋间隙,前正中线上	心悸,胸痛,胸闷;咳喘,气短;乳痈,乳少;呕吐,呃逆	平刺 0.3~0.5 寸	心包募穴 气会穴
承浆	在面部,颏唇沟的正中凹陷处	面肿,面痛,口㖞,齿痛,口舌生疮,暴喑,癫痫;消渴	斜刺 0.3~0.5 寸;可灸	

（二）经外奇穴

经外奇穴对于某些病证常有着特殊的疗效,故在临床上被广泛应用。

1. 头颈部经外奇穴 临床常用的头颈部经外奇穴主要有四神聪、鱼腰、太阳及翳明等（表 4-27）。

Note:

表 4-27　头颈部常用经外奇穴

穴名	定位	主治	操作	附注
四神聪	在头部,百会前后左右旁开各1寸,共4穴(图 4-20)	眩晕,头痛;失眠,健忘;癫狂痫	平刺 0.5~0.8 寸;可灸	头面部奇穴
鱼腰	在头部,瞳孔直上,眉毛中(图 4-21)	眼睑瞤动,目痛,眼睑下垂;眉棱骨痛	平刺 0.3~0.5 寸;不灸	
太阳	在头部,眉梢与目外眦之间,向后约1横指的凹陷中(图 4-22)	头痛,目疾,面痛,齿痛	直刺或斜刺 0.3~0.5 寸;或用三棱针点刺出血	
翳明	在颈部,翳风后1寸(图 4-22)	眩晕,头痛,目疾,耳鸣;失眠	直刺 0.5~1.0 寸	颈部奇穴

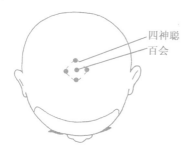

图 4-20　四神聪

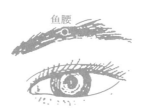

图 4-21　鱼腰

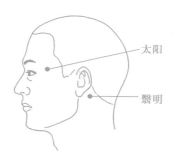

图 4-22　太阳、翳明

2. 胸腹腰背部经外奇穴　临床常用的胸腹部及腰背部经外奇穴主要有子宫、定喘及夹脊穴(表 4-28)。

表 4-28　胸腹腰背部常用经外奇穴

穴名	定位	主治	操作	附注
子宫	在下腹部,脐中下4寸,前正中线旁开3寸(图 4-23)	月经不调,崩漏,痛经,阴挺	直刺 0.8~1.2 寸;可灸	腹部奇穴
定喘	在脊柱区,横平第7颈椎棘突下,后正中线旁开0.5寸(图 4-24)	咳嗽,哮喘;落枕,肩背疼痛,上肢疼痛不举	直刺或偏向内侧针刺 0.5~1.0 寸	腰背部奇穴
夹脊	在脊柱区,第1胸椎至第5腰椎棘突下两侧,后正中线旁开0.5寸,一侧17穴,左右共34穴(图 4-24)	胸 1~5 夹脊穴可治疗肺、心、胸部及上肢疾患;胸 6~12 夹脊穴可治疗脾、胃、肝、胆疾病;腰 1~5 夹脊穴可治疗腰骶、盆腔及下肢病变	直刺或向内斜刺 0.5~1.0 寸	

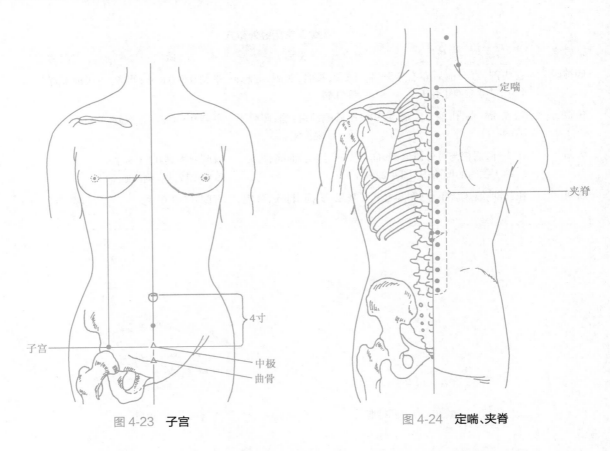

图 4-23　**子宫**　　　　　　　　　图 4-24　**定喘、夹脊**

3. 四肢部经外奇穴　临床常用的四肢部经外奇穴主要有腰痛点、十宣及内膝眼等（表 4-29）。

表 4-29　四肢部常用经外奇穴

穴名	定位	主治	操作	附注
腰痛点	在手背，第 2、3 掌骨及第 4、5 掌骨之间，腕背侧远端横纹与掌指关节的中点处，一手 2 穴（图 4-25）	急性腰扭伤	直刺 0.5~0.8 寸；可灸	上肢部奇穴
外劳宫	在手背，第 2、3 掌骨之间，掌指关节后 0.5 寸（指寸）凹陷中（图 4-25）	落枕；手指麻木；脐风	直刺 0.5~0.8 寸；可灸	
八邪	在手背，第 1~5 指间，指蹼缘后方赤白肉际处，左右共 8 穴（图 4-26）	手背肿痛，手指麻木；毒蛇咬伤；烦热；目痛	斜刺 0.5~0.8 寸或点刺出血；可灸	
四缝	在手指，第 2~5 指掌面的近端指间关节横纹的中央（图 4-27）	小儿疳积；百日咳	直刺 0.1~0.2 寸，挤出少量黄白黏液或出血	
十宣	在手指，十指尖端，距指甲游离缘 0.1 寸（指寸），左右共 10 穴（图 4-27）	高热，中暑；昏迷，晕厥；癫痫；咽喉肿痛；指端麻木	直刺 0.1~0.2 寸或点刺出血	
内膝眼	在膝部，髌韧带内侧凹陷处的中央（图 4-28）	膝部肿痛，下肢痹痛	斜刺 0.5~1.0 寸；可灸	下肢部奇穴
胆囊	在小腿外侧，腓骨小头直下 2 寸（图 4-29）	胆囊炎，胆石症，胆绞痛，胆道蛔虫病	直刺 1.0~1.5 寸；可灸	

Note:

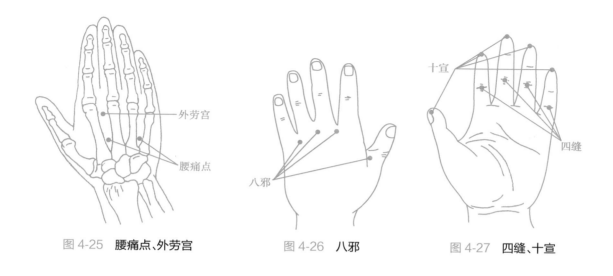

图 4-25　**腰痛点、外劳宫**　　　图 4-26　**八邪**　　　图 4-27　**四缝、十宣**

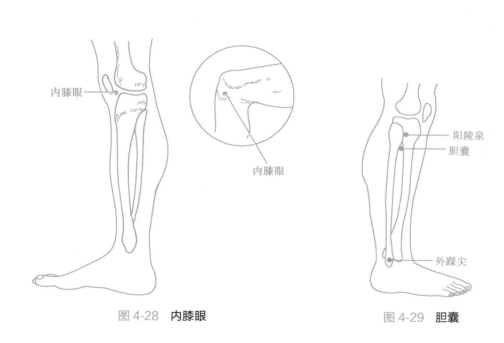

图 4-28　**内膝眼**　　　　　　　图 4-29　**胆囊**

六、腧穴的选择

临床上既可选用单个腧穴对患者进行干预,也可在中医学基础理论和护治原则的指导下,结合经脉的循行分布、腧穴的功能和特异性,选取多个腧穴联合应用。

（一）选穴原则

选穴原则是指临证选取腧穴应遵循的基本法则,主要包括近部选穴、远部选穴、辨证选穴和对症选穴四个方面。

1. **近部选穴**　近部选穴是根据腧穴的近治作用而选取病证所在部位或邻近部位腧穴的一种选穴原则,是"腧穴所在,主治所在"规律的体现。例如,眼部病证取睛明、瞳子髎,耳部疾患取听会、听宫,鼻部病证取迎香、印堂,口㖞取地仓、颊车等,皆属于近部选穴。

2. **远部选穴**　远部选穴是根据腧穴的远治作用而选取距离病变处较远部位腧穴的一种选穴原

Note:

则,是"经脉所通,主治所及"规律的体现。例如,口眼㖞斜取合谷、太冲,胃痛取内关、足三里,腰痛取水沟、委中,少阳头痛取外关、悬钟等,则属于远部选穴。

3. 辨证选穴　辨证选穴是在对疾病进行辨证分型的基础上,针对其病因病机和证候特点选取相应腧穴的一种选穴原则。例如,在内伤咳嗽中,痰湿蕴肺者,可取太渊、肺俞以理气止咳,取丰隆、阴陵泉可利湿化痰;肝火犯肺者,可选太冲、阳陵泉泻肝胆之火,取尺泽、肺俞以清热止咳;肺阴亏虚者,取太渊、太溪可补益肺肾之阴,取肺俞、中府以润肺止咳。

4. 对症选穴　对症选穴是根据腧穴的特殊治疗作用和临床经验而选取腧穴的原则。例如,发热取大椎,急性腰扭伤取后溪,小儿疳积取四缝等。

(二) 配穴方法

配穴方法是依据选穴原则将两个或两个以上腧穴配伍应用的方法。临床常用的配穴方法,主要有按部配穴和按经配穴两类。

1. 按部配穴　按部配穴是依据腧穴分布的部位进行配穴的方法。

(1)上下配穴法:是将上肢或腰部以上腧穴和下肢或腰部以下的腧穴进行配伍的方法。如中气下陷,上取百会,下取足三里;咽喉疾患,上取列缺,下取照海;胁肋疼痛,上取支沟,下取阳陵泉等。

(2)前后配穴法:又称"腹背阴阳配穴法",是指将身体前后部腧穴进行配伍的方法。如眼部疾患,前取睛明,后取风池;咳喘病证,前取中府、膻中,后取肺俞、定喘;便秘,前取天枢,后取大肠俞等。

(3)左右配穴法:是指将身体左右两侧的腧穴进行配伍的方法。如不寐,可取双侧的安眠、神门、内关;右侧面瘫,可取右侧的颊车、地仓和左侧的合谷;左侧的少阳头痛,可取左侧的悬颅、颔厌和右侧的外关、足临泣等。

(4)三部配穴法:是同时选用病变局部、邻近部位和远端腧穴进行配伍的方法。如眼部疾患,可取局部的睛明、球后;邻近部位取翳明、风池;远端配伍光明、太冲;漏肩风取局部的肩髃、肩髎,邻近部位取臂臑、曲池,远端可配伍条口、阳陵泉;痔疮取局部的长强、邻近部位的次髎和远端的二白、承山等。

2. 按经配穴　按经配穴是依据经络理论和经脉之间的联系来选穴配伍的方法。

(1)本经配穴法:是选用与病变脏腑有所属关系经脉的腧穴进行配伍的方法。例如,手太阴肺经,起于中焦,下络大肠,还循胃口,上膈属肺,故肺脏疾患,可选用肺经的腧穴中府、尺泽、经渠、太渊等进行干预,即属于本经配穴法。

(2)表里经配穴法:是选用有表里关系经脉的腧穴进行配伍的方法。例如,脾脏病变,可选足太阴脾经腧穴太白、阴陵泉,配伍足阳明胃经腧穴足三里;肝脏疾患,可选足厥阴肝经腧穴太冲、曲泉,配伍足少阳胆经腧穴阳陵泉等。

(3)同名经配穴法:是选用手足同名经的腧穴进行配伍的方法。例如,气虚证,可取手阳明经的合谷,配足阳明经的足三里;太阳头痛,取手太阳经的后溪,配伍足太阳经的申脉;耳鸣,可选手少阳经的外关,配伍足少阳经的阳陵泉等。

(4)子母经配穴法:是依据脏腑、经脉的五行属性及"虚则补其母,实则泻其子"的原则来选穴配伍的方法。例如,肺气虚证,在选用手少阴肺经腧穴和肺俞穴的基础上,据据"虚则补其母"的原则,可配伍其母经足太阴脾经的腧穴太白、阴陵泉等,以培土生金;肝郁化火证,在选用足厥阴肝经和足少阳胆经腧穴的同时,依据"实则泻其子"的原则,可配伍其子经手少阴心经的腧穴神门、少府等,以泻心肝之火。

此外,临床上还有结合经脉的交叉、交会情况进行选穴配伍的方法,即交会经配穴法。

(郑方道)

思　考　题

1. 某男性,41 岁,因左侧面瘫 2 天而就诊。2 天前因受凉出现左侧面瘫,现症见:左侧额纹消失,眼睑不能闭合,鼻唇沟变浅,口角右偏,舌质淡红,苔薄白,脉沉缓。医嘱:穴位按摩左侧阳白、攒竹、迎香、地仓、颊车、翳风穴,右侧合谷穴,每日 1 次。请思考:

（1）阳白、迎香、地仓、颊车穴各归属哪一条经脉？

（2）合谷穴如何定位？

（3）试用经络理论解释选取右侧合谷穴的原因。

2. 某女性,38 岁,因大便不畅 1 年伴胸背胀痛 5 天而就诊。症见:大便艰涩不畅,5~6 天 1 次,虽有便意,欲解不得,常需 10~15min 后方解出大便,量少,伴胸膈饱闷,喜呻吟,善太息,腹胀如鼓,自觉憋气,胸痛彻背,不能平卧,心烦易怒,食不知味,月经或前或后,舌淡暗,苔薄白腻,脉弦滑。医嘱:穴位按摩双侧天枢、足三里、上巨虚、太冲穴,每日 1 次。请思考:

（1）天枢、太冲分别归属哪一条经脉？如何定位？

（2）足三里如何定位？有何主治特点？

3. 某女性,32 岁,因腰部酸痛 3 天而就诊。现症见:腰部酸痛,痛连右侧臀部,疼痛时轻时重,遇寒痛甚,舌质淡,苔白腻。医嘱:双侧肾俞、右侧环跳穴拔火罐,双侧委中穴位按摩,每日 1 次。请思考:

（1）肾俞、委中、环跳穴各归属哪一条经脉？

（2）环跳穴如何定位？

（3）肾俞穴、委中穴分属哪类特定穴？有何特点？

URSING

第五章

推 拿 概 要

05章 数字内容

知识目标：

1. 掌握常见成人及小儿推拿手法的操作要点。

2. 熟悉推拿的适应证、禁忌证和注意事项。

3. 了解推拿的作用原理及介质的选择。

能力目标：

能运用所学为不同病证的患者实施推拿治疗。

素质目标：

在推拿过程中能关爱和尊重患者,保护患者隐私,具备同理心。

推拿(manipulations of tuina)又称按摩(massage),是中医学的一个重要组成部分。推拿法(tuina therapy)是指在中医基础理论指导下,根据患者病情,运用各种手法作用在人体体表特定部位或穴位上,以调节机体生理、病理状态,从而达到防治疾病目的的一种外治方法。

第一节 概 述

推拿历史悠久,不但用于治病,还广泛用于预防保健。早在《汉书·艺文志》中就载有《黄帝岐伯按摩十卷》;《周礼》和《史记》均有应用按摩疗法治疗疾病的记载;《金匮要略》中提出了膏摩疗法,即通过介质施行按摩手法;按摩术发展至三国时期,已设有按摩专科及专科医生;隋代设有按摩博士职务;唐代加设了按摩师、按摩工等不同等级。随着历史的推进,按摩治疗范围越来越广,特别是明代在治疗小儿疾病方面形成了独特的体系,随着《小儿推拿秘诀》《小儿推拿方脉活婴秘旨全书》等书的问世,按摩又有了"推拿"之称。随着科学的发展,用生物力学、生物化学等方法证实了按摩这一古老治疗手法的科学性。中医推拿形成了许多学术思想,其中"小儿推拿""正骨推拿""内功推拿""经穴按摩"等内容之丰富、方法之多、应用之广,为世界瞩目。由于推拿疗法具有简便易行、行之有效、安全易学等优点,故广泛应用于临床护理实践。因此,中医护理人员应掌握基本的推拿知识,练好常用的推拿手法。

一、推拿的作用原理

推拿疗法的基本原理是"力""能""信息"三方面的作用。即操作者通过手法所产生的外力在人体特定的部位或穴位上做功,进而起到纠正解剖位置的作用;这种功也可转换成各种能,并渗透到体内,改变其有关的系统内能,进而发挥治疗作用;这种功还可转换为信息的载体,向人体某一系统或器官传入信号,具有疏通经络、滑利关节、舒筋整复、活血祛瘀、调整脏腑气血、增强人体抗病能力等治疗作用。

二、推拿的适应证与禁忌证

(一) 推拿的适应证

推拿可作为主要和辅助的治疗手段,广泛应用于内、外、妇、儿、五官、骨伤等各科。

1. **内科疾病** 如感冒、咳嗽、哮喘、中风、眩晕、高血压、胃脘痛、呕吐、呃逆、泄泻、胃下垂、便秘、不寐、胁痛、头痛、癃闭、遗精、阳痿、消渴、痹证、痿证等。

2. **外科疾病** 如腹部手术后肠粘连、慢性前列腺炎、慢性阑尾炎、下肢静脉曲张、乳痈等。

3. **妇产科疾病** 如月经不调、痛经、闭经、围绝经期综合征、带下病、慢性盆腔炎、产后身痛、产后缺乳、子宫脱垂等。

4. **儿科疾病** 如脑瘫、肺炎、咳嗽、发热、泄泻、呕吐、积滞、疳积、佝偻病、肌性斜颈、夜啼、遗尿、小儿麻痹后遗症等。

5. **五官科疾病** 如近视、麻痹性斜视、眼睑下垂、溢泪症、咽喉炎、鼻窦炎、齿痛、喉喑等。

6. **骨伤科疾病** 急慢性损伤,如急性腰扭伤、腰肌劳损、落枕等;关节脱位复位后关节粘连、僵直及软组织挛缩;某些骨关节病所致肢体疼痛、活动受限者,如颈椎病、肩周炎、腰椎间盘突出症、膝关节骨性关节炎、退行性脊柱炎等。

(二) 推拿的禁忌证

一般认为以下患者或部位不适合选用推拿治疗。

1. 各种感染性疾病如丹毒、脓肿、骨髓炎、化脓性关节炎、脓毒血症等患者。

2. 各种开放性软组织损伤、骨结核、严重骨质疏松、骨关节或软组织肿瘤等患者。

3. 皮肤病变部位如皮肤破损、烧伤、烫伤、溃疡性皮炎、湿疹患者。

4. 各种血证、血液病及出血倾向者，如便血、尿血、外伤性出血、软组织血肿早期，胃、十二指肠等急性穿孔的患者。

5. 有严重的心、脑、肝、肾、肺等脏器病证的患者。

6. 有精神疾病等不能与医生合作的患者。

7. 急性脊柱损伤伴有脊髓症状的患者。

8. 年老体衰、久病体虚、过度饥饿、疲劳及酒后的患者。

9. 原因不明、未予明确诊断并伴有疼痛、发热、眩晕等症状的患者。

10. 月经期或妊娠期妇女的腹部和腰骶部。

三、推拿手法的技术要求

推拿手法要求持久、有力、均匀、柔和，从而达到"深透"。所谓"持久"，是指手法能按要求持续运用一定时间；所谓"有力"，是指手法必须具有一定的力量，这种力量应该根据患者体质、病证、部位不同情况而增减；所谓"均匀"，是指手法动作要有节律性，速度不宜时快时慢，压力不宜时轻时重；所谓"柔和"，是指手法要轻而不浮，重而不滞，用力不可生硬粗暴或用蛮力，变换动作要自然。所谓"深透"，是指手法作用的最终效果不能局限于体表，而要达到组织深处的筋脉、骨肉。要想达到"深透"的目的，必须保持上述四个方面协调统一。

四、推拿介质

为了减少推拿时对皮肤的摩擦损害，或者为了借助某些药物的辅助作用，可在推拿部位的皮肤上涂些液体、膏剂和撒些粉末，这些液体、膏剂或粉末通称为推拿介质。推拿时常应用各种介质，如葱姜水、滑石粉、麻油、冬青膏、红花油等。应用介质不但可以加强手法作用，提高治疗效果，还可起到润滑和保护皮肤的作用。

知 识 拓 展

临床推拿新介质——小儿推拿退热乳

临床上除了使用常见、单一的推拿介质外，医护人员还可以根据病证的需要制作复合型介质，以提高推拿的治疗效果。张琪薇等研究者为了提高推拿治疗小儿发热的效果，将柴胡、荆芥穗、金银花、薄荷等药物，采用现代提纯工艺，添加氮酮、丙二醇等附加剂，以水溶性卡波姆为基质，制成半固体凝胶状的小儿推拿退热乳。为了保证该介质临床应用安全、有效和可控性，研究人员利用家兔进行了皮肤刺激性实验。结果表明，小儿推拿退热乳对家兔完整皮肤无刺激性，破损皮肤有轻度刺激性。同时，他们还用豚鼠做了皮肤过敏试验，结果表明，阳性对照组（给予2,4-二硝基氯苯）出现重度红斑、中度水肿，致敏率100%，空白组和小儿推拿退热乳组在同一时间窗内均未见局部过敏及全身反应，表明小儿推拿退热乳无致敏性。

五、推拿的注意事项

1. 操作环境保持通风换气，避免对流风，注意保暖。寒冷季节操作者要注意手的温度，避免刺激患者导致不适。

2. 操作前，操作者应修剪指甲，洗净双手，避免损伤患者皮肤。

3. 操作手法持久、有力、均匀、柔和，运力能达到组织深部，禁用暴力、相反力，以防组织损伤。

4. 根据患者的年龄、性别、病情及耐受性，准确取穴，并用适宜的手法及刺激强度。对于青壮年、肌肉发达者，手法的力量可适当加重，以增强刺激；老年人和儿童肌肉松软者，手法力量宜轻，以免造成不必要的损伤。软组织损伤的初期,局部肿胀,疼痛剧烈,手法的压力宜轻;劳损或感觉迟钝、麻木者,手法刺激宜强。久病体弱,用力以轻为宜;初病体实,用力应适当加重。

5. 采用合适的体位。对患者而言,宜选择感觉舒适、肌肉放松、能维持较长时间的体位;对操作者来说,宜选择一个方便手法操作并有利于手法运用、力量发挥的操作体位,以保证操作者身体各部位动作协调一致,并遵循节力原则。

6. 操作顺序一般为自上而下、从前到后、由浅入深,循序渐进,并可根据病情适当调整手法,强度应遵循先轻后重、由重转轻、进而结束的原则。

7. 除少数直接接触皮肤的手法,如擦法及头部按摩外,其他手法治疗时应将治疗巾覆盖于施术部位。若天气炎热,可在施术部位涂适量的推拿介质,以免推拿时损伤皮肤。

8. 操作过程中随时观察患者对手法的反应和感觉。若有不适,及时调整手法和刺激强度。如出现头晕目眩、恶心、自汗等反应,立即停止推拿,并做好相应处理。

9. 每次操作约 30min,每日或隔日一次,10~15 次为一个疗程,疗程间隔 2~3 日。

六、推拿异常情况及其处理

1. **肌肉、韧带损伤** 如果操作者经验不足,不知病位深浅,用力过猛或手法粗暴,易导致肌肉挫伤、肌肉血肿、皮下血肿及韧带损伤。如出现肌肉、韧带损伤,应仔细查明原因,并及时对症处理,48h 内需冰敷或毛巾冷敷。如果是肢体部位受损,则需制动,并抬高患肢,48h 后疼痛稍缓解可用热敷、短波理疗,并辅以轻柔适当手法按摩等。

2. **骨折与脱位** 在推拿治疗过程中因直接暴力如用力过猛和超限活动,或间接暴力如旋转等运动类手法,容易导致骨折和脱位。如出现骨折与脱位,立即终止操作,及时请骨科会诊对症处理。

3. **晕推** 患者若突感精神疲乏、头晕目眩、面色苍白、恶心欲呕、多汗口干、心慌、四肢发冷,严重者血压下降、脉微欲绝、神志昏迷或仆倒在地,唇甲青紫,甚至大、小便失禁等,则为晕推现象。晕推产生的原因很多,如患者身体虚弱、精神紧张或疲劳、饥饿,大汗、大泻、大出血之后或体位不当,操作者手法刺激过重,患者对刺激的耐受能力差及室内空气不流通等因素均可导致。处理:立即停止推拿操作,帮助患者平卧,注意保暖,并给予适量温开水或糖水口服,一般可迅速恢复正常。如有恶心呕吐,可掐压内关穴,头晕者按揉风池穴。若患者失去知觉,但心率、血压仍正常者,属中度晕推,立即指掐人中穴、中冲穴、内关穴。如大量出汗、血压偏低、脉细欲绝者,为重度晕推,应立刻报告医生协同抢救。

第二节 成 人 推 拿

 ———————— 导入情境与思考 ————————

某女性,52 岁,因头痛 1d 而就诊。

患者平素恶风寒,2d 前因在户外骑车淋小雨约 20min,昨天起床自感头痛,今早起床头痛加剧,痛连项背,恶寒,遇风尤剧,喜裹头部,无发热出汗,口不渴,舌淡苔薄白,脉浮。中医护理特色门诊护士考虑为风寒感冒引起的头痛,拟予穴位按摩处理。

请思考:

1. 护士可选择哪些部位及穴位进行按摩?

2. 按摩时可采用哪些手法?

3. 按摩过程中应注意哪些事项?

一、成人常用推拿手法

常用的推拿手法根据动作形态可分为摆动类、摩擦类、振动类、挤压类、叩击类和运动关节类，每大类又包括数种手法。

(一) 摆动类手法

以指或掌、腕关节做协调连续摆动称摆动类手法，包括一指禅推法、滚法和揉法等。

1. **一指禅推法**（pushing manipulation with one-finger） 用大拇指指端或螺纹面着力于一定部位或穴位上，腕部放松，沉肩、垂肘、悬腕，肘关节略低于手腕，以肘部为支点，前臂做主动摆动，带动腕部和拇指关节做屈伸活动，手法频率为每分钟 120~160 次（图 5-1）。腕部摆动时，尺侧要低于桡侧，使产生的力持续作用于治疗部位上。本法接触面积较小，但深透度大，适用于全身各部穴位，用于治疗头痛、胃痛、腹痛及关节筋骨酸痛等疾病。

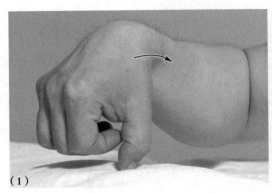
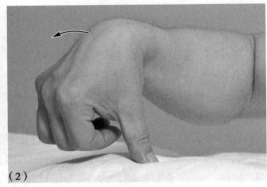

（1） （2）

图 5-1　一指禅推法

2. **滚法**（rolling manipulation） 滚法分为小鱼际滚法和指关节滚法，以小鱼际滚法最常用。用第五掌指关节部分着力于一定部位上，通过腕关节做屈伸和前臂的连续旋转运动，使小鱼际与手背（占掌背的 1/3~1/2）在施术部位上做持续不断的来回滚动。手法频率为每分钟 120~160 次（图 5-2）。适用于肩、背、臀及四肢等肌肉较丰厚的部位，常用于治疗关节、肌肉等软组织挫伤、半身不遂、腰椎间盘突出症、颈椎病、肩周炎等疾病。

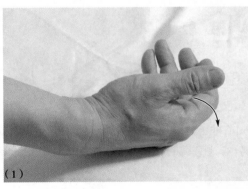
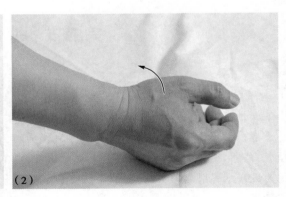

（1） （2）

图 5-2　滚法

3. **揉法**（kneading manipulation） 揉法分大小鱼际揉法、掌根揉法、指揉法三种。大小鱼际揉法是以肘关节为支点，前臂做主动运动，带动腕关节摆动，使大、小鱼际在施术部位做环旋揉动，并带动该处的皮下组织一起运动，频率每分钟 120~160 次（图 5-3）。掌根揉法是用掌根部垂直按于体表并带动皮下组织做环旋揉动，操作要领同大小鱼际揉法（图 5-4）。指揉法是用手指螺纹面吸定受术部

Note：

位,带动皮下组织做环形揉动(图 5-5)。本法轻柔缓和,适用于全身各部,常用于治疗慢性胃炎、胃及十二指肠溃疡、便秘、面神经麻痹、腰肌劳损等疾病。

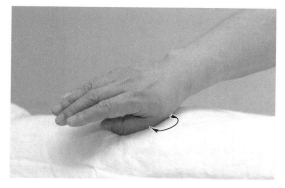

图 5-3　大小鱼际揉法

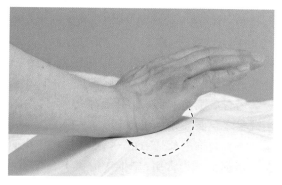

图 5-4　掌根揉法

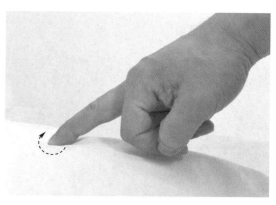

图 5-5　指揉法

(二)摩擦类手法

以掌、指或肘贴附在体表做直线或环旋移动称摩擦类手法,包括摩法、擦法、推法、搓法和抹法等。

1. 摩法(circular rubbing manipulation)　用掌面或示、中、无名指面附着于一定部位上,以腕关节为中心,连同前臂做环旋移动。频率为每分钟 120 次左右(图 5-6)。适用于胸腹、胁肋部,常用于治疗胃脘痛、食积腹胀、腹痛等疾病。

2. 擦法(to-and-fro rubbing manipulation)　用手掌的鱼际或全掌附着在一定部位进行直线来回摩擦。频率为每分钟 100 次左右(图 5-7、图 5-8)。适用于胸胁、腹、肩背、腰臀及四肢,常用于治疗内脏虚损和气血功能失常的疾病。

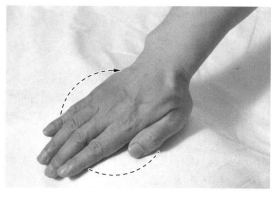

图 5-6　掌摩法

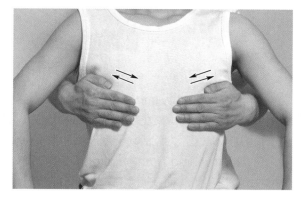

图 5-7　掌擦法

Note:

3. **推法**(pushing manipulation)　用指、掌或肘部着力于一定部位上做单方向的直线移动,分为指推法、掌推法和肘推法。指推法是以拇指指端着力于施术部位,其余四指置于对侧或相应的位置,以固定助力,腕关节略屈并偏向尺侧,拇指及腕臂主动施力,向其示指方向呈短距离、单向直线推进(图 5-9)。掌推法是以掌根部着力于施术部位,腕关节略背伸,肘关节伸直,以肩关节为支点,上臂主动施力,通过肘、前臂、腕,使掌根部向前方做单方向直线推进(图 5-10)。肘推法是屈肘握拳,以肘关节尺骨鹰嘴突起部着力于施术部位,另一侧手臂抬起,以掌包握住施术握拳之拳面,以固定助力,以肩关节为支点,上臂主动施力做较缓慢的单方向直线推进(图 5-11)。指推法适用于头面部、颈项部、手部和足部,尤以足部推拿为常用;掌推法适用于胸腹部、背腰部和四肢部;肘推法适用于背、腰部脊柱两侧。常用于治疗头痛、失眠、腰腿痛、腰背部僵硬、胸闷胁胀、腹胀、便秘等。

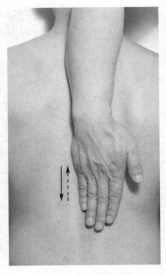

图 5-8　小鱼际擦法

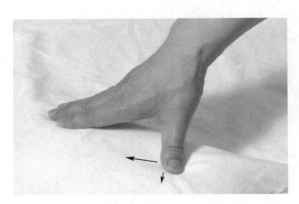

图 5-9　指推法

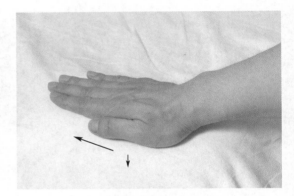

图 5-10　掌推法

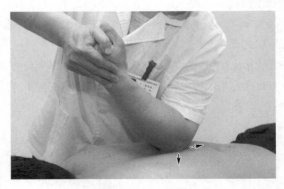

图 5-11　肘推法

4. **搓法**(palm-twisting manipulation)　用双手掌面夹住一定部位,相对用力做快速搓揉,同时做上下往返移动。频率约为每分钟 200 次(图 5-12)。适用于胁肋及四肢部,一般作为结束手法。常用于治疗肢体酸痛、关节活动不利及胸胁胀痛满闷等。

5. **抹法**(wiping manipulation)　用单手或双手拇指螺纹面紧贴皮肤,做上下、左右或弧形抹动(图 5-13)。适用于头面及颈项部,常用于配合治疗头晕、头痛及颈项强痛等。

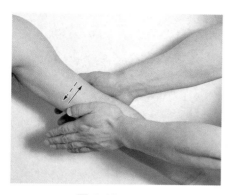

图 5-12 搓法

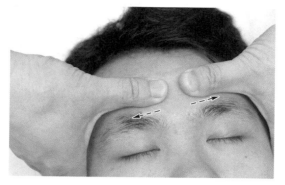

图 5-13 指抹法

(三) 振颤类手法

以较高的频率进行节律性轻重交替刺激,持续作用于人体,称振颤类手法,包括振法和抖法。

1. 振法(vibrating manipulation) 用手掌着力于体表,前臂和手部的肌肉强力静止性用力,产生振颤动作,频率要求每分钟 300 次以上(图 5-14)。适用于头部、胸腹部。可用于治疗软组织损伤肿痛、胃痉挛疼痛、脾虚泄泻、便秘、咳嗽痰多、痛经、月经不调、高血压、失眠等。

2. 抖法(shaking manipulation) 用双手握住患者的上肢或下肢远端,用力做连续的、小幅度的高频上下颤动(图 5-15)。适用于四肢,尤其是上肢,多作为治疗的结束手法。可用于治疗肩周炎、颈椎病等。

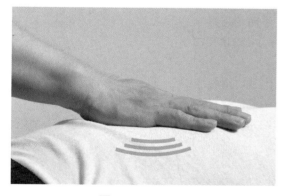

图 5-14 掌振法

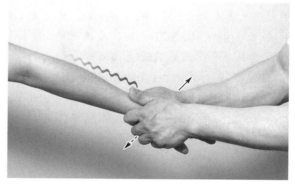

图 5-15 抖上肢法

(四) 挤压类手法

用指、掌或肢体其他部分按压或对称性挤压体表称挤压类手法,包括按法、点法、捏法、拿法、捻法、拨法和踩跷法等。

1. 按法(pressing manipulation) 用拇指端或指腹、单掌或双掌重叠按压一定部位,分指按法和掌按法。指按法以拇指螺纹面着力于施术部位,余四指张开,置于相应位置,以支撑助力,腕关节屈伸 40°~60°,拇指主动用力垂直向下按压。当按压力达到所需力度后,要稍停片刻,即所谓"按而留之",然后松劲撤力,再做重复按压,使按压动作既平稳又有节奏性(图 5-16)。

掌按法是以单手或双手掌面置于施术部位,以肩关节为支点,利用身体上半部的重量通过上臂、前臂及腕关节传至手掌部,垂直向下按压。施力原则同指按法(图 5-17)。适用于人体各部位,常用于治疗头痛、失眠、胃痛、半身不遂、颈椎病、腰椎间盘突出症等。

2. 点法(point pressing manipulation) 用拇指端或拇指、示指指间关节点压体表,分为拇指端点法、屈拇指点法和屈示指点法。拇指端点法是手握空拳,拇指伸直并紧靠于示指中节,

Note:

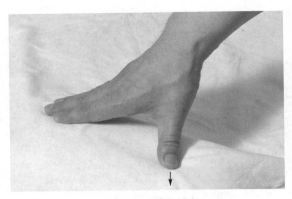

图 5-16　**指按法**

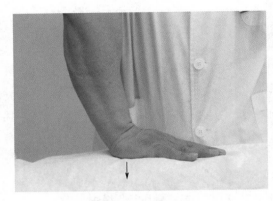

图 5-17　**掌按法**

以拇指端着力于施术部位,前臂拇指主动发力进行持续点压(图5-18)。屈拇指点法是屈拇指,以拇指指间关节桡侧着力于施术部位,拇指端抵于示指中节桡侧缘以助力,前臂与拇指主动施力,进行持续点压(图5-19)。屈示指点法是屈示指,其他手指相握,以示指近侧指间关节突起部着力于施术部位,拇指末节尺侧缘紧压示指指甲部以助力,前部与示指主动施力,进行持续点压(图5-20)。适用于肌肉较薄的骨缝处,常用于治疗脘腹挛痛、腰腿痛等。

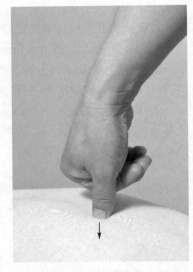

图 5-18　**拇指端点法**

3. **捏法**(pinching manipulation)　用拇指与其他手指相对用力挤压施术部位,然后放松,形成挤压、放松并循序移动的连续手法,称为捏法(图5-21)。捏法刚柔相济,适用于背脊、四肢和颈项部,常用于疲劳性四肢酸痛、颈椎病等。

4. **拿法**(grasping manipulation)　捏而提起谓之拿,拇指与其余手指相对用力,在一定部位上或穴位上做一松一紧的提捏动作,注意指端不能内扣,腕部放松,动作柔和灵活,连绵不断并富有节奏感(图5-22)。适用于颈项、肩、四肢等部位,常用于治疗颈椎病、肩周炎等。

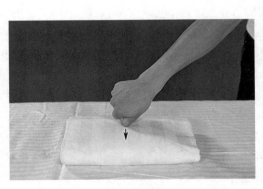

图 5-19　**屈拇指点法**

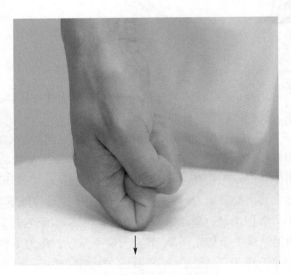

图 5-20　**屈示指点法**

Note:

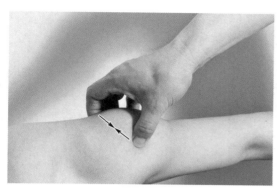

图 5-21　捏法

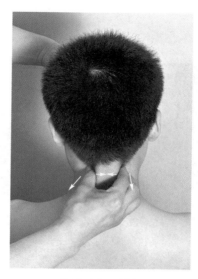

图 5-22　拿法

5. 捻法（finger-twisting manipulation）　用拇、示指螺纹面捏住一定部位,两指相对做快速搓揉动作,如捻线状。频率约为每分钟 200 次（图 5-23）。适用于四肢小关节,常配合其他手法治疗手指、足趾关节疼痛、肿胀或屈伸不利等。

6. 拨法（poking channels manipulation）　用手指指端或者指面沿与筋腱等条索状组织相垂直的方向来回揉拨,状如弹拨琴弦的手法。具体操作手法为拇指伸直,以指端着力于施术部位,其余四指置于相应位置以助力,拇指下压到一定深度,待患者有酸胀感时再做与肌纤维或肌腱、韧带呈垂直方向的单向或垂直回拨（图 5-24）。适用于四肢、颈项、肩背、腰臀等部位,主要用于治疗落枕、肩周炎、腰肌劳损、网球肘等。

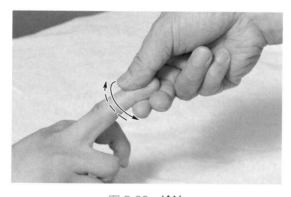

图 5-23　捻法

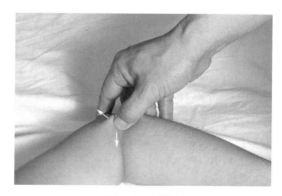

图 5-24　拨法

7. 踩跷法（treading manipulation）　用双足节律性地踩踏施术部位称踩跷法。患者俯卧,操作者双手扶住预先设置好的横木以控制自身体重和踩跳时的力量,同时用脚踩患者腰部并做适当的弹跳动作,跳时足尖不要离开腰部。根据患者体质可逐渐加重踩踏力量和弹跳速度,同时嘱患者随弹跳的起落配合呼吸,跳起时吸气,踩踏时呼气,切忌屏气（图 5-25）。适用于腰背部及下肢后侧肌肉较丰厚处,常用于治疗腰椎间盘突出症、腰部肌肉僵硬等。

（五）叩击类手法

用手掌、拳背、手指、掌侧面或桑枝棒叩打体表称叩击类手法,包括拍法、击法和弹法等。

1. 拍法（patting manipulation）　用虚掌（手指自然并拢,掌指关节微屈）拍打体表一定部位（图 5-26）。适用于肩背、腰臀及下肢部,常用于治疗肌肉痉挛、肌肉萎缩、风湿痹痛、关节麻木等。

Note:

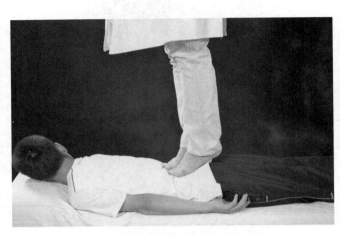

图 5-25　腰部弹压式踩跷法

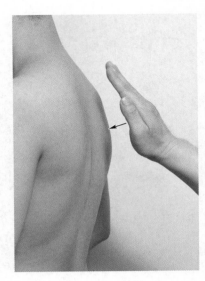

图 5-26　拍法

2. **击法**(percussing manipulation)　用拳背、掌根、掌侧小鱼际、指尖或借助于桑枝棒叩击体表一定部位，包括掌击法、掌根击法、侧击法、指尖击法等。拳击法是指以拳心、拳背、拳底有弹性地叩击体表(图 5-27)。掌根击法是手指微屈，腕略背伸，以掌根着力，有弹性、有节律地击打体表。侧击法是手指自然伸直，腕略背屈，用单手或双手小鱼际有弹性、有节律地击打体表(图 5-28)。指尖击法是两手五指屈曲，以指尖着力，用指端轻轻击打体表，如雨点下落。适用于腰背、臀、四肢、头等部位，常用于治疗风湿痹痛、脘腹痉挛、头痛、闪腰岔气等。

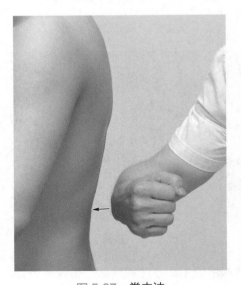

图 5-27　拳击法

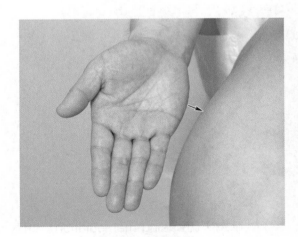

图 5-28　侧击法

3. **弹法**(shaking maneuver)　用一手指指腹紧压住另一手指甲，用力弹出，连续弹击体表一定部位，频率为每分钟 120~160 次。适用于全身各部，尤以头面、颈项部多见，常配合其他手法治疗项强、头痛、面神经麻痹等。

(六) 运动关节类手法

对关节做被动性活动的手法称为运动关节类手法，包括摇法、背法等。

1. **摇法**(rotating manipulation)　用双手托拿所摇关节的两端做环旋摇动(图 5-29)；或用一手

固定关节近端肢体,另一手握住关节远端肢体,以关节为轴,使肢体做被动环旋动作(图5-30)。适用于颈、腰和四肢各关节,用以治疗肩周炎、急性腰扭伤、腰椎间盘突出症、四肢关节扭伤等。

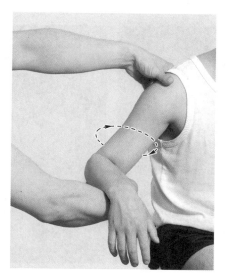

图 5-29 托肘摇肩法

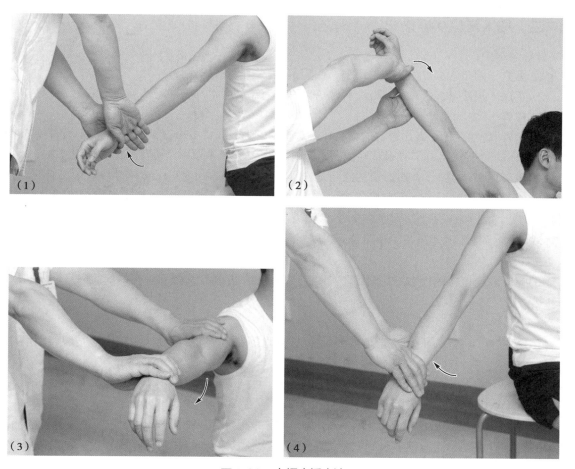

图 5-30 大幅度摇肩法

2. **背法**(back-carrying manipulation) 操作者和患者背靠背站立,操作者两肘套住患者肘弯部,然后弯腰屈膝挺臀,将患者反背起,使其双脚离地,以牵伸患者腰脊柱,再做快速伸膝挺臀动作,同时以臀部着力颤动或摇动患者腰部(图5-31)。治疗腰部扭伤疼痛、腰椎间盘突出症常用本法做配合治疗。

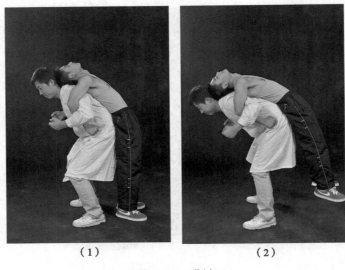

（1）　　　　　　　　　（2）

图 5-31　背法

二、成人常见病证推拿

(一) 落枕

1. **取穴**　阿是穴、风池、风府、颈夹脊穴、天宗、肩井、落枕穴。

2. **手法**　㨰法、按法、拿法、揉法、弹法、擦法等,有条件者可在施展手法前加火山泥湿热敷。

3. **操作**

(1)患者取坐位:操作者用轻柔的拿法和揉法施于患侧颈部2~3min,然后㨰颈项及肩背部2~3min,以缓解肌肉的紧张痉挛,接着做颈部轻微的屈伸和侧屈运动;再拿颈项及肩臂部肌肉,使之放松。

(2)患者取坐位:操作者用拇指按揉阿是穴、风府、天宗等穴,每穴1min;拿风池、颈夹脊穴、肩井等穴3~5min;随后双手拇指可点按落枕穴,边点按边嘱患者活动头颈部;揉患者胸锁乳突肌后缘中点至斜方肌的副神经,并弹拨颈肌痉挛处,以解痉止痛,松解粘连;颈部肌肉放松后,操作者站于患者身后,双手拇指抵风池穴,示、中指略分开,托住下颌骨,缓慢、稳力向上端提,同时做缓慢屈伸和旋转运动3~5次。

(3)患者取坐位:操作者拿揉患侧颈项部肌肉,小鱼际叩肩背部,最后可在局部肌肉痉挛处加用擦法和热敷法。

(二) 头痛

1. **取穴**　印堂、头维、太阳、鱼腰、百会、四神聪等头部穴位;风池、风府、天柱及项部两侧膀胱经。

2. **手法**　一指禅推法、揉法、按法、拿法、击法。

3. **操作**

(1)患者取仰卧位或坐位:操作者先按揉印堂穴,然后改用两拇指从印堂到前额发际交替直推10~20次,再两手拇指指腹从眉头到眉梢推摩10~15次,顺势用拇指指腹按揉太阳穴。之后用一指禅推法从印堂开始,向上沿前额发际至头维,往返3~4次,配合按揉鱼腰、太阳、百会、四神聪等穴。指尖击法按摩头部2min。

(2)患者取坐位:用五指拿法从头顶拿至风池,最后改用三指拿法,沿颈部膀胱经拿至大椎两侧,往返 4~5 次,时间约 5min。

4. 辨证加减

(1)风寒头痛:用擦法在项背部施术,约 2min;以指按揉肺俞、风门,每穴 1min;直擦背部两侧膀胱经,以透热为度。

(2)风热头痛:以指按揉大椎、肺俞、风门,每穴 1min;掐曲池、合谷,每穴 1min;拍击背部两侧膀胱经,以皮肤微红为度。

(3)风湿头痛:以指按揉大椎、合谷,每穴 1min;提捏印堂及项部皮肤,拍击背部两侧膀胱经,皆以皮肤微红为度。

(4)肝阳头痛:以指按揉肝俞、阳陵泉、太冲,每穴 1min;从上而下推桥弓 30 次,两侧交替进行。按揉头两侧胆经循行部位 20 次,两侧交替进行。

(5)血虚头痛:以指按揉中脘、气海、关元、足三里、三阴交、膈俞,每穴 1min。直擦背部督脉,以透热为度。

(6)痰浊头痛:以一指禅法推中脘、天枢,每穴 1min,掌摩腹部 3min 左右,以指按揉脾俞、胃俞、大肠俞、足三里、丰隆,每穴 1min。

(7)肾虚头痛:以指按揉肾俞、命门、腰阳关、气海、关元、太溪,每穴 1min。直擦背部督脉,横擦腰骶部,均以透热为度。

(8)瘀血头痛:分抹前额,时间为 1~2min,以指按攒竹、太阳、合谷、血海、太冲,每穴 1min;擦前额部,以透热为度。

(三)胃脘痛

1. **取穴** 中脘、气海、天枢、足三里、肝俞、脾俞、胃俞、三焦俞、内关、合谷及两胁部穴位。

2. **手法** 摩法、按法、揉法、一指禅推法、拿法、搓法、抹法。

3. **操作**

(1)患者取仰卧位:操作者坐于患者右侧,先用一指禅推法、摩法在胃脘部治疗,使热量渗透于胃腑,然后按揉中脘、气海、天枢等穴,同时配合按揉足三里。

(2)患者取仰卧位:用一指禅推法,从背部脊柱两旁沿膀胱经顺序而下至三焦俞,往返 4~5 次,然后用按、揉法作用于肝俞、脾俞、胃俞、三焦俞,时间约 5min。

(3)患者取坐位:拿肩井循臂肘而下,在手三里、内关、合谷等穴做较强刺激。然后搓肩、臂,再搓抹两胁,由上而下往返 4~5 次。时间约 5min。

4. **辨证加减**

(1)寒邪犯胃:用较重的点按法作用于脾俞、胃俞,时间约 2min。擦左侧背部(第 7 胸椎到第 12 胸椎区域),以透热为度。

(2)食滞胃脘:以顺时针方向摩腹,重点在中脘、天枢,按揉脾俞、胃俞、大肠俞、足三里。

(3)肝气犯胃:一指禅推或揉天突至中脘,然后轻柔地按揉两侧章门、期门,时间约 3min。按揉肝俞、胆俞、膈俞、太冲,刺激量宜重。

(4)脾胃虚寒:按揉气海、关元、足三里,刺激量宜轻,每穴 2min,可适当延长气海操作时间;直擦背部督脉,横擦左侧背部(胸 7 到 12 区域)及腰背部肾俞、命门,以透热为度。

(5)疼痛剧烈:先点按脾俞、胃俞附近的压痛点,刺激量宜重。连续刺激 2min 左右,待疼痛缓解后再辨证治疗。按揉合谷、足三里,刺激量宜重,每穴 2min。

(四)便秘

1. **取穴** 中脘、天枢、关元、肝俞、脾俞、胃俞、肾俞、大肠俞、八髎、长强。

2. **手法** 一指禅推法、摩法、按法、揉法。

3. **操作**

(1)患者取仰卧位:操作者用一指禅推法在中脘、天枢穴位处治疗,每穴约 1min,然后以顺时针方向摩腹约 10min。

(2)患者取俯卧位：用一指禅推法沿脊柱两侧从肝俞、脾俞到八髎穴（双侧上、次、中、下髎）往返治疗，再用按、揉、摩法在肾俞、大肠俞、八髎、长强等穴治疗，往返 2~3 次，时间约 5min。

4. 辨证加减

(1)肠道实热：按揉足三里、丰隆、大肠俞、支沟，以酸胀为度；推足阳明胃经从足三里向下推至下巨虚，时间约 3min。

(2)肠道气滞：按揉中府、膻中、章门、期门、肝俞、膈俞，均以酸胀为度；横擦胸上部，以透热为度；斜擦两胁，以微有热感为度。

(3)脾虚气弱：横擦胸上部，左侧背部及八髎，均以透热为度；按揉足三里、脾俞各 1min，可配合捏脊 3 遍。

(4)脾肾阳虚：横擦背腰部，重点横擦肾俞、命门、八髎，均以透热为度，直擦背部督脉，以透热为度。

(5)阴虚肠燥：按揉足三里、三阴交、太冲，均以酸胀为度。掌根揉关元时轻柔，以腹部透热为度；掌推任脉，自中脘沿任脉向下推至神阙穴，然后操作者两手掌相对搓热，并以掌心熨热腹部。

（五）不寐

1. 取穴　睛明、印堂、攒竹、鱼腰、太阳、迎香、风池、百会、神门、足三里。

2. 手法　按法、推法、摩法、揉法，一指禅推法。

3. 操作

(1)患者取仰卧位：操作者坐于患者头部前方，用按法或揉法在睛明穴治疗 5~6 次，再以一指禅推法自印堂穴向两侧眉弓至太阳穴往返治疗 5~6 次，重点按揉印堂、攒竹、鱼腰、太阳等穴。推印堂沿鼻两侧向下经迎香沿颧骨至两耳前，往返 2~3 次。用指推法自印堂穴沿眉弓分别推至两侧太阳穴，再换用其余四指搓推脑后部，沿风池至颈部两侧，重复 2 次，然后点按百会、双侧神门、足三里穴。操作时间约为 10min。

(2)患者取仰卧位：顺时针方向摩腹，同时按中脘、气海、关元等穴，时间约 6min。

4. 辨证加减

(1)心脾两虚：以指按揉神门、天枢、足三里、三阴交、脾俞、胃俞、心俞，每穴 1~2min。直擦背部督脉，以透热为度。

(2)阴虚火旺：交替推两侧桥弓各 20 次；擦两侧涌泉，以透热为度。

(3)肝郁化火：以指按揉肝俞、胆俞、期门、章门、太冲，每穴 1min。

(4)痰热内扰：以指按揉神门、内关、丰隆、足三里，每穴 1min；横擦肝俞、脾俞、胃俞、八髎，以透热为度。

（六）痛经

1. 取穴　气海、关元、肾俞、八髎、十七椎。

2. 手法　一指禅推法、摩法、按揉法、㨰法、擦法。

3. 操作

(1)患者取仰卧位：用摩法按顺时针方向在小腹部治疗，时间 5~6min；然后用一指禅推法或按揉法在气海、关元两穴治疗，每穴约 1min。

(2)患者取俯卧位：用㨰法在腰部脊柱两旁及骶部治疗，时间 4~5min；然后用一指禅推法或按揉法，在肾俞、八髎穴治疗，以酸胀为度；最后擦法作用于八髎穴，以透热为度。

4. 辨证加减

(1)气滞血瘀：按揉章门、期门、肝俞、膈俞等，每穴约 1min；按揉血海、三阴交，以酸胀为度，若疼痛厉害，可用掐法作用于三阴交。

(2)寒湿阻滞：直擦背部督脉，横擦腰部肾俞、命门，均以透热为度。按揉血海、三阴交，每穴约 2min。

(3)气血两虚：直擦背部督脉,横擦左侧背部,均以透热为度。揉中脘 2min。按揉脾俞、胃俞、足三里,每穴约 1min。

(4)肝肾阴虚：直擦背部督脉,横擦腰部肾俞、命门,均以透热为度;按揉照海、太溪、肝俞、肾俞、涌泉等穴,每穴约 1min。

痛经一般在月经来潮前 1 周治疗 2 次,连续治疗 3 个月。

(七)产后缺乳

1. 取穴　乳根、膻中、中脘、气海、关元、肝俞、脾俞、胃俞,背部督脉,背部膀胱经。

2. 手法　揉法、摩法、按揉法、一指禅推法、直推法、擦法。

3. 操作

(1)患者取仰卧位：用双手拇指指腹交替直推膻中穴,按揉乳根、中脘、气海、关元,每穴约 2min;顺着乳腺导管从乳晕到乳根部用除拇指以外的四个手指直推,逐步排除积乳。

(2)患者取俯卧位：用一指禅推法或拇指按揉肝俞、脾俞、胃俞,每穴约 2min。然后用小鱼际擦法擦背部督脉及背部膀胱经,均以透热为度。

4. 辨证加减

(1)气血亏虚：按揉内关、合谷、血海、足三里、三阴交、太冲,每穴约 1min;捏脊 7~10 遍。

(2)肝郁气滞：按揉肝俞、阳陵泉、三阴交、太冲,每穴约 1min。擦涌泉,横擦八髎,均以透热为度。

(3)痰气壅阻：按揉支沟、丰隆、解溪、太白,每穴约 1min,横擦八髎,擦涌泉,均以透热为度。

第三节　小 儿 推 拿

小儿推拿是根据小儿的生理、病理特点,在其体表特定的穴位或部位施以手法,以防治疾病、助长益智的一种外治疗法。

由于小儿发病以外感病和饮食内伤居多,临床上常见阳证、实证、热证。因此,在推拿治疗上常以解表(推攒竹、推坎宫、推太阳、拿风池等)、清热(清天河水、推脊等)、消导(推脾经、揉板门、揉中脘、揉天枢等)为多。

一、小儿常用推拿手法

小儿推拿手法与成人手法有所不同:有的手法名称虽与成人推拿一样,但具体操作要求上却完全不同,如推法、捏法等;有些手法只用于小儿,而不用于成人,如运法等;与成人操作要点相同的手法用于小儿,主要是注意操作力度相较于成人而言要轻,每分钟操作频率更快。下面只介绍小儿常用特有的推拿手法。

(一)单式操作手法

1. 推法　直推法是以拇指桡侧或指腹,或用示、中指螺纹面在相应部位上做直线推动;旋推法是以拇指螺纹面在穴位上做回旋推动,不带动皮下组织(图 5-32);分推法是用两手拇指桡侧面或指腹,或用示、中指指面自穴位向两旁做"←·→"形推动。动作要有节奏,蓄力于指腹,用力要均匀,频率为每分钟 200~300 次。

2. 运法　以拇指桡侧面或示、中指指腹从一穴到另一穴做弧形运动,或在选定穴位上做轻缓的环行运动。动作要领同推法,但运动时不要带动皮肤,力量要比推法轻,速度宜慢,频率为每分钟 120 次。

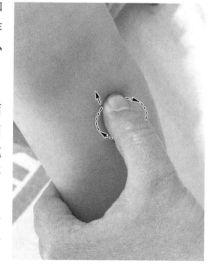

图 5-32　旋推法

3. **掐法** 以拇指指甲着力于患儿的一定穴位或部位向下按压(图5-33)。操作时注意垂直用力。可持续用力,也可间歇性用力,以增强刺激。掐法是强刺激手法之一,不宜反复长时间使用,更不能掐破皮肤。掐后常用揉法,以缓和刺激,减轻局部的疼痛或不适感。

4. **捏法** 也称为捏脊法,以拇指螺纹面在前,示指屈曲在后,在拇指螺纹面及示指第2指关节之间捏住皮肤,两手同时交替向前捏动皮肤;或拇指在后,示、中两指在前,捏住皮肤交替向前移动(图5-34)。手法宜轻柔迅速,操作者用两手拇指指腹分别顶住脊柱两旁皮肤,示、中指前按,三指同时用力捏皮肤,双手交替捻动,直线向前,自长强穴直捏到大椎穴。

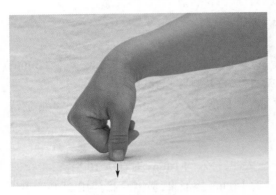

图 5-33 **掐法**

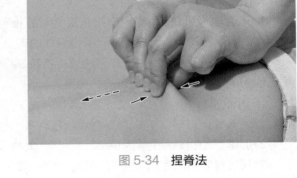

图 5-34 **捏脊法**

5. **捣法** 以中指指端,或示指、中指屈曲的指间关节着力,有节奏地叩击穴位(图5-35),实为"指击法"或"叩点法"。

(二)复式操作手法

1. **黄蜂入洞** 左手扶患儿头部,右手示、中二指指端轻揉患儿两鼻孔(实际操作多揉于鼻孔下方)20~30次。

2. **黄蜂出洞** 一掐中指心经;二掐内劳宫,均为3~9次;三捣小天心30~40次;四掐总筋3~9次;五从总筋穴起分推阴阳,每分钟推3~5次,至两侧时就势点按阳池和阴池穴各1次。此为1遍,操作3~9遍。

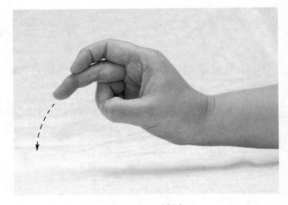

图 5-35 **捣法**

3. **按弦走搓摩** 两掌置于患儿腋下,从上至下依次推抹,搓揉各10~20次;最后一次搓揉至肚脐平面时,双手中指同时点按两侧天枢穴,并一拂而起。此为1遍,操作3~6遍。

4. **抱肚法** 抱小儿同向坐于大腿上,两手从腋下插入,置于小儿胸前,两手掌重叠,掌心向后,两手向后尽力挤压,同时配合挺胸、挺腹。从胸腔逐渐向下至盆腔为1遍,操作5~10遍。

5. **水底捞明月** 操作者一手握持小儿手掌,一手拇指自小指根起沿小鱼际推至小天心,转入内劳宫处作捕捞状,后一拂而起30~50次;亦可将温水滴入小儿掌心以拇指或中指端旋推,边推边吹凉气。

二、常用小儿特定穴

小儿推拿穴位除了经穴、奇穴、经验穴、阿是穴之外,有相当部分穴位是小儿特有的,称为小儿推拿特定穴。小儿推拿特定穴不同于经络学说中的特定穴位,具有以下特点:不仅具有孔状及点状,还有从某点至另一点成为线状和面状;大多数分布在头面和四肢(尤其以两手居多,正所谓"小儿百脉汇于两掌")(图5-36~图5-38)。小儿推拿穴位呈面状分布为多,操作大部分是直接作用于皮肤,因此与十二皮部的关系密切。

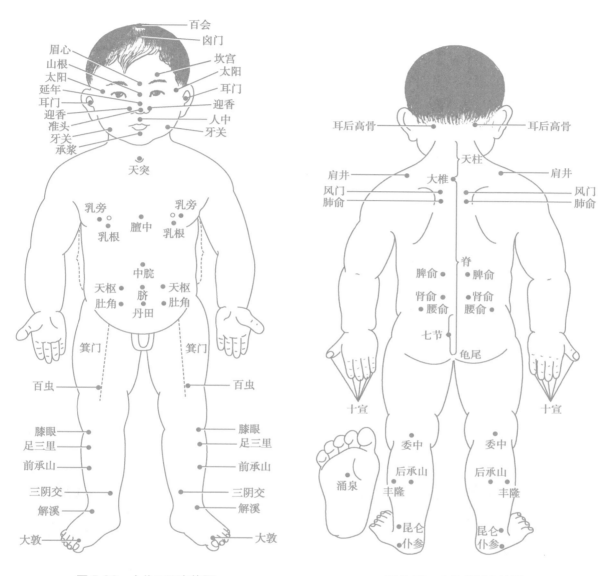

图 5-36　小儿正面穴位图　　　　　　图 5-37　小儿背面穴位图

1. 坎宫

【定位】眉头至眉梢成一弧线。

【操作】两拇指自眉心向两侧眉梢分推,称推坎宫(图5-39),亦称分头阴阳。

【主治】感冒、发热、头痛、惊风、目赤痛等。

【应用】外感发热、头痛,多与开天门、揉太阳等合用;若治疗目赤痛,多与清肝经、揉小天心、清天河水等合用。

2. 攒竹(天门)

【定位】两眉中点至前发际成一直线。

【操作】两拇指自下而上交替直推,称推攒竹,又称开天门(图5-40)。

【主治】感冒发热、头痛、精神萎靡、惊惕不安等。

Note:

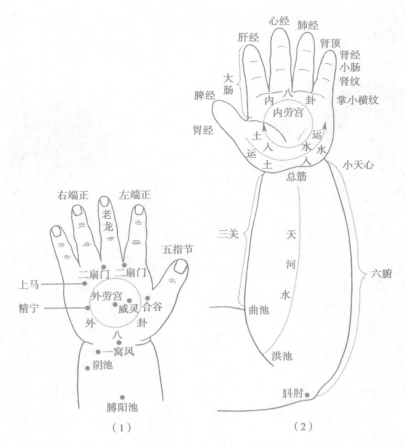

图 5-38　小儿上肢穴位图

【应用】外感发热、头痛等症，多与推太阳、推坎宫等合用；若惊惕不安、烦躁不宁，多与清肝经、按揉百会等配伍应用。

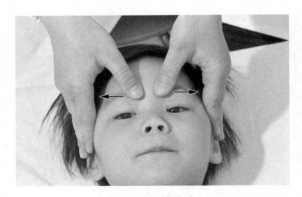

图 5-39　推坎宫

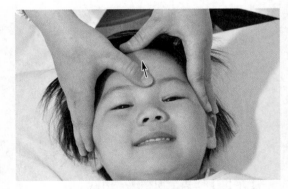

图 5-40　开天门

3. 耳后高骨

【定位】耳后入发际，乳突后缘高骨下凹陷中。

【操作】用两拇指或中指指端按揉，称揉耳后高骨（图 5-41）。

【主治】感冒、头痛、惊风、烦躁不安等。

【应用】用于治疗感冒，多与推攒竹、推坎宫、推太阳等合用。

4. 天柱骨

【定位】颈后发际正中至大椎穴成一直线。

【操作】用拇指或示、中两指自上向下直推,称推天柱骨。亦可用汤匙边蘸水自上向下刮,称刮天柱骨。

【主治】发热、呕吐、颈项痛等。

【应用】治疗呕恶多与横纹推向板门、揉中脘等合用;治外感发热、颈项强痛多与拿风池、掐揉二扇门等同用;用刮法亦可治暑热发痧证。

5. 胁肋

【定位】从腋下两胁至两髂前上棘。

【操作】用两手掌从两胁下搓摩至髂前上棘处,称搓摩胁肋(图5-42),又称按弦走搓摩。

【主治】胸闷、胁痛、痰喘气急、疳积等。

【应用】对小儿因食积、痰壅、气逆所致的胸闷、腹胀、气喘等有效。

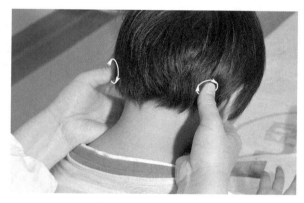

图 5-41　揉耳后高骨

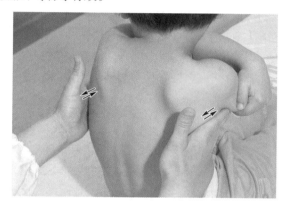

图 5-42　搓摩胁肋

6. 腹

【定位】腹部。

【操作】自剑突下到脐,用两拇指从中间向两旁分推,称分推腹阴阳(图5-43)。用掌或四指沿脐周围摩,称摩腹(图5-44)。

【主治】腹胀、腹痛、疳积、呕吐、便秘等。

【应用】多与推脾经、运内八卦、按揉足三里等合用。

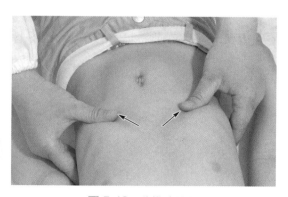

图 5-43　分推腹阴阳

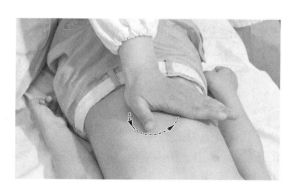

图 5-44　摩腹

7. 丹田

【定位】脐下 2.5 寸。

Note：

【操作】用掌揉或摩,称揉丹田或摩丹田。

【主治】腹泻、遗尿、脱肛、尿潴留等。

【应用】用于腹痛、遗尿、脱肛,常与补肾经、推三关等合用;用于尿潴留,常与清小肠等合用。

8. 肚角

【定位】脐下 2 寸(石门),旁开 2 寸大筋处。

【操作】用拇、示、中三指,由脐向两旁深处拿捏,一拿一松为一次,称拿肚角。

【主治】腹痛、腹泻、便秘等。

【应用】拿捏肚角是止腹痛的要法,对各种原因引起的腹痛均可应用,特别是对寒痛、伤食痛效果更佳。

9. 脊柱

【定位】大椎至长强成一直线。

【操作】用示、中二指指面自上而下作直推,称推脊;用捏法自下而上称捏脊,每捏三下将背脊提一下,称为捏三提一法。

【主治】发热、惊风、疳积、腹泻、脑瘫等。

【应用】捏脊多与补脾经、补肾经、推三关、摩腹、按揉足三里等配合应用,以治疗因先后天不足所致的慢性病证。推脊柱多与清天河水、退六腑、推涌泉等合用,并能治疗腰背强痛、角弓反张、下焦阳气虚弱等证。

实 验 研 究

脊柱推拿对缺血缺氧 SD 幼鼠生长情况及运动功能的影响

临床研究表明,脊柱推拿对改善小儿脑瘫有一定治疗作用。但是临床缺乏统一的时间标准,推拿的时效关系很少有文献报道。朱博文等研究了不同时长(5、10、15min)的脊柱推拿对缺血缺氧 SD 幼鼠生长情况及运动功能的影响。结果表明,在生长发育情况方面,3 个推拿组对幼鼠体重及睁眼时间的干预效果明显优于模型对照组,表明脊柱推拿对缺氧缺血性幼鼠的生长发育有着明显的促进作用;在运动功能恢复方面,推拿 10min 组的疗效明显优于 5min 和 15min 组,提示推拿疗效并非与推拿时间成正比,如早期推拿的时间超出患者的耐受度,效果反而有所下降,说明小儿推拿过程中应结合患者年龄及耐受情况进行干预,不应强迫其接受长时间的治疗。

10. 七节骨

【定位】第 4 腰椎至尾椎骨端(长强穴)成一直线。

【操作】用拇指桡侧面或示、中二指指面自下而上或自上而下直推,分别称推上七节骨和推下七节骨(图 5-45)。

【主治】泄泻、便秘、脱肛等。

【应用】推上七节骨能温阳止泻,多用于虚寒腹泻、久痢等证,临床上常与按揉百会、揉丹田等合用,治疗气虚下陷引起的遗尿、脱肛等证;推下七节骨能泻热通便,多用于肠热便秘或痢疾等证。

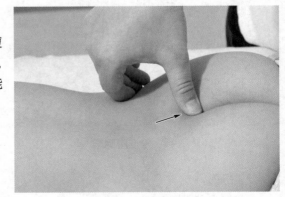

图 5-45　推下七节骨

11. 龟尾

【定位】尾椎骨端。

【操作】用拇指指端或中指指端揉,称揉龟尾。

【主治】泄泻、便秘、脱肛、遗尿等。

【应用】揉龟尾能止泻,也能通便,多与揉脐、推七节骨等合用,治疗泄泻、便秘等证。

12. 脾经

【定位】拇指桡侧缘或拇指末节螺纹面。

【操作】将患儿拇指屈曲,循拇指桡侧缘由指尖向指根方向直推为补(亦可旋推拇指末节螺纹面),称补脾经(图5-46)。将患儿拇指伸直,自指根推向指尖,称清脾经。若来回直推为平补平泻,称清补脾经。

【主治】腹泻、便秘、食欲不振、痢疾、咳嗽等。

【应用】补脾经用于脾胃虚弱引起的食欲不振、肌肉消瘦、消化不良等证,多与推三关、运八卦、捏脊等合用;清脾经能清利湿热、化痰止呕,用于湿热熏蒸、皮肤发黄、恶心呕吐、痢疾等证。

13. 肝经

【定位】示指末节螺纹面。

【操作】用推法自示指末节指纹推向指尖,称清肝经(图5-47);反之为补肝经。

【主治】惊风、目赤、烦躁不安、五心烦热、口苦咽干等。

【应用】清肝经多与清心经、掐揉小天心、退六腑等合用。肝经宜清不宜补,若肝虚应补时则补后加清,或以补肾经代之,为滋肾养肝法。

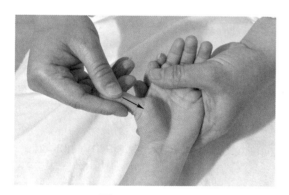

图 5-46　补脾经

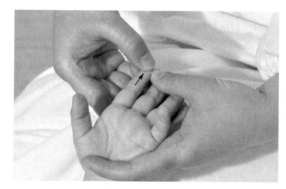

图 5-47　清肝经

14. 心经

【定位】中指末节螺纹面。

【操作】用推法自中指末节指纹推向指尖,称清心经;反之为补心经。

【主治】五心烦热、口舌生疮、小便短赤、惊惕不安、心血不足等。

【应用】清心经多与清天河水、清小肠、退六腑等配合使用。本穴宜清不宜补,恐动心火,需用补法时可补后加清,或以补脾经代之。

15. 肺经

【定位】无名指末节螺纹面。

【操作】用推法自无名指末节指纹推向指尖,称清肺经;反之为补肺经。

【主治】感冒、咳嗽、气喘痰鸣、自汗、盗汗、遗尿、脱肛等。

【应用】清肺经多与清天河水、退六腑、运八卦等合用;补肺经多与补脾经、推三关等合用。

16. 肾经

【定位】小指末节螺纹面。

【操作】用推法自小指末节指纹推向指尖,称补肾经;反之为清肾经。

【主治】五更泄泻、遗尿、虚喘、小便淋漓刺痛等。

【应用】补肾经多与补脾经、推三关等合用;清肾经多与掐揉小天心、清小肠等合用。

17. 小肠

【定位】小指尺侧缘,指尖至指根成一直线。

【操作】用推法自指尖向指根直推为补,称补小肠;反之为清小肠。

【主治】小便赤涩、水泻、口舌糜烂等。

【应用】本穴多用清法,若心经有热,移热于小肠,可配合清天河水加强清热利尿作用;若下焦虚寒、多尿、遗尿等,则可用补法。

18. 大肠

【定位】在示指桡侧缘,指尖至虎口成一直线。

【操作】用右手拇指桡侧面自指尖推向虎口为补,称补大肠(图 5-48);反之为清大肠。

【主治】泄泻、便秘、痢疾、脱肛等。

【应用】补大肠多与补脾经、推三关等合用;清大肠常与清天河水、分推腹阴阳等合用。

19. 四横纹

【定位】手掌面,第 2 至第 5 指间关节横纹。

【操作】操作者用拇指指甲掐揉,称掐四横纹;患者四指并拢,操作者用拇指指面从患者示指横纹处推向小指横纹处,称推四横纹。

【主治】气血不畅、消化不良、疳积、腹痛、气喘、口唇破裂等。

【应用】掐四横纹常用于疳积、腹胀、气血不和等证,多与补脾经、揉中脘等合用。

20. 板门

【定位】手掌大鱼际平面。

【操作】用拇指揉大鱼际平面,称揉板门(图 5-49);用拇指桡侧从拇指根推向腕横纹,称板门推向横纹;反之称横纹推向板门。

【主治】食积、腹胀、食欲不振、呕吐、腹泻、气喘、嗳气等。

【应用】揉板门多与推脾经、运八卦等合用;板门推向横纹专攻止泻;横纹推向板门专攻止呕。

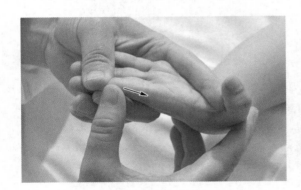

图 5-48　补大肠

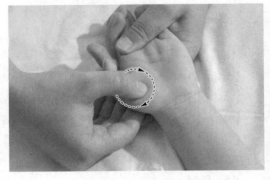

图 5-49　揉板门

21. 内劳宫

【定位】掌心中,屈指握拳时中指和无名指之间中点。

【操作】用中指端揉,称揉内劳宫。

【主治】发热、烦渴、口疮等。

【应用】揉内劳宫多与清天河水合用,对心、肾两经湿热最为适宜。

22. 小天心

【定位】大小鱼际交接处凹陷中。

【操作】用中指指端揉,称揉小天心;用拇指指甲掐,称掐小天心;用中指指尖捣,称捣小天心。

【主治】惊风、抽搐、烦躁不安、夜啼、小便短赤、目赤痛等。

Note:

【应用】掐揉小天心常用于心经有热而致的目赤肿痛、口舌生疮、惊惕不安、小便短赤等证,多与清肝经、清天河水等合用;掐、捣小天心可配合掐老龙、掐人中、清肝经等合用,用于惊风抽搐、夜啼、惊惕不安等证。

23. 运土入水、运水入土

【定位】手掌面,大指根至小指根,沿手掌边缘一条弧形曲线。

【操作】自拇指根沿手掌边缘,经小天心运至小指根,称运土入水(图 5-50);反之称运水入土(图 5-51)。

【主治】小便赤涩、腹泻、便秘、痢疾等。

【应用】运土入水常用于新病、实证,如因湿热内蕴而见少腹胀满、小便赤涩、泄泻、痢疾等证;运水入土常用于因脾胃虚弱而致完谷不化、腹泻、疳积、便秘等证。

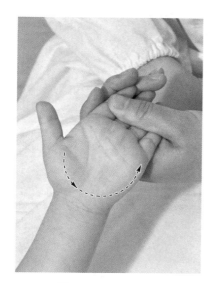

图 5-50　运土入水

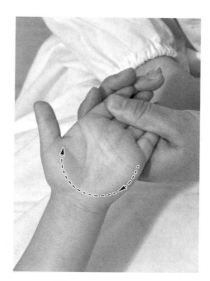

图 5-51　运水入土

24. 总筋

【定位】掌后腕横纹中点。

【操作】用拇指或中指揉,称揉总筋;用拇指指甲掐,称掐总筋(图 5-52)。

【主治】惊风、抽搐、口舌生疮、潮热、齿痛等。

【应用】揉总筋常用于口舌生疮、潮热等症,多与清心经、清天河水合用;掐总筋多用于治疗惊风、抽搐等证。

25. 大横纹

【定位】仰掌,掌后横纹,近拇指端为阳池,近小指端为阴池。

【操作】两拇指自掌后横纹中点向两旁分推,称分推大横纹,又称分阴阳;自两旁(阳池、阴池)向横纹中点推,称合阴阳。

【主治】寒热往来、腹泻、腹胀、呕吐、食积、烦躁不安等。

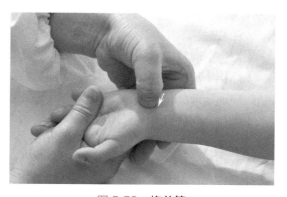

图 5-52　掐总筋

【应用】分阴阳常用于阴阳不调、气血不和而导致的寒热往来、烦躁不安等证,操作时,实热证阴池重分,虚寒证阳池重分;合阴阳多配合清天河水,以加强化痰散结的作用。

26. 老龙

【定位】中指背,距指甲根一分处。

【操作】用拇指指甲掐,称掐老龙(图 5-53)。

【主治】急惊风。

【应用】掐老龙主要用于急救,有醒神开窍的作用,对急惊风有效。

27. 二扇门

【定位】手背中指根两旁凹陷中。

【操作】用两手拇指揉,称揉二扇门(图 5-54)。

【主治】身热无汗、痰喘气粗。

【应用】二扇门是发汗效穴,揉时稍用力,速度宜快,多用于外感风寒、身热无汗。

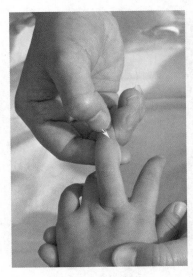

图 5-53 掐老龙

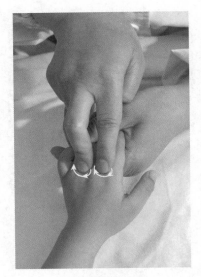

图 5-54 揉二扇门

28. 一窝风

【定位】手背腕横纹中央凹陷处。

【操作】用中指端揉,称揉一窝风。

【主治】感冒、腹痛、关节痛等。

【应用】揉一窝风多与拿肚角、推三关、揉中脘等合用。本法亦能发散风寒、宣通表里,对寒滞经络引起的痹痛或外感风寒等证也有效。

29. 三关

【定位】前臂桡侧,阳池至曲池成一直线。

【操作】用拇指桡侧面或示、中二指指面自腕推向肘,称推三关(图 5-55)。

【主治】腹痛、腹泻、畏寒肢冷、病后体弱等一切虚寒证。

【应用】本穴主治一切虚寒证,多与补脾经、摩腹、揉脐、捏脊等合用;推三关用于治疗感冒、畏寒肢冷或疹出不透等证,多与清肺经、推攒竹、掐揉二扇门等合用。

30. 六腑

【定位】前臂尺侧,肘尖至阴池成一直线。

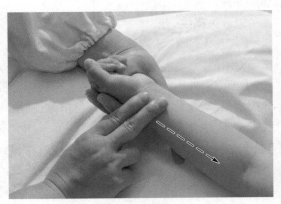

图 5-55 推三关

Note:

【操作】用拇指指面或示、中指指面自肘尖推至腕横纹,称退六腑或推六腑(图5-56)。

【主治】高热、烦躁、口渴、惊风、鹅口疮、咽痛、便秘等一切实热证。

【应用】本穴性寒凉,退六腑能清热、凉血、解毒,对脏腑郁热积滞、壮热烦渴、痄腮、肿毒等实热证均可应用。

31. 天河水

【定位】前臂内侧正中,腕横纹中点(总筋)至洪池(曲泽)成一直线。

【操作】用示、中二指指腹从腕推向肘,称清天河水(图5-57);用示指蘸水自总筋处一起一落弹打如弹琴状,直至洪池,同时轻轻自下而上吹气,称打马过天河。

【主治】外感发热、潮热、烦躁不安、口渴、弄舌等一切热证。

【应用】本穴性微凉,清天河水多用于五心烦热、口燥咽干、唇舌生疮等;用于外感发热、头痛、咽痛等,常与推坎宫、推攒竹、揉太阳配合使用。

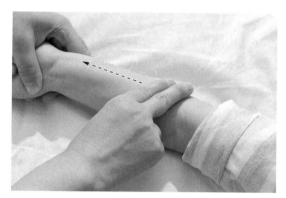

图 5-56　退六腑

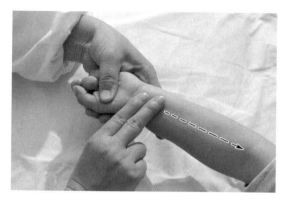

图 5-57　清天河水

三、小儿常见病证推拿

(一)感冒

1. 治法　感冒总属外感,治宜祛风解表,还应考虑风与它邪相合形成风寒、风热、暑湿、风燥等情况,分别辅以散寒、清热、祛湿、润燥等治法。还应考虑夹痰、夹滞、夹惊等小儿感冒特点,佐以化痰、消积和定惊手法。

2. 基本手法

(1)头面四大手法:开天门、推坎宫、揉太阳各1min。掐揉耳背高骨10遍。

(2)改良黄蜂出洞法:依次掐心经、内劳宫各9次,捣小天心30~40s。掐总筋3次后分推手阳明(如恶寒重发热轻,则分阳重阴轻;如恶寒轻发热重,则分阴重阳轻),并就势按阳池与阴池各1次,操作3~5遍。

(3)清肺经:2~3min。

(4)推三关:3min。

(5)掐揉二扇门:1min。

(6)拿风池与肩井:各1min。

3. 辨证加减

(1)风寒感冒:加揉外劳宫、掐揉一窝风,黄蜂入洞30s。

(2)风热感冒:加揉内劳宫、清天河水各1~2min,下推天柱骨,令局部潮红。

(3)燥邪犯肺:加清天河水、掐揉二人上马各1~3min,抹咽喉1min。

(4)暑湿感冒:重点拿风池和肩井10遍,扫散头部1min。

（二）发热

1. 治法 小儿以发热为主证时,主要运用清法,但还需根据证型不同适时调整具体治则。如外感发热,应解表清热;食积发热,应清泻里热、消积导滞;阴虚发热,应滋阴清热;气虚发热,应健脾益气,佐以清热。

2. 基本手法

（1）清肺经:1~3min。

（2）水底捞月:以温水为介质操作1min。

（3）打马过天河:2~3min。

（4）推天柱骨:先以手掌轻拍天柱骨20余次,继则下推至局部潮红。

（5）推三关与退六腑:小儿无汗以三关为主,六腑次之,三关6或8数,六腑4或2数;反之热度高,大便秘结则以六腑为主,三关次之。

（6）推箕门:先以手掌从下至上轻拍令局部潮红,继则从下至上推2min。

3. 辨证加减

（1）外感发热:基本手法中重点是推三关、加掐揉二扇门、掐揉小天心、按揉列缺各1~3min。

（2）食积发热:基本手法中重点清天柱骨,加清胃经3min,挤捏板门10次,掐揉四横纹10遍。

（3）气虚发热:基本手法重点推三关,加补脾经、揉肺俞、拿肩井各1~3min。

（4）阴虚发热:基本手法中重点是水底捞月,加摩涌泉、补肾经、揉二人上马、点揉三阴交各1~2min。

（三）咳嗽

1. 治法 清肃肺金为咳嗽的基本治法。外感咳嗽辅以疏风解表,宣肺祛邪。内伤咳嗽实证应针对痰、气、火热等不同状态,辅以化痰、理气、清降等治法。内伤虚证应针对气虚或阴虚,辅以益气、养阴之法。痰是咳嗽的病理产物,又是引起或加重咳嗽的重要原因,判断痰的性质、化痰、排痰是咳嗽治疗过程中不可忽视的问题。

2. 基本手法

（1）清肝、肺经:各3~5min。

（2）肃肺:抱儿侧向坐于大腿,双掌一前一后夹持患儿前胸后背,从上至下依次推抹、搓揉、叩击并挤压,以上为1遍,操作3~5遍。

（3）肺俞操作:分别按揉、叩击、振、横擦或平推,共3~5min,令局部透热。

（4）降肺法:一手扶患儿后枕部,使其头略前倾,一手掌根节律性击打患儿背部,并就势向下推进,1~2min。

（5）按缺盆:两拇指或示指置于两缺盆,同时下按至患儿最大忍受度,停留数秒,放松,再按,反复操作30s。

（6）催咳并抱肚:小儿取坐位,以拇指或中指横向置于天突穴上1寸,用力下按并横拨催患儿咳嗽,然后迅速以双掌抱患儿胸部挤压3~5次。

3. 辨证加减

（1）风寒咳嗽:基本方重点清肺、肝经,肃肺,加揉外劳宫1min,拿列缺30~40s,拿风池及颈夹脊1~2min。

（2）风热咳嗽:基本方重点清肺、肝经,肺俞操作,加清天河水3~5min,清天柱骨令局部潮红,拿肩井1~3min。

（3）内伤咳嗽:痰湿咳嗽加掐揉板门10次,揉膻中及乳根穴1~2min;痰热咳嗽加清天柱骨令局部发热,推桥弓5~10次;阴虚咳嗽重点降肺、肃肺,加补肾经,揉天突1~3min;气虚咳嗽基本方重点是抱肚法、肺俞操作,加补脾、肺经各3~5min,捏脊3~6遍。

（四）便秘

1. 治法 便秘以通下为主。实证为邪滞大肠,腑气闭塞不通,以攻邪为务,针对具体病情施以泄热、行气、通导之法,邪去便通。虚证为推动无力,急则治标,亦应通下,通下后,辅以滋阴润燥或益气温阳等治法。

2. 基本手法

(1)清大肠:1~3min。

(2)退六腑:1~3min。

(3)运水入土或运土入水:1~3min。

(4)腹部操作:顺时针摩腹 3~5min,揉全腹 1~3min,荡腹 5~8 遍,挪腹 3~5 遍。抄腹法约 1min,抱肚法 3~5 遍。

(5)推下七节骨:掌根揉三振一约 1min,下推 1~3min,拳眼叩击令局部潮红,纵向擦之令热。

(6)揉龟尾:以中指指端按揉龟尾 1~3min。

3. 辨证加减

(1)实秘:基本手法中重点推六腑、推下七节骨、清大肠、运土入水。加清脾经、清胃经各 1min,挤捏板门 10 次,揉内劳宫 1min,清天河水 1~3min,捏挤肚脐 10 次。

(2)虚秘:基本手法中重点是下推七节骨、运水入土。加补脾经、补肺经、补肾经各 1~3min;揉二人上马、点揉足三里各 1~3min;捏脊 5~10 遍。

(五)积滞

1. 治法 积滞的治疗在于补益脾胃与化积导滞,两者常常同时运用。根据患儿的实际病情,有的以调和脾胃气机为主,有的以消导为主,有的宜消补兼施。

2. 基本手法

(1)补脾经、清胃经:多同时运用,根据虚实确定比例:虚多补脾经为主,清胃经为辅;实多以清胃经为主,补脾经为辅,推拿 5~10min。

(2)掐揉四横纹与板门:横向推四横纹 1min,逐指上下推其纹路令热,从示指纹路起,依次至小指纹路,每纹三揉一掐,10 遍;以拇指指腹运板门 1min,三揉一掐 1min。

(3)推三关与退六腑:多同时运用,根据虚实确定比例,2~3min。

(4)腹部操作:分推腹阴阳 10~20 次,两手交替擦中脘 20~30 次,揉全腹令热;点中脘与天枢,每穴点 10~20 次;找准脘腹部疼痛或胀满之处,用指揉法、拨法使局部积滞消散;顺时针摩腹约 8min。

(5)脊背与腰骶部的操作:拇指指腹沿正中线脊椎逐一直推,每椎推 1~3 遍,双手拇指同时从上至下点揉膀胱经第一线。

(6)捏脊:3~20 遍。

(7)按揉足三里:3~5min。

3. 辨证加减

(1)乳食内积:呕吐酸馊乳食、腹部胀实者去补脾经,加清脾经,按弦搓摩;腹痛明显者加揉天枢,拿肚角,按揉足三里;低热烦躁者加清心经,清肝经,清天河水,清大肠;大便秘结臭秽者,加清大肠,推下七节骨。

(2)脾虚夹积:加运内八卦,清大肠,揉外劳宫,摩中脘。呕吐频繁者加推天柱骨,横纹推向板门;大便溏薄酸臭者加清补大肠;腹胀痛、腹冷喜按者加摩腹。

(六)泄泻

1. 治法 分清别浊是泄泻的基本治法,主要在于调节小肠、大肠与脾胃功能。实证泄泻应因势利导,加速体内物质的排出。虚证腹泻者则应收敛。

2. 基本手法

(1)止泻四法:揉龟尾、推七节骨(上推为补,下推为泻)、捏挤肚脐、摩腹(以肚脐为圆心,以肚脐至剑突下距离约 2/3 为半径,顺时针或逆时针进行)。

(2)清小肠:1~2min。

(3) 推大肠：1~3min。从示指桡侧面根部推向指尖为清大肠；从示指桡侧指尖推向指根部为补大肠；来回推为调理大肠。

3. 辨证加减

(1) 伤食泻：补脾经、运土入水、顺运内八卦、揉板门 2~3min，掐揉四横纹 5 遍，揉中脘、天枢各 1~2min。

(2) 脾虚泻：运水入土，加补脾经、补肾经各 2~5min；板门推向横纹 2~3min，捏脊 5~10 遍，横擦小腹令热。

(3) 湿泄泻：加退六腑 3~5min，清补脾经、清胃经各 2~3min。抱肚法同伤食泻。

(4) 寒湿泻：加揉外劳宫、补脾经、运外八卦、点揉一窝风各 3~5min。

（王云翠）

思　考　题

1. 某男性，45 岁，主诉右侧肩痛半年余。因夏季伏案办公，空调直吹右侧肩膀而发病，近 1 个月来酸痛日渐加重，肩部有沉重感，夜晚常因剧痛不能入睡。体格检查：局部无红肿，肩臂肌肉稍有萎缩，按之有僵硬感，外展 70°，上举不能梳头，后伸尤感困难，舌淡、苔白，脉弦紧。请思考：

(1) 如果给患者采用推拿法缓解肩部不适，可选取哪些穴位？应配合哪些手法？

(2) 推拿过程中需要注意哪些事项？

(3) 除了推拿法，还可以采用什么中医护理技术缓解患者的病痛？为什么？

2. 某男性小儿，3 岁。母亲述半年来食欲差，身高明显低于同龄儿童。就诊时面色萎黄，形体消瘦，腹部胀满喜按，大便有不消化的食物残渣，无发热。舌质淡，苔白腻，脉细滑，指纹淡滞。请思考：

(1) 该患儿属于哪种证型的积滞？可选用什么中医护理技术治疗？

(2) 若采用小儿推拿的方法治疗，可选用哪些手法和穴位？

(3) 根据患儿的实际情况，是选择运水入土还是运土入水的推拿手法？为什么？

3. 某男性，44 岁，主诉腰部疼痛 3 年余。患者自诉每年冬天和气候突变时疼痛加重，就诊时自觉腰部冷痛重着，时痛时止，活动转侧不利，静卧休息后稍有缓解，苔白腻，脉濡缓。专科检查：双侧肾俞穴有压痛，X 线摄片腰椎未见异常。患者欲采用推拿缓解病痛。请思考：

(1) 根据患者的病情，可重点采用哪些推拿手法？为什么？

(2) 根据经络理论，在推拿时可选取哪些远端穴位？

(3) 作为责任护士，可以教授患者哪些生活起居及穴位按摩的保健方法？

URSING

第六章

常用中医护理技术

06章 数字内容

学 习 目 标

知识目标：
1. 掌握各种针刺法、灸法、耳穴贴压法、拔罐法、刮痧法、穴位贴敷法、湿敷法、熏洗法、热熨法、中药保留灌肠法等常用中医护理技术的概念、操作方法和注意事项。
2. 熟悉各种常用中医护理技术的适应证和禁忌证。
3. 了解各种常用中医护理技术的作用和分类。

能力目标：
1. 能结合临床案例，分析并选择相应的中医护理技术解决患者的护理问题。
2. 能运用所学为患者实施相应的中医护理技术。
3. 能应用所学对患者进行中医护理技术相关的健康指导。

素质目标：
1. 护理过程中体现尊重与关爱，具备同理心和爱伤观念，确保患者安全。
2. 树立中医护理文化自信，能传承中医护理技术的精华并具有创新意识。

临床上常用的中医护理技术主要包括针刺法、灸法、耳穴贴压法、拔罐法、刮痧法、穴位按摩法、穴位贴敷法、湿敷法、熏洗法、热熨法、换药法、涂药法、中药保留灌肠法、中药离子导入法、蜡疗法等。这些技术具有器械简单、操作方便、效果显著、适应范围广等特点,千百年来为人民群众的健康和卫生保健事业作出了很大贡献。

第一节　针　刺　法

导入情境与思考

某男性,45 岁,因胃脘疼痛 3 年余、加重 2d 而就诊。

患者胃脘疼痛,痛如针刺刀割,痛有定处,按之痛甚,食后加剧,入夜尤甚,常伴痞满、嗳气、泛酸、嘈杂、恶心呕吐等症,舌质紫暗,脉涩。中医诊断为胃痛(瘀血型),医嘱予当归注射液每穴 0.5ml 双侧足三里穴位注射。

请思考:

1. 执行穴位注射操作前应如何评估患者?

2. 穴位注射过程中应注意哪些问题?

3. 穴位注射后应如何对该患者进行健康指导?

针刺法又称"刺法""针法",是指使用不同的针具,通过一定的手法或方式刺激人体的一定部位,以激发经络气血、调节机体功能的方法。

"砭石"是针具的雏形,它是远古时代人们在生活、劳动等实践中经验积累的产物,从无意中发现石块按压或刺破体表可以治病,到对石块加工形成砭石而专用于治疗疾病,经历了漫长的岁月。古代将砭石治病的方法称为"砭刺",是针刺治病的前身。原始的刺法较为简单,只用于放血排脓,如《素问·异法方宜论》中载:"……其病皆为痈疡,其治宜砭石。"随着社会的发展,针刺用具不断改进,由粗糙的砭石发展为精制的石针,并逐渐出现了骨针、陶针、竹针、铜针、铁针、金针、银针,直到近代才改进为不锈钢针。《内经》总结了上古以来的针刺方法,论述颇为精辟,如在补泻手法方面提到"捻转""提插""徐疾""迎随""呼吸""开阖"等内容,为后世的毫针刺法奠定了基础。临床上常用的针刺法有毫针刺法、电针法、穴位注射法、皮内针法、皮肤针法、三棱针法等。

一、毫针刺法

毫针刺法(technique of filiform needle acupuncture)是通过一定的手法,用毫针刺激人体特定部位(腧穴),激发经络气血,以防治疾病的方法。

(一) 概述

1. 作用　毫针刺法具有疏通经络、调和阴阳和扶正祛邪的作用,而且三者相互关联、密不可分。

(1)疏通经络:经络"内属于脏腑,外络于支节",运行气血是其主要生理功能之一。若经络功能失常,气血运行受阻,则会影响人体正常的生理功能,进而出现病理变化,引发疾病,临床常表现为疼痛、麻木、肿胀等症状。根据患者病变部位和经络循行及联系,选择相应的部位和腧穴采用毫针刺法,可使经络通畅,气血运行正常,从而治疗疾病。

(2)调和阴阳:"阴盛则阳病,阳盛则阴病",毫针刺法可通过经络阴阳属性、腧穴配伍、针刺手法等调节阴阳的偏盛偏衰,使机体归于"阴平阳秘"状态,从而恢复脏腑经络的正常功能,达到防治疾病的目的。

(3)扶正祛邪:"邪之所凑,其气必虚",通过针刺可扶助正气,祛除邪气。在临床上,扶正祛邪是通过补虚泻实来实现的。可根据病情选择一定的腧穴实施补法,起到扶正作用;或选择一定的腧穴实施泻法,达到祛邪的目的。

2. 针具

（1）毫针的构造

1）制针材料：目前应用的毫针多采用不锈钢制成，但也有用金、银或其他合金制成的。

2）毫针的结构：毫针由针尖、针身、针根、针柄、针尾五个部分构成。针尖又称针芒，是针身的尖端锋锐部分，为刺入穴位的关键部位；针身又称针体，是针尖与针柄间的主体部分，为刺入穴内的主要部分；针根是针身与针柄连接的部分，为刺入深度与提插幅度的标志；针柄是针根至尾的部分，用金属丝缠绕而成，为持针、运针、温针的部位；针尾又名针顶，是针柄的末梢部分，可作为捻转角度的标志（图6-1）。

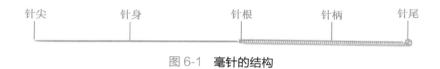

图 6-1　**毫针的结构**

根据毫针针柄与针尾的构成和形状不同可分为：环柄针（又称圈柄针），为针柄用镀银或经氧化处理的金属丝缠绕成环行的毫针；花柄针（又称盘龙针），为针柄中间用两根金属丝交叉缠绕呈盘龙形的毫针；平柄针（又称平头针），为针柄也用金属丝缠绕，其尾部平针柄的毫针；管柄针，为针柄用金属薄片制成管状的毫针。上述四种针形中，平柄针和管柄针主要在进针器和进针管的辅助下使用。

（2）毫针的规格

1）毫针的长短规格（表6-1）：毫针的长短，原来以"寸"计算，现在以法定单位"mm"表示，临床上以长短为25~75mm（1~3寸）的毫针较为常用。短毫针主要用于耳穴和浅在部位的腧穴；长毫针多用于肌肉丰厚部位的腧穴做深刺，以及某些腧穴做横向透刺之用。

2）毫针的粗细规格（表6-2）：毫针的粗细，原来用"号数"表示，现在以法定单位"mm"表示，临床上以粗细为0.28~0.38mm（28~32号）的毫针较为常用。毫针的粗细与针刺的强度有关，供临床辨证施治时选用。

表 6-1　**毫针的长度规格表**

寸	0.5	1.0	1.5	2.0	2.5	3.0	3.5	4.0	4.5
长度/mm	15	25	40	50	65	75	90	100	115

表 6-2　**毫针的粗细规格表**

号数	26	27	28	29	30	31	32	33
直径/mm	0.45	0.42	0.38	0.34	0.32	0.30	0.28	0.26

（3）针具选择：《灵枢·官针》曰："九针之宜，各有所为，长短大小，各有所施也。"临床上根据患者的性别、年龄、体质、体形、病情、腧穴部位，选择粗细、长短适宜的针具。如年轻、体壮、肥胖、实证及皮厚肉多的穴位选粗针、长针，而老幼、体弱、瘦小、虚证及皮薄肉少的穴位选细针、短针。选择针具应适宜，否则难以取得针感和达到治疗效果。

（4）针具消毒：目前多采用一次性毫针，传统的针具消毒以高压蒸汽灭菌法为佳。

1）高压蒸汽灭菌法：将毫针等针具用布包好，放在密闭的高压蒸汽锅内灭菌。一般在115~123℃的高温，1~1.4kg/cm² 的压力下，保持30min以上，可达到消毒灭菌的要求。

2）煮沸消毒法：将毫针等器具用纱布包扎后，放在盛有清水的消毒煮锅内，进行煮沸。一般在水沸后再煮10~15min，即可达到消毒目的。但煮沸消毒法易使金属器械的锋刃变钝。

3. 毫针刺法的练习　毫针的针身细软，如果没有一定的指力和熟练的手法，就很难顺利进针和进行各种手法的操作,而且还会引起患者疼痛,影响治疗效果。因此指力和手法的练习是初学针刺的基础,是顺利进针、减少疼痛、提高疗效的基本保证。

(1)纸垫练针法:用松软的卫生纸折叠成厚 2~3cm、长 8cm、宽 5cm 的纸块,用棉线呈"井"字形扎紧,做成纸垫。练针时左手持纸垫,右手拇、示、中三指如持笔状夹持针柄,使针尖垂直抵触在纸垫上,然后捻动针柄,同时手指向下施加压力,通过捻、压,使毫针刺穿纸垫,然后另换一处练习。此种方法主要是锻炼指力和捻转的基本手法,开始练针时使用 40mm 的短针,指力练到一定程度后可用 50~75mm 的长针(图 6-2)。

(2)棉团练针法:取棉花一团,用棉线缠绕,内松外紧,外包一层白布,用线封口,做成直径 6~7cm 的圆球。练习时先用短毫针在棉团上练习进针、出针、上下提插、左右捻转等基本手法,待短针运用自如以后再改用长针进行练习(图 6-3)。

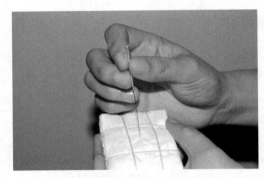

图 6-2　纸垫练针

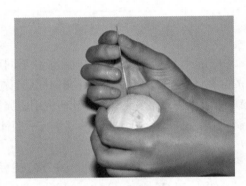

图 6-3　棉团练针

(3)自身练习:通过纸垫、棉团等物体练针,掌握了一定的指力和手法后,可以在自己身上进行试针练习,亲身体会指力的强弱、针刺的感觉、行针的手法等。

通过以上各种方法的练习,要求达到进针、出针顺利,提插幅度一致,捻转角度准确,频率快慢均匀,并运用自如。

4. 体位选择　一般而言,体位的选择是以施针者能正确取穴、操作方便、患者舒适能持久为原则。患者尽可能采用卧位,以防止晕针、弯针、滞针、断针等异常情况的发生,这对于体质虚弱或精神紧张者尤为重要。临床针刺常用的体位有以下几种:

(1)仰卧位:适用于取身体前部的腧穴。如取头面、胸、腹部的腧穴及四肢的部分腧穴,对初次针刺、精神紧张、体虚病重者尤为适宜。

(2)俯卧位:适用于取身体后部的腧穴。如取头、项、背、腰、臀部及下肢屈面的腧穴。

(3)侧卧位:适用于取身体侧面的腧穴和上、下肢部分腧穴。

(4)仰靠坐位:适用于取前头、颜面、颈前、上胸部、肩部以及上肢的部分腧穴。

(5)俯伏坐位:适用于取头项、后头、项背和肩部的腧穴。

(6)侧伏坐位:适用于取侧头、面颊、颈侧、耳部的腧穴。

在卧位和坐位的基础上,根据取穴的要求,四肢可放置在适当的屈伸姿势,如仰掌位、曲肘位、屈膝位等。此外,有些特殊腧穴的取法需要配合某些特殊的体位,如环跳穴等。

(二)毫针刺法技术要领

1. 进针法(method of needle insertion)　是指将针刺入皮肤的操作方法。临床上一般用右手持针操作,称之为"刺手",一般是以拇、示、中三指夹持针柄,其状如持毛笔状。刺手的作用是掌握针具,施行手法操作,进针时运指力于针尖,使针顺利刺入皮肤,再行捻转,刺向深层,并施行上下提插、左右捻转、弹、刮、摇等各种手法及出针。左手爪切、按压所刺部位或辅助针身,故称左手为"押手"。押手的作用是固定腧穴位置,夹持针身,协助刺手进针,使针身有所依附,不至摇晃和弯曲,便于进针,减少疼痛,调节和控制针感。临床上常用的进针方法有以下几种。

(1)单手进针法(needle-inserting with single hand):刺手拇、示指持针柄,中指指端紧靠穴位,中指指腹抵住针身下端,当拇、示指向下用力按压时中指随之屈曲,将针刺入,直刺至所需深度。适用于短毫针进针。

(2)双手进针法(needle-inserting with both hands):双手进针法有以下四种。

1)指切进针法:又称爪切进针法,以押手拇指或示指端切按在穴位旁,刺手持针,紧靠押手指甲面将针刺入皮肤(图6-4)。此法适宜于短针的进针。

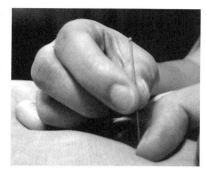

图6-4　指切进针法

2)夹持进针法:又称骈指进针法,以押手拇、示二指持捏消毒干棉球夹住针身下端,露出针尖1~2mm,将针尖固定于针刺穴位的皮肤表面,刺手持针柄,使针身垂直,在刺手指力下压时押手拇、示两指同时用力,两手协同将针刺入腧穴。此法适用于肌肉丰满部位及长针的进针。

3)提捏进针法:以押手拇、示二指将针刺部位的皮肤捏起,刺手持针,从捏起部位皮肤的上端刺入(图6-5)。此法适宜于皮肉浅薄部位的腧穴进针。

4)舒张进针法:用押手拇、示二指将所刺腧穴部位的皮肤向两侧撑开绷紧,刺手持针,使针从左手拇、示二指的中间刺入(图6-6)。此法适宜于皮肤松弛或有皱褶部位腧穴的进针。

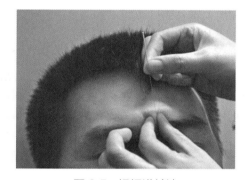

图6-5　提捏进针法

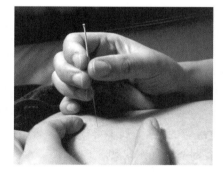

图6-6　舒张进针法

(3)针管进针法:选用玻璃或金属制成的针管,针管的长度比毫针短6~9mm,以便露出针柄,针管的直径以能顺利通过针尾为宜。进针时,用左手将针管置于应刺的腧穴上,右手将针装入管内,然后用示指叩打或用中指弹击针管上端露出的针尾,即可使针刺入,取下针管后,即可运用行针手法。

以上各种进针方法在临床上应根据腧穴所在部位的解剖特点、针刺深浅和手法的要求灵活选用,以便于顺利进针和减少患者的疼痛。

2. 进针的角度、深度、方向　在针刺操作过程中,正确掌握针刺的角度、方向和深度,是增强针感、施行补泻、防止针刺意外发生的重要环节。

(1)进针的角度:指进针时针身与皮肤表面形成的夹角。一般分直刺、斜刺和平刺三种(图6-7)。

1)直刺(perpendicular insertion of needle):针身与皮肤表面成90°刺入。适用于人体大部分腧穴,尤其是肌肉丰厚部位的腧穴,如四肢、腹部、腰部的穴位。

2)斜刺(oblique insertion of needle):针身与皮肤表面成45°左右倾斜刺入。适用于肌肉较浅薄处,内有重要脏器或不宜直刺、深刺的腧穴,如胸背部、关节部穴位。

3)平刺(horizontal insertion of needle):又称横刺、沿皮刺,针身与皮肤表面成15°左右沿皮刺入。适用于皮下脂肪较少处的腧穴,如头面部、胸骨部腧穴。

Note:

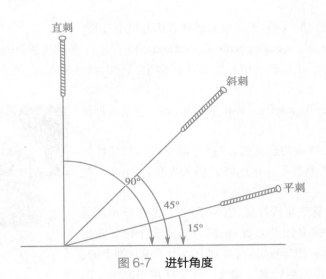

图 6-7　进针角度

（2）进针的深度：指针身刺入腧穴内的深浅。针刺深度是以既有针感而又不伤及重要脏器为原则。一般根据患者的体质、年龄、病情及针刺部位而定。

1）体质：体弱形瘦者宜浅刺，体壮肥胖者宜深刺。

2）年龄：小儿及年老体弱者宜浅刺，中青年身强体壮者宜深刺。

3）病情：阳证、表证、虚证、新病宜浅刺，阴证、里证、实证、久病宜深刺。

4）部位：头面、胸背及皮下脂肪较少处的腧穴宜浅刺，四肢、臀、腹及肌肉丰满处的腧穴宜深刺。

（3）针刺方向：根据经脉循行方向、腧穴分布部位和所要求达到的组织结构等情况而定。有时为了使针感到达病所，可将针尖对向病痛处。针刺的方向与针刺的角度是密切相关的。

3. 行针与得气　行针（manipulating needle）又称为运针，是指将针刺入腧穴后，为了使患者得气，调节针感以及进行补泻而施行的各种针刺手法。得气（arrival of qi）古称"气至"，又名"针感"，是指将针刺入腧穴一定深度后施以行针手法，使针刺部位获得经气感应。得气时，患者在针刺部位有酸、麻、胀、重或出现热、凉、痒、蚁行等感觉，这种感觉可沿着一定的方向和部位传导，同时操作者会感到针下有沉紧的感觉；如不得气时，患者无任何特殊感觉，操作者亦感到针下空虚无物。对得气与否所作的形象描述，如窦汉卿在《标幽赋》中载："轻滑慢而未来，沉涩紧而已至……气之至也，如鱼吞钩饵之浮沉；气未至也，如闲处幽堂之深邃。"

（1）行针基本手法

1）提插法（lifting and thrusting of needle）：是指将针刺入腧穴一定深度后，将针身提到浅层，再由浅层插到深层的操作方法。将针身由深层向上退到浅层为提，反之使针从浅层向下刺入深层为插。目的是加大刺激量，使局部产生酸、麻、胀、重的感觉。

2）捻转法（twirling of needle）：是指将针刺入腧穴一定深度后，以右手拇、中、示三指持住针柄，进行一前一后来回旋转捻动的操作方法（图 6-8）。捻转幅度愈大，频率愈快，刺激量也就愈大，反之刺激量就小。因此，捻转的角度、频率及操作时间应根据患者的体质、病情和腧穴的特征而定。

（2）行针辅助手法：是行针基本手法的补充，是为了促使得气和加强针刺感应的操作手法。临床常用的行针辅助手法有以下几种：

1）循法（mild pressing along channel course）：针刺不得气时，可以用循法催气。其法是施术者用手指顺着经脉的循行路径，在腧穴的上下部轻柔地循按。此法能推动气血，激发经气，促使针后易于得气。

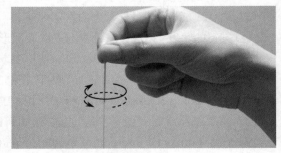

图 6-8　捻转法

Note:

2）弹法（needle-handle flicking）：将针刺入腧穴一定深度后，以手指轻弹针尾或针柄，使针体微微振动，以加强针感，助气运行（图6-9）。此法有催气、行气的作用。

3）刮法（needle-handle scraping）：以拇指或示指的指腹抵住针尾，用拇指、示指或中指指甲由上而下频频刮动针柄，促使得气（图6-10）。此法在针刺不得气时用之，可激发经气，或加强针刺感应的传导和扩散。

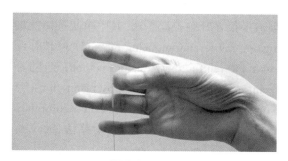

图 6-9 弹法

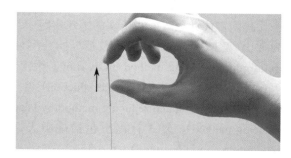

图 6-10 刮法

4）摇法（needle-handle shaking）：毫针刺入一定深度后，手持针柄，将针轻轻摇动，以行经气。其法有二：一是直立针身而摇，以加强得气的感应；二是卧倒针身而摇，使经气向一定方向传导（图6-11）。

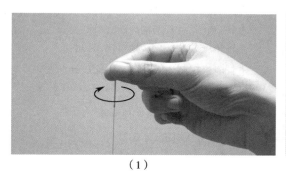

（1）

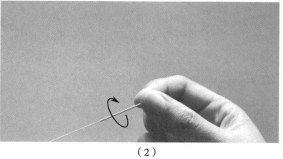

（2）

图 6-11 摇法

5）飞法（needle-handle twisting）：用右手拇、示指执持针柄，细细捻搓数次，然后张开两指，一搓一放，反复数次，状如飞鸟展翅，故称飞法（图6-12）。此法的作用在于催气、行气，并使针刺感应增强。

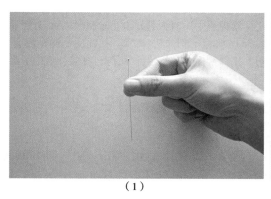

（1）

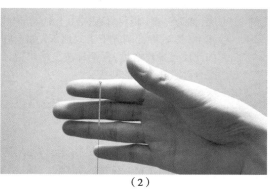

（2）

图 6-12 飞法

6）震颤法（needle-body trembling）：右手持针柄，用小幅度、高频率地提插、捻转，使针身轻微震

Note:

颤。此法可促使针下得气,增强针刺感应。

4. 补泻手法　针刺的补泻手法是根据《灵枢·经脉》中"盛则泻之,虚则补之"这一针灸治病的基本原则而确立的两种不同的治疗方法,即通过针刺腧穴,采用适当的手法激发经气以补益正气、疏泄病邪,从而调节人体脏腑经络功能、促使阴阳平衡而恢复健康的方法。

(1)补法:泛指能鼓舞人体正气,使机体低下的功能恢复正常的针刺方法。

(2)泻法:泛指能疏泄病邪,使机体亢进的功能恢复正常的针刺方法。

我国古代针灸医家在长期的医疗实践中,总结和创造了很多针刺补泻手法,其中单式补泻法较为常用(表6-3)。单式补泻法包括提插补泻(lifting-thrusting reinforcing-reducing method)、捻转补泻(reinforcing-reducing method by twirling)、徐疾补泻(slow-rapid reinforcing-reducing method)、迎随补泻(directional reinforcement and reduction)、呼吸补泻(reinforcing-reducing method by respiration)、开阖补泻(reinforcing and reducing method by keeping hole opened or closed)、平补平泻(even reinforcing-reducing method)。复式补泻法包括烧山火法(mountain burning fire method)和透天凉法(heaven-penetrating cooling method)(表6-4)。

表6-3　常用单式针刺补泻手法

名称	操作方法	
	补法	泻法
提插补泻	先浅后深,重插轻提 提插幅度小,频率慢,操作时间短	先深后浅,轻插重提 提插幅度大,频率快,操作时间长
捻转补泻	左转(拇指向前、示指向后) 捻转角度小,用力轻,频率慢,时间短	右转(拇指向后、示指向前) 捻转角度大,用力重,频率快,时间长
徐疾补泻	进针时徐徐刺入,少捻转,疾速出针	进针时疾速刺入,多捻转,徐徐出针
迎随补泻	针尖顺着经脉循行去的方向	针尖迎着经脉循行来的方向
呼吸补泻	患者呼气时进针,吸气时出针	患者吸气时进针,呼气时出针
开阖补泻	出针快,急闭其穴	出针慢,摇大针孔,不闭其穴
平补平泻	进针得气后均匀地提插、捻转	

表6-4　常用复式针刺补泻手法

名称	烧山火法(热补法)	透天凉法(凉泻法)
操作方法	将针刺入腧穴应刺深度的上1/3(天部),得气后行捻转补法或紧按慢提九数,继之退回至浅层,称为一度;再将针刺入中1/3(人部),如上施术;然后将针刺入下1/3(地部),如上施术。如此反复操作数度,再把针按至深层留针,可配合呼吸补泻中的补法	将针刺入腧穴应刺深度的下1/3(地部),得气后行捻转泻法或紧提慢按六数,称为一度;再将针紧提至中1/3(人部),如上施术;然后将针紧提至上1/3(天部),如上施术。如此反复操作数度,再把针紧提至浅层留针,可配合呼吸补泻中的泻法
主治	冷痹顽麻、虚寒性疾病等	热痹、急性痈肿等实热性疾病

5. 留针与出针

(1)留针(retention of needle):是指毫针刺入腧穴并施行手法后,将针留置在体内一定时间,其目的是加强针刺作用和便于间歇行针(每隔3~5min)或持续行针。对运针后得气不明显者,通过留针以待针下得气,称为"留针候气";对进针后得气明显者,通过留针,并在留针过程中做间歇性行针,以增强疗效或巩固疗效。留针与否及留针时间的长短主要取决于病情。对一般病证,得气并施以适当的补泻手法后即可出针或留针10~20min;对一些慢性、顽固性、疼痛性、痉挛性等疾病,可适当延长留针时间。

(2)出针(needle withdrawal):又称退针、起针、拔针,在施行针刺手法或留针达到预定要求后,即可出针。出针的方法,一般是以左手拇、示指两指持消毒干棉球轻轻按压于针刺部位,右手持针做轻微小幅度捻转,并随势将针缓慢提至皮下(不可单手用力过猛),静留片刻,然后出针。出针后,除特殊需要外,一般要用消毒棉球轻压针孔片刻,以防针孔出血。

(三)适应证与禁忌证

1. 适应证　用于内、外、妇、儿、五官等各科病证,尤其是各种痛证,效果迅速而显著,如头痛、胁痛、胃脘痛、腹痛、腰痛、痛经、齿痛、咽喉肿痛等。

2. 禁忌证

(1)妇女怀孕3个月以内者,下腹部不宜针刺;怀孕3个月以上者,腹部及腰骶部腧穴也不宜针刺;在孕期,三阴交、合谷、昆仑、至阴等具有通经活血作用的腧穴不宜针刺。孕妇尤其有习惯性流产史者,应慎用针刺。

(2)小儿囟门未合时,其所在部位的腧穴不宜针刺。乳头、脐中不宜针刺。

(3)皮肤有感染、溃疡、瘢痕或肿瘤的部位,不宜针刺。

(4)常有自发性出血或损伤后出血不止的患者,不宜针刺。

(5)大醉、大怒、大劳、过饱、过饥、精神紧张时,不宜立即进行针刺。

(四)操作方法

1. 操作前评估与准备

(1)评估:了解患者当前主要临床表现、既往史;了解患者的年龄、体质、文化层次、心理状态及合作程度;检查局部皮肤状况;评估环境是否光线充足、安静整洁。

(2)准备

1)患者准备:向患者解释操作目的、简单步骤、需要配合的相关事项,以取得患者或家属的知情同意;对初次接受针刺治疗的患者,告知会有酸、胀、麻、重等感觉;嘱患者排空小便,在治疗过程中不要变更体位。

2)用物准备:治疗盘、皮肤消毒液、符合规格的一次性毫针、无菌棉签、清洁弯盘、镊子、大毛巾等。

3)操作者准备:仪表整洁,洗手,戴口罩。

2. 操作步骤

(1)根据针刺部位备齐用物,携至患者床旁,核对患者床号、姓名等信息及医嘱。

(2)根据不同的穴位组合协助患者取安全舒适体位,必要时用床帘遮挡。

(3)暴露针刺部位,正确取穴,注意保暖。

(4)消毒穴位并再次核对。

(5)左手拇(示)指端切按在腧穴旁边,右手持针,用拇、示、中三指挟持针柄近针根处,将针尖对准腧穴迅速刺入皮肤;或依据针刺部位、穴位深浅选择适宜的进针方法进针。同时观察和询问患者反应。得气后,按病情需要运用补泻手法调节针感或适当留针10~20min。

(6)出针时先用左手轻压针旁皮肤,右手持针,轻捻转以松动针身,按所施补泻手法的具体要求,将针起出。检查针数,以防遗漏,并将针具放在医疗垃圾处理盒内。

(7)再次核对,并观察患者有无迟发针刺不良反应发生,如头晕、胸闷欲呕等。协助患者取安全舒适体位,整理床单位。嘱患者休息片刻方可活动或离开。

(8)整理用物,洗手,记录并签名。

(五)注意事项

1. 严格执行无菌操作,一穴一针,防止交叉感染。

2. 对重要脏器所居之处的腧穴,不宜直刺、深刺。针刺眼区、项部、下腹部以及脊椎部的腧穴时,

Note:

要掌握进针角度、深度、运针幅度和留针时间；对尿潴留患者，在针刺下腹部的腧穴时，也应掌握适当的针刺方向、角度、深度等，以免误伤脏器，出现意外事故。

3. 对身体瘦弱、气血亏虚或首次接受针刺的患者，针刺手法不宜过重，并应尽量选用卧位进行针刺。

4. 出针时检查核对针数，以防遗漏。并应注意有无晕针延迟反应现象。

5. 患者过于饥饿、疲劳、精神过于紧张时，不宜立即进行针刺。针刺治疗结束后患者需休息片刻方可活动或离开。

（六）针刺意外的处理与预防

1. 晕针（fainting during acupuncture） 晕针是指在针刺过程中患者出现头晕目眩、面色苍白、胸闷欲呕甚至晕厥的现象。

（1）原因：初诊患者精神紧张；素体虚弱，或大汗、大泻、大出血之后，或疲劳、饥饿等；体位选择不当，操作者手法过重，刺激量过大；治疗室空气不流通，闷热，或室温太低。

（2）临床表现：患者突然出现精神疲倦、头晕目眩、面色苍白、恶心欲吐、胸闷心慌、汗出肢冷、脉细弱，严重者可见神志昏迷、四肢厥冷、唇甲青紫、血压下降、二便失禁、脉微欲绝。

（3）处理：立即停止针刺，将针全部起出，让患者平卧，注意保暖。轻者给饮温开水或糖水，静卧片刻即可恢复；重者在上述处理的基础上，指掐或针刺人中、合谷、内关、足三里；或灸百会、气海、关元。若仍不缓解者，应立即配合其他治疗及抢救措施。

（4）预防：对初次接受针刺、体弱及精神过度紧张者，应先做好解释工作，消除其对针刺的顾虑，同时选择舒适的体位，选穴宜少，手法宜轻。饥饿、大出汗后、疲劳者应先进食、饮水、休息后再行针刺。注意室内通风，保持空气新鲜。针刺和留针过程中，密切观察患者的神色，及早发现晕针先兆，及时处理。

2. 滞针（stucking of needle） 滞针是指针刺后针下异常紧涩、行针困难的现象。

（1）原因：患者精神紧张，针刺入后局部肌肉强烈收缩；行针时向单一方向捻针太过，导致肌纤维缠绕针身；留针时间太长有时也会出现滞针。

（2）临床表现：针身在体内捻转提插困难，严重时不能捻转提插，也不能出针，局部疼痛难忍。

（3）处理：缓解患者紧张情绪，尽量使肌肉放松，或在滞针腧穴附近，进行循按，或弹击针柄，或在附近再刺 1~2 针，以宣散气血，待肌肉松弛后再起针。因单向捻针造成的，应反向将针捻回，并用刮柄、弹柄法使缠绕的肌纤维松解，即可消除滞针。

（4）预防：对精神紧张者，针刺前应做好解释工作，消除顾虑。操作方法要正确，行针时避免单向连续捻转。

3. 弯针（bending of needle） 弯针是指进针后针身在体内形成弯曲的现象。

（1）原因：术者针刺手法过猛，针尖碰到坚硬组织；针刺或留针过程中患者移动体位，或针柄受到外力压迫、碰撞；滞针后未做及时处理。

（2）临床表现：针柄改变了刺入时的方向和角度，提插、捻转、出针均感困难，患者感到针处疼痛。

（3）处理：针身轻微弯曲，将针缓慢拔出；弯曲角度较大时，应顺着弯曲的方向顺势将针退出。若针身弯曲不止一处，必视针柄扭转倾斜的方向，逐渐分段慢慢拔出。由体位改变引起者，应协助患者慢慢恢复原来体位，使局部肌肉放松，再行退针，切忌强行拔针，以防断针。

（4）预防：术者手法要熟练，指力要均匀轻巧，避免进针过猛。患者体位要舒适，不要随意变换体位，注意保护针柄不受外力碰撞。及时处理滞针。

4. 断针（breaking of needle） 断针即折针，是指针刺过程中针身折断在患者体内的现象。

（1）原因：针具质量欠佳，针身或针根有损伤、锈蚀、裂痕，针刺前未检查；行针时手法过猛、过强；留针时患者体位改变或针柄受到外力碰撞；滞针、弯针未能及时正确处理。

（2）临床表现：行针时或出针后发现针身折断，其断端部分针身尚露于皮肤之上，或断端全部没入皮肤之下。

（3）处理：发现断针时要镇定，嘱患者不要移动体位，防止断针陷入深层。用止血钳或镊子夹住外露部分拔出。断端与皮肤相平或稍凹陷于皮内，可用拇、示二指垂直轻压针孔两旁，使断端显露后，用镊子将断针取出。断针完全陷入肌肉深层时，应在 X 线下定位，手术取出。

（4）预防：认真检查针具，不符合要求者剔除不用。针刺手法熟练、轻巧，不可强力猛刺，使用电针时切忌突然增强电流量。留针时嘱患者不要随意变换体位。针刺时勿将针身全部刺入，应留部分于皮肤之外。及时处理滞针、弯针。

5. 血肿（hematoma）　血肿指针刺部位出现皮下出血并引起肿痛的现象。

（1）原因：针刺时刺伤小血管，针尖弯曲带钩碰伤血管或刺伤皮下组织；有出血倾向者，针刺后易发生血肿。

（2）临床表现：起针后，针刺部位肿胀疼痛，继而皮肤呈现青紫色。

（3）处理：微量皮下出血而致小块青紫者，一般不必处理，可自行消退。局部肿胀疼痛剧烈、青紫面积较大者，可先冷敷止血，再做热敷或在局部轻轻揉按，以促进局部瘀血消散吸收。

（4）预防：仔细检查针具，锈针、带钩的针弃之不用。熟悉人体解剖部位，避开血管针刺。出针时立即用消毒干棉球按压针孔 1~2min。

6. 气胸（pneumothorax）　气胸指针刺时误伤肺脏，空气进入胸腔发生气胸的现象。

（1）原因：针刺胸背部及锁骨附近腧穴时，因针刺角度、深度不当或患者突然咳嗽，均可误伤肺脏，引起气胸。

（2）临床表现：轻者突然胸闷、胸痛、咳嗽、心悸，重者出现呼吸困难、唇甲发绀、气促、出汗等现象。患侧听诊呼吸音明显减弱或消失，心率增快，脉搏细弱，血压下降，X 线胸部透视或摄片可发现气管向健侧移位。

（3）处理：发现气胸应立即报告医生，让患者采取半坐卧位，避免咳嗽。轻者经卧床休息、镇咳、消炎等处理，可自行吸收而痊愈。重者应立即采取抢救措施，如胸腔穿刺、给氧、抗休克等。

（4）预防：凡对胸背部及锁骨附近腧穴进行针刺治疗时，应严格掌握针刺的角度和深度，可采用斜刺、平刺等手法，不宜深刺，留针时间不宜过长。

二、电针法

电针法（electro-acupuncture）是将毫针刺入腧穴得气后，在针具上通以接近人体生物电的微量电流，利用针和电两种刺激相结合，以防治疾病的一种方法。其优点是减少行针工作量，且能比较客观地控制刺激量。

（一）概述

1. 作用　电针法是通过脉冲电流改变人体组织的离子浓度和分布而影响人体组织功能的。低频脉冲电流通过毫针刺激腧穴，可调整人体生理功能，具有止痛、镇静、促进气血循环、调整肌张力等作用。低频脉冲电流的波形、频率不同，其作用也不同。

2. 电针的波型应用　临床常用的电针输出波型有 3 种。

（1）疏密波：是疏波、密波自动交替出现的一种波型，疏、密交替持续的时间各约 1.5s，能克服单一波型易产生适应的缺点。动力作用较大，治疗时兴奋效应占优势，能增加代谢，促进气血循环，改善组织营养，消除炎性水肿。常用于止血、扭挫伤、关节周围炎、气血运动障碍、坐骨神经痛、面瘫、肌无力、局部冻伤等。

（2）断续波：是有节律的时断、时续自动出现的一种波型。断时，在 1.5s 内无脉冲电输出；续时，是密波连续工作 1.5s。对断续波型，机体不易产生适应，其动力作用颇强，能提高肌肉组织的兴奋性，对横纹肌有良好的刺激收缩作用。常用于治疗痿证、瘫痪等。

（3）连续波：也称可调波，是由单个脉冲采用不同方式组合而形成。频率有每分钟几十次至每秒

Note:

几百次不等。频率快的称为密波(或高频连续波),一般为 50~100 次/s;频率慢的称为疏波(或低频连续波),一般为 25 次/s。高频连续波易产生抑制反应,常用于止痛、镇静、缓解肌肉和血管痉挛等。低频连续波,其兴奋作用较为明显,刺激作用强,常用于治疗痿证和各种肌肉关节、韧带、肌腱的损伤等。

（二）适应证与禁忌证

1. 适应证　适用范围基本与毫针刺法相同,如各种痛证、痹证、痿证;心、胃、肠、胆、膀胱、子宫等脏器的功能失调;肌肉、韧带及关节的损伤性疾病;针刺麻醉。

2. 禁忌证　心脏病患者慎用,安装心脏起搏器者禁用;孕妇慎用;其余禁忌证同毫针刺法。

（三）操作方法

1. 操作前评估与准备

(1)评估:同毫针刺法。

(2)准备

1)患者准备:同毫针刺法。

2)用物准备:电针仪器在使用前须检查性能是否完好(如电流输出时断时续,须注意导线接触是否良好,应检查修理后再用;干电池使用一段时间如输出电流微弱,须更换新电池),必要时备电源插板。其余用物同毫针刺法。

3)操作者准备:仪表整洁,洗手,戴口罩。

2. 操作步骤

(1)备齐用物,携至患者床旁,核对患者床号、姓名等信息及医嘱。

(2)根据不同的穴位组合协助患者取安全舒适体位,暴露针刺穴位,正确取穴。必要时用床帘遮挡,注意保暖,防止直接吹风受凉。

(3)消毒穴位皮肤。

(4)再次核对,按毫针进针法进针,得气后,调电针仪的输出电位器至"0",再将电针仪的两根输出导线分别连接在两根毫针针柄上,然后开启电针仪的电源开关,选择适当波型,慢慢旋转电位器,由小至大逐渐调节输出电流到所需量值(患者有麻刺感,但无不适,局部肌肉有搐动,即是所需的强度)。通电过程中应观察患者的耐受程度,电流量须以患者能够耐受为限,随时检查导线有否脱落,有无晕针、弯针、折针等情况。

(5)通电时间视病情及患者体质而定,一般为 5~20min。电针完毕,将电位器拨至"0"位,关闭电源,拆除输出导线。将针慢慢提至皮下,迅速拔出,用无菌干棉球按压针孔片刻。

(6)操作完毕,核对医嘱,观察患者有无迟发针刺不良反应发生,如头晕、胸闷欲呕等。协助患者取安全舒适体位,整理床单位。嘱患者休息片刻方可活动或离开。

(7)整理用物,洗手,记录并签名。

（四）注意事项

1. 严格执行无菌操作,一穴一针,防止交叉感染。

2. 调节电流量时须慢慢由小到大,切勿突然增强,引起肌肉痉挛,造成弯针、断针意外。

3. 颈项、脊柱两侧及心前部位,针刺通电时不能横跨加电,避免电流回路通过脊髓和心脏。在接近延髓、脊髓部位使用电针时,电流量宜小,以免发生意外。

4. 电针仪器最大输出电压在 40W 以上者,最大输出电流应限制在 1mA 以内,防止触电。用电意外时按解除意外处理。

5. 如患者出现头晕、面色苍白、心慌、出冷汗、四肢发冷、恶心欲吐等,则为晕针,应及时急救处理。

6. 如同时需要温针,应先使用电针再温针,因温针后针柄因烧熏氧化而不导电。

7. 出针时检查针数,以防遗漏。

8. 患者过于饥饿、疲劳、精神过于紧张时,不宜立即进行该操作。

三、穴位注射法

穴位注射法(point injection therapy)是以中西医理论为指导,依据穴位作用和药物性能,在穴位内注入药物的一种中医护理技术,又称水针法。

(一)概述

1. 作用　穴位注射法是利用带有长针头的注射器具刺入人体的穴位、痛点或敏感点,"得气"后再施行手法,将一定量的药液注入穴位,从而改善腧穴局部血液循环,使经气流畅,代谢增加,营养加强,达到修复组织、治疗疾病的目的。

2. 常用药物

(1)药物种类:根据药物的配伍禁忌及不同的病证,选用易于吸收、刺激性弱、可做肌内注射的药液。常用的药物有:①中药注射液,如复方当归注射液、丹参注射液、黄芪注射液等。②维生素制剂,如维生素 B_1 注射液、维生素 B_6 注射液、维生素 B_{12} 注射液、维生素 C 注射液等。③其他,如 5%~10% 葡萄糖注射液、生理盐水、三磷酸腺苷、神经生长因子等。

(2)药物剂量:取决于注射部位、药物性质及浓度,并根据药物说明书规定的剂量。做小剂量注射时,可用原药物剂量的 1/5~1/2。每个穴位一次注入药量一般为:耳穴 0.1ml,头面部 0.3~0.5ml,四肢部 1~2ml,胸背部 0.5~1ml,腰臀部 2~5ml 或 5%~10% 葡萄糖注射液 10~20ml。

(3)疗程:一般急症患者每日 1~2 次,慢性患者每日或隔日 1 次,6~10 次为 1 个疗程。反应强烈者,可隔 2~3d 1 次。穴位可左右交替使用,一般每次 2~4 穴,穴位以精为要,一次不宜注射过多穴位。每个疗程间可休息 3~5d。

(二)适应证与禁忌证

1. 适应证　适用范围广泛,凡是针灸治疗的适应证大部分均可用此法,如痛证、支气管哮喘、痹证、痿证等。

2. 禁忌证　皮肤有感染、瘢痕或有肿瘤的部位禁用;有出血倾向及高度水肿者禁用;孕妇的下腹部、腰骶部和三阴交、合谷穴等,不宜用穴位注射法,以免引起流产;疲乏、饥饿或精神高度紧张者,暂不宜进行该操作。

(三)操作方法

1. 操作前评估与准备

(1)评估:了解患者当前主要临床表现、既往史、用药史、过敏史,了解患者年龄、体质、文化层次、心理状态和合作程度;检查局部皮肤状况;评估环境是否光线充足、清洁、温湿度适宜、符合无菌操作要求。

(2)准备

1)患者准备:向患者解释操作目的、主要步骤、配合要点以及相关事项,如可先排空大小便、在治疗过程中勿改变体位等。说明所用药物的作用及可能产生的不良反应,以取得患者或家属对执行该操作的知情同意。对初次接受穴位注射的患者,告之会有酸、胀、麻、重等感觉。

2)用物准备:无菌盘、皮肤消毒液、无菌棉签、污物盒及医疗垃圾收集盒,根据使用药物的剂量大小及穴位的针刺深度选用不同规格的无菌注射器和长针头(针头可选用 5~7 号长针头,临床上一般以 5 号长针头最常用)。

3)操作者准备:仪表整洁,洗手,戴口罩。

2. 操作步骤

(1)在治疗室,遵医嘱用无菌注射器抽吸准确的药液,更换长针头后放置在无菌盘中备用。

(2)备齐用物,携至患者床旁,核对患者信息及医嘱。

(3)根据不同的穴位组合安置患者于安全舒适体位,暴露针刺穴位,正确取穴或阳性反应点;必要时用床帘遮挡,并注意保暖。

Note:

（4）再次核对，消毒穴位皮肤。取出注射器，排气，一手绷紧皮肤，一手持注射器，针尖对准穴位或阳性反应点，迅速刺入皮下，然后将针缓慢推进，达一定深度后进行和缓提插，得气后回抽无血，则可注入药液，同时观察患者反应。推注完毕后，将针退到皮下，迅速将针拔出，轻轻按压针孔。

（5）操作后观察被注射的肢体功能是否正常、针孔是否有出血、是否有药物过敏反应等。

（6）操作后再次核对，协助患者取安全舒适体位，整理床单位。嘱患者休息片刻方可活动或离开。

（7）整理用物，洗手，记录并签名。

（四）注意事项

1. 严格执行无菌操作。

2. 推注药液时，急性病、体强者可用较强刺激，推液可快；慢性病、体弱者宜用较轻刺激，推液可慢；一般疾病，可用中等刺激，推液也以中等速度。如所用药液较多时，可由深至浅，边推药液边退针，同时观察病情。

3. 年老、体弱者，选穴宜少，药液剂量应酌减。

4. 一般药液不宜注入关节腔、脊髓腔和血管内，否则会导致不良后果。此外，应注意避开神经干，以免损伤神经。

5. 患者过于饥饿、疲劳、精神过于紧张时，不宜立即进行该操作。治疗结束后患者需休息片刻方可活动或离开。

6. 部分患者可出现局部酸胀不适感，一般可在48h内自行消失，大多持续不超过1d。如局部反应较重，可用艾条温和灸，多能缓解。

7. 若患者发生药物过敏反应，按药物过敏对症处理。应以预防为主，药液选择应注意药物的性能、药理作用、剂量、配伍禁忌、不良反应和过敏反应，某些中药针剂亦可引起过敏反应，使用时应该注意观察。凡能引起过敏反应的药物，如青霉素、普鲁卡因等，必须先做皮试，阴性者方可使用。

知 识 拓 展

自 血 疗 法

自血疗法（autohemotherapy）又称为自血穴位注射，是抽取病人少量静脉血（如肘静脉血），再注入其自体穴位的疗法。自血疗法是结合中医基础理论、经络理论与西医学研究于一体的一种治疗方法，能刺激机体的非特异性反应，调理人体内环境。该疗法早在20世纪50年代就已广泛应用于临床。

由于血液中含有多种微量元素及抗体、激素和酶等，注入穴位后，通过穴位的吸收，对穴位产生持续的刺激作用，可激发机体的免疫功能，促进炎症的吸收，增强微循环，改善机体代谢，调节神经血管内分泌功能；通过经络的作用调和气血，协调脏腑功能。

该疗法主要适用于皮肤科疾病，如痤疮、银屑病、湿疹、黄褐斑、白癜风、皮肤瘙痒等；变态反应性疾病，如过敏性鼻炎、支气管哮喘、慢性荨麻疹；其他疾病，如骨伤科疾病、乙型肝炎、偏头痛、肠易激综合征、肛门瘙痒等。禁忌证同穴位注射法。

四、皮内针法

皮内针法（intradermal needle therapy）又称埋针法，是指将特制的小型针具刺入并固定于腧穴部位的皮下组织做较长时间留针的方法。其通过柔和而较长久的刺激，调整经络脏腑功能，达到防治疾病的目的，具有操作简便、作用持久等特点。

（一）概述

1. 作用　同毫针刺法。

2. 针具　皮内针的针具有两种：一种呈撳钉型，或称图钉型，长为 0.2~0.3cm，针柄呈环形；另一种呈颗粒型，或称麦粒型，一般长 1cm，针柄形似麦粒。前一种针身与针柄呈垂直状，后一种则呈一直线。

（二）适应证与禁忌证

1. 适应证　同毫针刺法。多用于某些需要长时间留针的疼痛性、反复发作性或久治不愈的慢性病证，如神经性头痛、面神经麻痹、痹证、神经衰弱等。

2. 禁忌证　同毫针刺法。

（三）操作方法

1. 操作前评估与准备

（1）评估：同毫针刺法。

（2）准备

1）患者准备：同毫针刺法。

2）用物准备：治疗盘、皮肤消毒液、符合规格的一次性皮内针、无菌棉签、清洁弯盘、镊子等。必要时床帘遮挡。

3）操作者准备：仪表整洁，洗手，戴口罩。

2. 操作步骤

（1）备齐用物，携至患者床旁，核对患者床号、姓名等信息及医嘱。

（2）协助患者暴露针刺部位，正确取穴，注意保暖。

（3）再次核对，进行皮肤消毒，不同的皮内针刺法如下。

1）撳钉型皮内针：用镊子挟住针圈，对准腧穴，直刺撳入，然后用胶布固定。也可将针圈贴在小块胶布上，手执胶布直压撳入所刺穴位。

2）颗粒型皮内针：用镊子挟住针柄，对准腧穴，沿皮下横向刺入，针身可刺入 0.5~0.8cm，针柄留于皮外，然后用胶布顺着针身进入的方向粘贴固定。

（4）针刺后再次核对，观察有无不适，并协助患者取安全舒适体位，整理床单位。嘱患者保持埋针处干洁。留针期间，可间歇用手按压埋针处 1~2min，以加强刺激，提高疗效。

（5）整理用物，洗手，记录并签名。

（四）注意事项

1. 皮内针留针部位以不妨碍正常活动处腧穴为主，多选背俞穴、四肢穴、耳穴等。关节附近因活动时会疼痛，不可埋针。胸腹部因呼吸时会活动，也不宜埋针。

2. 埋针后，如患者感觉疼痛或妨碍肢体活动时，应将针取出，改选穴位重埋。

3. 可根据病情决定其留针时间的长短，一般为 3~5d，最长不超过 7d。若天气炎热，埋针时间以 1~2d 为宜，避免感染。

4. 埋针期间若出现局部感染，应立即出针。轻度感染可局部涂抹碘伏或安尔碘，保持局部皮肤的清洁，饮食宜清淡；若感染较重，需及时就医进行专科处理。

知 识 拓 展

腕 踝 针

腕踝针是一种只在腕踝部特定的针刺点循着肢体纵轴方向用针灸针行皮下浅刺治病的特色针刺疗法。腕踝针是海军军医大学附属长海医院张心曙于 1966—1975 年在电刺激疗法治疗以神经症为主的病症经验基础上，受经络学说、传统针刺法、耳针疗法的启发，结合人体胚胎发育的生物进化过程和神经反射调整原理，通过大量的临床实践验证总结而来。

Note：

其特点是将身体两侧各分 6 个纵区,腕和踝部 6 个纵区内各定 1 个针刺点,区与点都用同一数字编号,病在上半身者针腕部,在下半身者针踝部,根据病证所在的区选取同一编号的针刺点,用皮下针刺法,要求不出现酸、麻、胀、痛等针感。临床适用于各种急慢性疼痛、失眠、焦虑、创伤后应激障碍等证。

五、皮肤针法

皮肤针法(dermal needling)是指运用皮肤针叩刺人体一定部位或穴位,激发经络功能,调整脏腑气血,以达到防治疾病目的的方法。

皮肤针又称"七星针""梅花针",是以多支短针组成的用来叩刺人体一定部位或穴位的一种针具。皮肤针法由古代的"半刺""扬刺""毛刺"等刺法发展而来。《灵枢·官针》记载:"半刺者,浅内而疾发针,无针伤肉,如拔毛状,以取皮气""扬刺者,正内一,傍内四而浮之,以治寒气之博大者也""毛刺者,刺浮痹皮肤也"。上述诸法同属浅刺皮肤的针刺方法。

(一) 概述

1. 作用　《素问·皮部论》说:"凡十二经脉者,皮之部也,是故百病之始生也,必先于皮毛……"由于十二皮部与经络、脏腑联系密切,因而运用皮肤针叩刺皮部,可激发、调节脏腑经络功能,从而达到防治疾病的目的。

2. 针具　皮肤针的针头呈小锤形,针柄一般长15~19cm,一端附有莲蓬状的针盘,针盘下面散嵌着不锈钢短针(图 6-13)。根据所嵌不锈钢短针数目的不同可为梅花针(五支针)、七星针(七支针)、罗汉针(十八支针)等。现代又发明了一种滚刺筒,是用金属制成的筒状皮肤针,故称为"滚刺"。滚刺是指用

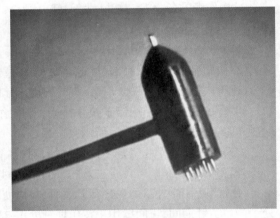

图 6-13　**皮肤针**

特制的滚刺筒,经皮肤消毒后,手持筒柄,将针筒在皮肤上来回滚动,使刺激范围成为一狭长的面,或扩展成一片广泛的区域。操作前需注意检查滚刺筒转动是否灵活。滚刺筒不宜在骨骼突出部位处滚动,以免产生疼痛或出血。滚刺法具有刺激面广、刺激量均匀、使用简便等优点。

3. 持针方法　软柄和硬柄持针的姿势不同(图 6-14)。

(1)软柄皮肤针:将针柄末端置于掌心,拇指在上,示指在下,余指呈握拳状固定针柄末端。

(2)硬柄皮肤针:以右手拇、中二指夹持针柄两侧,示指伸直按住针柄中段,环指和小指将针柄末端固定于大、小鱼际之间。

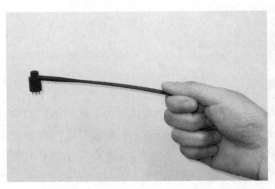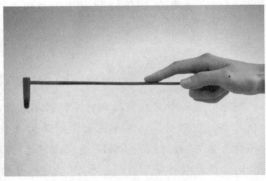

图 6-14　**皮肤针持针方法**

4．叩刺强度、部位与疗程

（1）叩刺强度

1）轻刺激：用力轻微，以皮肤仅见潮红、充血为度。适用于头面部，老弱患者、幼儿以及虚证、久病者。

2）中刺激：介于轻刺与重刺之间，以局部有较明显潮红但不出血为度。为常用的刺激强度。

3）重刺激：用力较大，以皮肤有明显潮红并有微出血为度。适用于背部、臀部、压痛点，年轻、体壮患者，以及实证、新病患者。

（2）叩刺部位

1）循经叩刺：是指循着经脉进行叩刺的一种方法。常用于项背腰骶部的督脉和足太阳膀胱经。督脉为阳脉之海，能调节一身之阳气；五脏六腑之背俞穴，皆分布于膀胱经，故其治疗范围广泛；其次是四肢肘膝以下经络，因其分布着各经原穴、络穴、郄穴等，可治疗各相应脏腑经络的疾病。循经叩刺时，每隔 1cm 左右叩刺一下，一般可循经叩刺 8~16 次。

2）穴位叩刺：是指在穴位上进行叩刺的一种方法。主要是根据穴位的主治作用，选择适当的穴位予以叩刺治疗，临床常用的是各种特定穴、华佗夹脊穴、阿是穴等。

3）局部叩刺：是指在患部进行叩刺的一种方法。如扭伤后局部的瘀肿疼痛、顽癣等，可在局部进行围刺或散刺。

（3）叩刺疗程：叩刺治疗，一般每日或隔日 1 次，10 次为 1 疗程，疗程间可间隔 3~5d。

（二）适应证与禁忌证

1．**适应证** 适用范围广，临床各病证多可应用，如高血压、头痛、胁痛、脊背痛、腰痛，皮肤麻木、顽癣、斑秃，改善近视及小儿麻痹后遗症等。

2．**禁忌证** 局部皮肤有溃疡、创伤、瘢痕及有出血倾向者禁用；急性传染性疾病和急腹症也不宜使用此法。

（三）操作方法

1．**操作前评估与准备**

（1）评估：了解患者当前主要临床表现、既往史；了解患者年龄、体质、文化层次、心理状态、对疼痛的耐受程度及合作程度；检查患者局部皮肤状况；评估环境是否光线充足、安静整洁。

（2）准备

1）患者准备：向患者解释操作目的、主要步骤、配合要点以及相关事项，以取得患者或家属对执行该操作的知情同意。嘱患者排空小便。

2）用物准备：治疗盘、皮肤针（检查针具，针尖必须平齐、无钩、无锈，针柄与针尖连接处必须牢固）、皮肤消毒液、无菌棉签、弯盘、医疗垃圾处理盒等。

3）操作者准备：仪表整洁，洗手，戴口罩。

2．**操作步骤**

（1）备齐用物，携至患者床旁，核对患者床号、姓名等信息及医嘱。

（2）协助患者松开衣物，暴露叩刺部位，注意保暖。

（3）根据病情选择适宜区域或经穴，消毒局部皮肤。针尖端对准叩刺部位（穴位），使用腕关节之力，将针尖垂直叩刺在皮肤上，当针尖叩刺皮肤后，立即弹起，再如法连续，反复叩刺，一般 70~90 次 /min。根据患者体质、年龄、病情及叩刺部位的不同而选择不同的刺激强度。在叩刺过程中，应观察患者面色、神情、有无不适等情况。

（4）叩刺完毕，消毒局部皮肤，以防感染。观察被叩刺部位的皮肤情况及有无出现皮肤瘙痒等不适情况。

（5）叩刺后再次核对，协助患者取安全舒适体位，整理床单位。嘱患者休息片刻方可活动或离开。

（6）整理用物，洗手，记录并签名。

（四）注意事项

1．叩刺时动作用力要均匀，落针要稳、准，垂直而下、垂直而起，针尖叩刺皮肤后立即弹起，切忌慢、压、斜、拖、钩、挑等动作。

　　2. 叩刺时注意保暖,应观察患者面色、神情,是否有晕针等不适情况。

　　3. 若手法重而出血者,应注意患者局部皮肤的清洁和消毒,防止感染;若叩刺后患者出现皮肤瘙痒,应嘱患者避免搔抓皮肤,症状较重者可遵医嘱服用抗组胺药物。

六、三棱针法

　　三棱针法(three-edged needle therapy)是用三棱针或粗而尖锐的工具刺破穴位或浅表血络,放出少量的血液,以治疗疾病的一种方法。古人称之为"刺血络"或"刺络",现代称为"放血疗法"。该法是由古代砭石刺络法发展而来的。

　　三棱针古称"锋针",是一种用不锈钢制成,针长约6cm,针柄稍粗呈圆柱形,针身呈三棱状,尖端三面有刃,针尖锋利的针具(图6-15)。

　　《灵枢·九针论》谈到九针中的锋针主要用于"泻热出血",《灵枢·九针十二原》则提出了"宛陈则除之"的治疗原则,《灵枢·官针》中更有"络刺""赞刺""豹文刺"等法的记载。

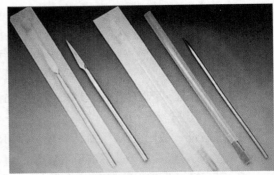

图 6-15　三棱针

　　(一) 概述

　　1. 作用　通过刺络放血,使内蕴热毒随血外泄,以达到清热解毒、开窍泻热、调和气血、通经活络、消肿止痛的作用。

　　2. 针刺手法　一般分为点刺法、围刺法、刺络法、挑刺法四种。

　　(1) 点刺法或速刺法(swift pricking blood therapy):针刺前,在预定针刺部位用拇、示指局部推按,使血液积聚于针刺部位。常规消毒后,针刺时左手拇、示、中三指捏紧被刺部位,右手持针,用拇、示两指捏住针柄,中指指腹紧靠针身下端,针尖露出0.3~0.5cm。对准已消毒的部位,刺入0.3~0.5cm深,立即出针,轻轻挤压针孔周围,使出血数滴,然后用消毒棉签或棉球按压针孔。此法多用于手指、足趾末端,如十宣、十二井穴、耳尖及头面部的攒竹、上星、太阳等穴,治疗高热、神昏等症。

　　(2) 围刺法(encircling needling):又称散刺法,是对病变局部周围进行点刺的一种方法。根据病变部位大小的不同,可刺10~20针以上,由病变外缘环形向中心点刺,以消除水肿或瘀血,达到祛瘀生新、通经活络的作用。此法多用于局部瘀血、血肿或水肿、顽癣等。

　　(3) 刺络法(blood letting therapy):又称泻血法。先用止血带结扎在针刺部位上端(近心端),然后迅速常规消毒针刺局部皮肤。右手持三棱针对准针刺部位的静脉,刺入脉中0.2~0.3cm,立即将针退出,使其流出少量血液,松开止血带。出血停后,再用消毒棉签或棉球按压针孔。当出血时,也可轻轻按压静脉上端,以助瘀血外出,毒邪得泻。此法多用于曲泽、委中等穴,治疗急性吐泻、中暑、发热等。

　　(4) 挑刺法(pricking blood therapy):常规消毒后,用左手按压施术部位两侧,或捏起皮肤,使皮肤固定,右手持针横向刺入穴位皮肤0.1~0.2cm,随即将针身倾斜挑破皮肤,使之出少量血液或少量黏液;也有再深入0.5cm左右,将针身倾斜并使针尖轻轻挑起,挑断皮下部分纤维组织,然后出针。术后常规消毒,敷盖无菌纱块。对一些惧怕疼痛者,可先局麻后再行挑治。根据病证不同分三种选点法:以阿是穴为选穴点;以脊髓神经分布特点选点;以脏腑器官病变选取相应腧穴。此法常用于肩周炎、胃痛、失眠、支气管哮喘、血管神经性头痛等。

　　(二) 适应证与禁忌证

　　1. 适应证　其适用范围较为广泛,凡各种实证、热证、瘀血、疼痛等均可应用。目前较常用于昏厥、高热、中暑、中风闭证、急性咽喉肿痛、目赤肿胀、顽癣、疔痈初起、扭挫伤、疳积、痔疾、久痹、头痛、丹毒、指(趾)麻木等。

Note:

2. 禁忌证

(1)身体虚弱、气血两亏的虚证患者,如孕妇、产妇、年老体虚及贫血患者不宜使用。

(2)伤后大出血、烈性传染病及严重心、肺、肾功能损害者禁刺。

(3)重度下肢静脉曲张及伴有自发性出血性疾病者不宜使用。

(4)在疲乏、饥饿或精神高度紧张时不宜针刺。

(三)操作方法

1. 操作前评估与准备

(1)评估:了解患者当前的主要临床表现、劳倦饥饿情况、既往史、有无晕血史,了解患者的年龄、体质、心理状态、合作程度,女性患者需了解月经情况、孕产史;检查患者刺络部位的皮肤情况;评估环境是否光线充足、清洁、温湿度适宜,符合无菌操作条件。

(2)准备

1)患者准备:向患者解释操作目的、主要步骤、配合要点以及相关事项,以取得患者或家属对执行该操作的知情同意。

2)用物准备:无菌三棱针或大号注射针头、皮肤消毒液、无菌棉签、无菌纱布、弯盘、止血带等。

3)操作者准备:仪表整洁,洗手,戴口罩。

2. 操作步骤

(1)备齐用物至床旁,核对患者床号、姓名等信息及医嘱,结合患者具体情况做好解释工作。

(2)协助患者取合理舒适体位,暴露针刺部位,注意保暖,正确取穴。

(3)检查针具是否锋利,有无带钩。

(4)常规进行皮肤消毒后,根据患者不同的病情选用不同的三棱针针刺手法进行操作。

(5)操作中、操作后注意观察患者情况,如面色、表情、局部皮肤情况等。

(6)刺毕,用无菌棉签清除血迹,再次消毒所刺部位。

(7)整理床单位,协助患者取舒适体位,清理用物,洗手,记录并签名。

(四)注意事项

1. 严格执行无菌技术操作。

2. 点刺、围刺时,手法宜轻、准、浅、快,出血不宜过多,一般以数滴为宜。切勿刺伤动脉,若不慎误伤,可用消毒棉球加压止血。

3. 刺血过程中密切观察患者情况,如出现不适或异常情况,立即报告医生协助处理。

4. 严格掌握刺入深度,切勿刺伤深部血管。

5. 针刺部位若发生血肿,可用手指挤压出血或用火罐拔出,若仍不消退,可用热敷促使消散。

6. 每日或隔日治疗 1 次,1~3 次为 1 个疗程,一般每次出血量以数滴至 3~5ml 为宜。刺血疗法不宜作为常规、长期的治疗方法。

7. 嘱患者施术后休息 0.5h 方可离开,刺血后短时间内一般不宜洗澡或者游泳,以防感染。

[附]

针灸治疗原则

针灸治疗原则是运用针灸治疗疾病所遵循的基本法则。《灵枢·官能》曰:"用针之服,必有法则。"针灸的治疗原则可概括为治神守气、清热温寒、补虚泻实、治病求本和三因制宜。

一、治神守气

《素问·宝命全形论》曰:"凡刺之真,必先治神……经气已至,慎守勿失。"治神,一是在针灸施治

Note:

前后注重调治受术者的精神状态；二是在针灸操作过程中，医者专一其神，意守神气，受术者神情安定，意守感传。针灸疗法所言之气，主要指经气，即经络之气，是经络系统的运动形式及其功能的总称。经气的虚实是脏腑、经络功能盛衰的标志。经气在针灸疗法中的体现有得气、气行、气至病所等形式。在诱发经气、加速气至、促进气行和气至病所的诸多因素中，医者的治神守气、受术者的意守感传往往起到决定性的作用。

治神守气是充分调动医者、受术者双方积极性的关键措施。医者潜心尽意，正神守气；受术者安神定志，正确对待疾病，配合治疗，意守感传，能更好地发挥针灸疗法的作用，提高疗效，还能有效防止针灸异常现象和意外的发生。

二、清热温寒

清热，即热证治疗用清法；温寒，即寒证治疗用温法。《灵枢·经脉》曰："热则疾之，寒则留之。"此乃针对热性病证和寒性病证制订的清热温寒的治疗原则。

(一) 热则疾之

热性病证的治疗原则是清泻法，即浅刺疾出或点刺出血，手法宜轻而快，少留针或不留针，针用泻法，以清泻热邪。如风热感冒，常取大椎、曲池、合谷、外关等穴浅刺疾出，以达清热解表之功。

(二) 寒则(温之)留之

寒性病证的治疗原则是深刺而久留针，以达温经散寒的目的。因寒性凝滞主收引，针刺时不易得气，故应留针候气。加艾施灸助阳散寒，使阳气得复，寒邪乃散，临床以温针灸最为常用。

三、补虚泻实

补虚泻实即扶正祛邪。人体正气和病邪的盛衰决定了病证的虚实，针灸的补虚与泻实是通过针法和灸法激发机体本身的调节机能，从而产生补泻作用。

(一) 虚则补之，陷下则灸之

"虚则补之"，是指虚证采用补法治疗，适用于治疗各种慢性虚弱性病证。针刺治疗用补法主要通过针刺补泻手法中的补法、穴位的选择和配伍等实现。如大病、久病后偏于阳虚、气虚者，常取关元、气海、命门、膏肓、足三里和相关脏腑经脉的背俞穴、原穴，针灸并用，实施刺灸的补法，达到振奋脏腑功能、促进气血化生、强身健体的作用。

"陷下则灸之"也属于"虚则补之"的范畴，指对气虚下陷证的治疗原则是以灸治为主。如中气不足出现久泻，常在百会、气海、关元等穴应用温灸法，起到温补阳气、升提举陷的作用。

(二) 实则泻之，宛陈则除之

"实则泻之"，是指实证采用泻法治疗。针刺治疗实证用泻法主要通过针刺手法的泻法、穴位的选择和配伍等实现的。如对高热、中暑等实证，取大椎、合谷、委中、人中、十宣、十二井等穴，针用泻法，或点刺出血，即能达到泻实之功。

"宛陈则除之"，是指对络脉瘀阻不通引起的病证，宜采用三棱针点刺出血，达到活血化瘀的目的。如由于闪挫扭伤引起的红肿热痛、青紫肿胀，可以局部络脉或瘀血部位施行三棱针点刺出血法，以活血化瘀、消肿止痛。

(三) 不盛不虚以经取之

"不盛不虚以经取之"，脏腑经络的虚实表现不甚明显，主要是由于病变脏腑经脉本身受病，而未传变于其他脏腑、经脉，属本经自病。在针刺时，多采用平补平泻的针刺手法。

四、治病求本

治病求本即在治疗疾病时要抓住疾病的根本原因，采取针对性的治疗方法。在针灸治疗上，分清标本缓急，抓住了疾病的本质才能治愈疾病。

（一）急则治标

一般情况下，治病求本为根本法则。但危急情况下，如不及时处理可能危害生命或影响本病的状况，或某一病理状况在特定时期上升为主要矛盾时，应遵循"急则治其标，缓则治其本"的原则，先治标。如任何原因引起的昏迷，都应先针刺水沟等穴，以醒脑开窍。

（二）缓则治本

治本是治疗疾病的根本目的。大多数情况下，治疗疾病，尤其是对于慢性病和急性疾病的恢复期，都要坚持治病求本的原则。如头痛，可由外感、血虚、痰阻、肝阳上亢、瘀血等多种原因引起，治疗时不应单纯采用对症治疗，而应根据病因、病变部位等，选用相应的经络穴位和操作方法实施治疗。

（三）标本同治

标本同治是标病和本病并重时的一种治疗原则。如体虚感冒，一味解表可使机体正气更虚，而单纯扶正则可能留邪。因此，治疗应当益气解表。

五、三因制宜

"三因制宜"是指因时、因地、因人制订适宜的治疗方法。

（一）因时制宜

因时制宜是指根据不同的季节和时辰特点而制订适宜的治疗方法。在针灸治疗疾病时应考虑四时气候的变化对人体的生理功能和病理变化的影响。如春夏之季，人体气血趋向于体表，病邪伤人多在浅表；秋冬之季，人体气血潜藏于内，病邪伤人多在深部。因此，在治疗上春夏宜浅刺，少用灸法；秋冬宜深刺，多用灸法。

（二）因地制宜

因地制宜是指根据不同的地理环境特点而制订适宜的治疗方法。由于地域特点、气候和生活习惯的差异，人体的生理功能、病理特点也有所差别，治疗应有差异。如在寒冷地区治疗多用温灸，在温热地区应用灸法较少。

（三）因人制宜

因人制宜是根据患者的性别、年龄、体质等不同特点而制订适宜的治疗方法。如年老体弱者，针刺手法宜轻；体质强壮者，针刺手法可重些。

（施珍妮）

第二节 灸 法

──────────── 导入情境与思考 ────────────

某女性，38 岁，因胃痛反复发作 1 个月余而就诊。

患者 10 年前首发胃痛，此后每逢秋冬必发。1 个多月前因饮食不当，疼痛再发，多见于午餐后 1h 左右，少量进食疼痛可减，喜温喜按，胃纳欠佳，多食则胀，苔薄腻，脉细弱。体格检查：上腹部剑突下轻度压痛，肝脾未及。大便潜血试验（-）。医嘱予艾条灸治疗。

请思考：

1. 护士可选择该患者哪些穴位进行艾条灸？
2. 艾条灸时可采用什么手法？
3. 艾灸过程中应注意哪些问题？

灸法（moxibustion）是指用某些燃烧材料熏灼或温熨体表一定部位，借灸火的热力和药物作用，通过刺激经络腧穴达到温经通络、活血行气、散寒祛湿、消肿散结、回阳救逆及预防保健作用的一种中医护理技术。

灸法又称"焫",属于温热疗法,与火的关系密切。古人在煨火取暖时,由于偶然被火灼伤而解除了某种病痛,从而得到了烧灼可以治病的启示,这就是灸法的起源。《素问·异法方宜论》中载:"北方者,天地所闭藏之域也,其地高陵居,风寒冰冽,其民乐野处而乳食,脏寒生满病,其治宜灸焫,故灸焫者,亦从北方来。"说明灸法的产生与我国北方的气候条件、人民的生活习惯和发病特点有着密切的关系。

最早时,人们采用树枝、柴草等进行施灸,因艾叶气味芳香、辛温微苦、容易燃烧且火力缓和,于是以艾叶制成的艾绒便逐渐成为首选的施灸材料。《庄子·盗跖》云:"丘所谓无病自灸也",《孟子·离娄》也曾记载:"今人欲王者,犹七年之病,求三年之艾也",指的便是艾灸。由此可以推断在春秋战国时期,灸法已经颇为盛行。《医学入门·针灸》指出:"药之不及,针之不到,必须灸之",说明灸法具有其独特的作用和疗效。

一、概述

(一)作用

1. 温经散寒 灸火的温和热力具有温通经络、驱散寒邪的功效,适合于寒性病证。临床上常用于治疗寒凝血滞、经络痹阻所引起的寒湿痹痛、痛经、经闭、胃脘痛、寒疝腹痛、泄泻、痢疾等。

2. 扶阳固脱 《扁鹊心书》记载:"真气虚则人病,真气脱则人死,保命之法,灼艾第一。"可见阳气下陷或欲脱之危证,皆可用灸法,以扶助阳气,举陷固脱。临床上常用于治疗脱证和中气不足、阳气下陷而引起的遗尿、脱肛、阴挺、崩漏、带下、久泻、痰饮等。

3. 消瘀散结 《灵枢·刺节真邪》记载:"脉中之血,凝而留止,弗之火调,弗能取之。"气为血帅,血随气行,气得温则行,气行则血亦行。灸能使气机通畅,营卫调和,故瘀结自散。临床上常用于治疗气血凝滞之疾,如乳痈初起、瘰疬、瘿瘤等。

4. 防病保健 《扁鹊心书·须识扶阳》记载:"人于无病时,常灸关元、气海、命门、中脘,虽未得长生,亦可保百年寿也。"说明灸法有防病保健作用。

(二)分类

灸法治病,最初古人多采用艾炷直接灸,且艾炷较大,壮数(艾炷的计数单位)较多,如《太平圣惠方》指出:"灸炷虽然数足,得疮发脓坏,所患即瘥;如不得疮发脓坏,其疾不愈。"《医宗金鉴·刺灸心法要诀》中也载:"凡灸诸病,火必足气到,始能求愈。"可见古人非常推崇应用化脓灸进行身体保健和预防疾病。

经过人们长期的实践与研究,灸法有了长足发展,为了减轻患者接受灸疗的痛苦,多采用小艾炷少壮灸,且多用无化脓灸法,并衍化出多种灸法。常用灸法见表6-5。

(三)灸法补泻

艾灸的补泻始载于《内经》,有吹灭和自灭两种。《灵枢·背腧》说:"气盛则泻之,虚则补之。以火补者,毋吹其火,须自灭也。以火泻者,疾吹其火,传其艾,须其火灭也。"这是古人对施灸补泻操作方法的具体载述。《针灸大成·艾灸补泻》也记载:"以火补者,毋吹其火,须待自灭,即按其穴。以火泻者,速吹其火,开其穴也。"

在临床上要根据辨证施治的原则,虚证用补法,实证用泻法。艾灸补法,无须以口吹艾火,让其自然缓缓燃尽为止,灸毕用手按施灸穴位,使真气聚而不散,以补其虚;艾灸泻法,应当用口速吹旺其火,促其快燃,快燃快灭,使艾火的热力迅速透达穴位深层,灸毕不按其穴,即开其穴以散邪气。

(四)施灸顺序

古人对施灸的先后顺序有明确的要求。《备急千金要方·针灸上》记载:"凡灸,当先阳后阴……先上后下"。《明堂灸经》也指出:"先灸上,后灸下;先灸少,后灸多。"临床上一般是先灸上部,后灸下部,先灸阳部,后灸阴部。就壮数而言,先灸少,后灸多;就大小而言,先灸小艾炷,后灸大艾炷,但

Note:

表6-5 常用灸法分类

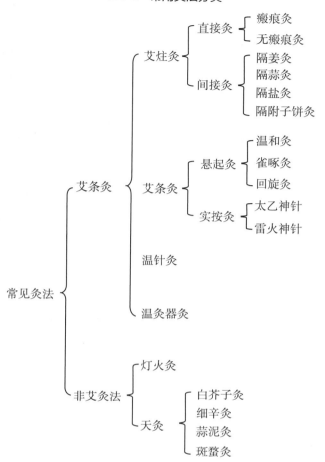

在特殊情况下,则可酌情而施。如脱肛时,即可先灸长强以收肛,后灸百会以举陷。

二、艾条灸

用桑皮纸包裹艾绒卷成的圆柱形长条称为艾条。将艾条一端点燃,对准穴位或患处施灸的方法称为艾条灸(moxa-stick moxibustion)。

(一)分类与应用

艾条灸按操作方式分为悬起灸和实按灸。

1. **悬起灸** 将艾条悬放在距离穴位一定高度上进行熏烤,不使艾条点燃端直接接触皮肤,称为悬起灸,可分为以下3种。

(1)温和灸:施灸时将艾条的一端点燃,对准应灸的腧穴或患处,距皮肤2~3cm进行熏烤,使患者局部有温热感而无灼痛为宜。一般每处灸10~15min,至皮肤出现红晕为度(图6-16)。

(2)雀啄灸:施灸时,艾条点燃的一端与施灸部位的皮肤不固定在一定距离,像鸟雀啄食一样一上一下活动地施灸(图6-17),直至皮肤出现红晕。

(3)回旋灸:施灸时艾条点燃的一端与施灸部位的皮肤保持一定的距离,但不固定,而是左右移动或反复旋转施灸(图6-18)。

温和灸多用于灸治慢性病,雀啄灸和回旋灸则适用于急性病。

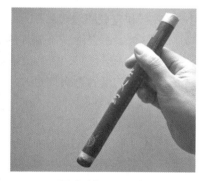

图6-16 温和灸

Note:

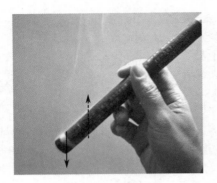

图6-17 雀啄灸

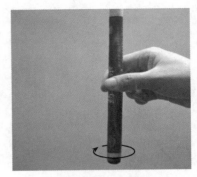

图6-18 回旋灸

2. 实按灸 施灸时将点燃的艾条隔数层布或棉纸实按在穴位上,使热气透入皮肉深部,火灭热减后重新点火按灸,称为实按灸。若在艾绒内加入药物,再用纸卷成艾条施灸,名为"雷火神针"和"太乙神针"。临床适用于风寒湿痹、肢体顽麻、痿弱无力、半身不遂、急性扭挫伤及寒湿气痛等。

（二）操作方法

1. 操作前评估与准备

（1）评估:了解患者当前主要临床表现、有无感觉迟钝或障碍、对热的敏感和耐受程度以及既往史,了解患者体质、心理状态、合作程度;检查局部皮肤情况;评估环境是否光线充足、安静整洁,有无吸氧装置及易燃物品。

（2）准备

1）患者准备:向患者解释操作目的、主要步骤、配合要点以及相关事项,以取得患者和家属的知情同意。嘱咐患者排空二便。

2）用物准备:治疗盘、艾条、火柴、弯盘、小口瓶,必要时备浴巾等。

3）操作者准备:仪表整洁,洗手,戴口罩。

2. 操作步骤

（1）备齐用物,携至患者床旁,核对患者床号、姓名等信息及医嘱。

（2）协助患者取合理舒适体位,暴露施灸处,明确施灸部位或正确定穴,冬季注意保暖,必要时用床帘遮挡。

（3）根据患者病情采用合适的艾条灸法,一般可灸10~15min,至皮肤出现红晕为度。施灸过程中及时弹去艾灰,防止灼伤皮肤和烧坏衣物。

（4）施灸时注意观察患者反应和局部皮肤情况,随时询问患者有无灼痛感,及时调整距离。对于小儿、昏厥和皮肤感觉迟钝的患者,施灸者可将拇、示指或中、示指分置于施灸部位两侧,以感知患者局部的受热程度,及时调节施灸的距离,防止烫伤。

（5）施灸完毕,熄灭艾条,清洁局部皮肤。

（6）操作结束后再次核对,观察皮肤情况,协助患者整理衣着,选取舒适体位,整理床单位;清理用物,洗手,记录并签名。

（三）注意事项

1. 凡属实热证、阴虚阳亢,如高血压、发热等,均不宜施灸;头、颜面部,血管表浅部位,孕妇的腹部和腰骶部,有破溃或溃疡的皮肤局部,不宜施灸;对于体质虚弱、空腹、极度疲劳和对灸法恐惧者,应慎施灸。

2. 施灸诊室应保持空气清新,避免艾烟过浓,酌情开窗通风,但应避免直接风吹患者。

3. 施灸时取穴要准,灸穴不宜过多,刺激量不可过强。

4. 施灸过程中密切观察患者的病情及对施灸的反应。如患者出现头晕眼花、恶心、心慌出汗、面色苍白、脉细肢冷、血压降低甚至晕厥等症状,即为晕灸。应立即停止施灸,协助患者去枕平卧或头低足高位,轻者饮温开水或糖水,静卧片刻即可恢复;重者在上述处理的基础上,指掐或针刺人中、合谷、内关、足三里，或灸百会、关元、气海。若仍不缓解，应配合其他治疗及抢救措施。

5. 施灸过程中，严防艾火、艾灰烫伤患者皮肤或衣物；施灸完毕，必须将艾火彻底熄灭。

6. 告知患者施灸后若皮肤出现微红灼热属正常现象。如出现小水疱，可涂烧伤膏或万花油，任其自然吸收。如水疱较大时，可用无菌针头刺破，用无菌棉签将其液体挤干；或用无菌注射器抽出疱内液体，外涂烧伤膏，覆盖消毒纱布，保持干燥，防止感染。

7. 告知患者灸后休息片刻方可离开。灸后注意保暖，避免受风，半小时内勿洗浴；施灸后要注意调养，宜保持心情愉悦，静心调养，戒色欲，勿劳累；饮食宜清淡而富有营养，以助疗效。

知 识 拓 展

热敏灸在神经系统疾病中的应用

　　热敏灸又称热敏悬灸，是在经络理论指导下，用艾条悬灸体表的热敏腧穴，从而激发经络感传、促进经气运行以使气至病所的治疗方法。该理论研究者认为，人体在疾病状态下，艾灸可使相关腧穴对艾热异常敏感，产生一个或多个非局部或非表面的热感（透热、传热、扩热等），甚至非热感（酸、胀、压、重、麻、痛等），而其他非相关腧穴对艾热仅产生局部热感或皮肤红晕，这种现象称为腧穴热敏化现象，相关腧穴称为热敏化腧穴。大量临床实验研究表明，热敏化腧穴在艾热刺激下能产生类似针刺得气后的经脉感传，能提高脑卒中后遗症、颈椎病、面瘫、带状疱疹后遗神经痛等神经系统疾病的治疗效果。

三、艾炷灸

用手工或器具将艾绒制成的圆锥状物，称为艾炷。将艾炷置于穴位或病变部位上点燃施灸的方法称为艾炷灸（moxa-cone moxibustion）（图6-19）。每燃1个艾炷，称为灸1壮。艾炷灸又包括直接灸和间接灸两类。

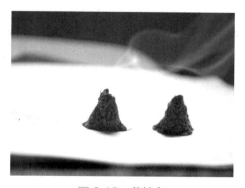

图 6-19　艾炷灸

（一）分类与应用

1. 直接灸　直接灸又称着肤灸，是将艾炷直接放在皮肤上点燃施灸的一种方法，可分为瘢痕灸和无瘢痕灸。

（1）瘢痕灸：指灸时将皮肤烧伤化脓，愈后留有瘢痕者，又称化脓灸。施灸前，局部消毒后先在施灸部位涂上少量大蒜汁，以增加黏附性和刺激作用，然后放置大小适宜的艾炷，从上端点燃，每壮艾炷必须燃尽，灸完一壮，用纱布除去灰烬后，易炷再灸，可灸7~9壮。灸时患者如痛感明显，可用手轻轻拍打施灸腧穴周围，以缓解疼痛。1周左右局部化脓形成灸疮，期间必须注意清洁，避免感染。经5~6周灸疮结痂脱落，留有瘢痕。临床上常用于治疗哮喘、风湿顽痹、瘰疬等慢性顽疾。

（2）无瘢痕灸：指先在施灸部位皮肤上涂上少量凡士林，使艾炷易于黏附，然后放上艾炷用火点燃,随着艾火向下燃烧,局部热感渐强,至艾炷燃剩约 2/5,或患者感到热且微有灼痛时,用镊子夹去艾炷,换炷再灸,灸至局部皮肤出现红晕而不起疱为度,每次可灸 3~7 壮,每日或隔日一次。因其皮肤无灼伤,灸后不化脓,不留瘢痕,易为患者接受。一般虚寒性疾患均可采用此法。

2. 间接灸　间接灸是将艾炷与皮肤之间用药物或其他材料隔开而施灸的一种方法,又称隔物灸。根据所用间隔物的不同,临床常用的间接灸法有以下 4 种。

(1)隔姜灸:选择较大块新鲜生姜,切成 0.2~0.3cm 厚的薄片,姜片用针穿刺数孔,上置艾炷平放于应灸的部位,点燃施灸。艾炷燃尽,易炷再灸,直至皮肤出现红晕而不起疱为度,一般灸 5~10 壮。此法具有温中散寒、通经活络的功效,常用于因寒而致的呕吐、腹痛以及风寒痹痛等。

(2)隔蒜灸:用独头大蒜切成 0.2~0.3cm 厚的薄片,中间以针刺成数孔,或将蒜头捣烂成泥,以蒜泥垫局部约 0.2cm 厚,置于穴位上,上置大艾炷平放于穴位上点燃施灸。每穴每次可灸 5~7 壮,隔 2~3d 一次。操作方法同隔姜灸。此灸法有消肿、拔毒、发散、止痛的作用,多用于治疗瘰疬、肺结核及肿疡初起时。

(3)隔盐灸:只用于脐窝,故又称“神阙灸”。将纯净干燥的细盐填敷脐孔,略高脐约 0.1cm,在盐上置放较大艾炷施灸;也可在盐上放一薄片生姜,再置艾炷施灸。一般灸 3~9 壮,每日或隔日一次。急病可根据病情多灸,不拘壮数。此法具有温中散寒、扶阳固脱的功效,多用于治疗伤寒阴症或吐泻并作、中风脱证等。注意要连续施灸,不拘壮数,以期脉起、肢温、证候改善。

(4)隔附子饼灸:以附子片或附子药饼做间隔物。药饼的制法是将附子研成细末,以黄酒调和,制成直径约 3cm、厚约 0.8cm 的附子饼,中间以针刺数孔,放在应灸腧穴或患处,上置艾炷,点燃施灸。附子性味辛温大热,有温肾壮阳之用,故附子饼与艾火并用,适宜治疗各种阳虚病证,如阳痿、早泄、宫寒不孕、疮疡久溃不敛等,具有温肾补阳的作用。

(二) 操作方法

1. 操作前评估与准备

(1)评估:同艾条灸。若实施瘢痕灸者,还需评估患者对疼痛的耐受程度及合作程度,糖尿病患者慎用。

(2)准备

1)患者准备:同艾条灸。若实施瘢痕灸者,必须征得患者同意。

2)用物准备:治疗盘、艾炷、火柴、凡士林、棉签、镊子、弯盘,酌情备浴巾等。间隔灸按需要备姜片、蒜片或附子饼等。

3)操作者准备:仪表整洁,洗手,戴口罩。

2. 操作步骤

(1)备齐用物,携至患者床旁,核对患者床号、姓名等信息及医嘱。

(2)协助患者取合理舒适体位,暴露施灸部位,定穴,注意保暖,必要时用床帘遮挡。

(3)根据病情实施相应的艾炷灸法。

(4)施灸过程中经常询问患者感受,观察局部皮肤情况。间接灸时,姜或蒜刺激皮肤后容易起疱,可在患者有灼痛感时将姜片或蒜片略提起,使之离开皮肤片刻,或更换姜片、蒜片后再施灸。

(5)艾炷燃烧时,注意防止艾灰脱落,以免灼伤皮肤或烧坏衣物等。取出的艾炷残灰应放入盛有水的弯盘内,以防复燃。施灸完毕,观察及清洁局部皮肤。

(6)操作结束后再次核对,协助患者整理衣着,选取舒适卧位,整理床单位;清理用物,洗手,记录并签名。

(三) 注意事项

1. 瘢痕灸施灸前,必须征得患者同意和配合。

2. 施灸时体位应平整、舒适、持久;取穴要准,灸穴不宜过多,火力要均匀。

3. 瘢痕灸者,在灸疮化脓期间,要注意适当休息,加强营养,保持局部清洁,可用敷料保护灸疮,以防污染。若灸疮脓液呈黄绿色或有渗血现象,应用消炎药膏或玉红膏涂敷。

四、温针灸

温针灸(warming needle moxibustion)是在针刺得气后,将毫针留在适当的深度,在针柄上置以艾绒或艾条段施灸,通过针身将热力传入体内,发挥针刺与艾灸的双重作用,达到防治疾病目的的一种方法。

(一)适应证与禁忌证

1. 适应证　风、寒、湿痹等经络闭塞不通的痛证;泄泻、慢性肠炎、胃痛、胃下垂、癃闭、遗精、阳痿、不孕症、小儿遗尿等病证。

2. 禁忌证　耳、眼、鼻部位不宜用此法。余同毫针刺法禁忌证及灸法禁忌证。

(二)操作方法

1. 操作前评估与准备

(1)评估:同毫针刺法及艾条灸。

(2)准备

1)患者准备:同毫针刺法及艾条灸。

2)用物准备:治疗盘、皮肤消毒液、无菌棉签、艾绒或艾段、火柴、镊子、毫针、硬纸片、弯盘等。

3)操作者准备:仪表整洁,洗手,戴口罩。

2. 操作步骤

(1)备齐用物,携至患者床旁,核对患者床号、姓名等信息及医嘱。

(2)协助患者取合理舒适体位,暴露针刺穴位,正确取穴,注意保暖,必要时用床帘遮挡。

(3)消毒局部皮肤,按医嘱选择相应的进针方法,通过提插、捻转等手法调节针感,得气后留针。

(4)根据部位选择大小适宜的"Y"字形剪口方块纸片套住针根周围,以防止艾灰脱落烫伤皮肤或烧坏衣物。将艾绒搓团裹于针柄上,或将长2~3cm的艾段插在针柄上,点燃施灸,使热力沿针身传至穴位(图6-20)。艾绒燃尽后可换炷再灸,可连灸2~5壮。

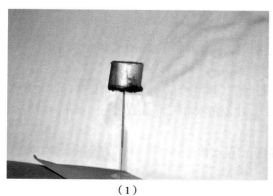
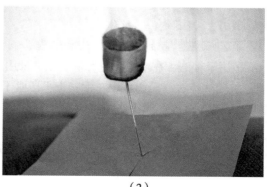

(1)　　　　　　　　　　　　　　　　(2)

图6-20　温针灸

(5) 施灸过程中,随时询问患者有无灼痛感,防止烫伤,及时用镊子清除脱落的艾灰,将艾灰置于盛水的弯盘内;并注意观察有无针刺意外发生。

(6) 施灸完毕,除去艾灰,起出毫针,用无菌棉签轻压针孔片刻,核对毫针数,以防遗漏。

(7) 再次核对,协助患者整理衣着,选取舒适卧位;清理用物,洗手,记录并签名。

(三) 注意事项

1. 针柄上的艾绒团必须捻紧,防止艾灰脱落灼伤皮肤或烧坏衣物。

2. 温针灸时针刺的深度要有所控制,若针柄太靠近皮肤,则易因过热而产生灼痛感,甚至灼伤皮肤。

3. 嘱咐患者施灸时避免随意改变体位,以防止燃烧的艾绒脱落或造成弯针等意外。

4. 操作过程中患者若出现头晕目眩、胸闷欲呕等症状,应立即停灸、起针,按晕针或晕灸处理。

五、雷火灸

雷火灸是中药粉末加上艾绒制成药艾条,施灸于穴位上的一种灸法。雷火灸药条由沉香、木香、乳香、茵陈、羌活、干姜、穿山甲各 9g 和麝香少许,共研细末,再将药末混入 94g 艾绒研制而成。

雷火灸是 20 世纪 90 年代初在"雷火神针"基础上创新发展而来。与传统灸法相比,雷火灸在操作手法上改雷火神针的实按灸法为明火的悬灸疗法,使其使用更安全。雷火灸药条燃烧时具有独特的热力与红外线辐射作用,且其药力峻猛、渗透力强,各种不同配制的药物分子被迅速吸附在人体表层,通过一定时间的熏烤,在皮肤周围形成高浓药区,渗透到腧穴内,通过人体经络传导,起到祛风散寒、利湿通络、活血化瘀、消肿镇痛、扶正祛邪等作用。

(一) 适应证与禁忌证

1. **适应证** 各种痛证、鼻炎、眼疾、耳鸣、耳聋、慢性胃肠病、骨伤科疾病、妇科疾病等。

2. **禁忌证** 青光眼、眼底出血、孕妇、心脏病、呼吸衰竭、哮喘及高血压等。

(二) 常用手法

1. **雀啄法** 雷火灸火头对准应灸处,采用像雀啄食似的上下移动的方法。多用于泄邪气时使用。

2. **小回旋法** 雷火灸火头对准应灸的部位或穴位,做固定小旋转。该法采用顺时针方向旋转,多用于泻法;若采用逆时针方向旋转,多用于补法。

3. **螺旋形灸法** 雷火灸火头对准应灸部位中心点,逐渐由小而大,可旋至碗口大,反复使用由小而大的操作方法,按顺时针螺旋形方法旋转,多用于泻法;若采用逆时针方向进行螺旋形反复旋转,多用于补法。

4. **横行灸法** 超越病灶部位,灸时移动方向,左右摆动,距离皮肤 1~2cm,多用于泻法;距离皮肤 3~5cm,多用于补法。

5. **纵行灸法** 超越病灶部位,灸时上下移动火头,距离皮肤 1~2cm,多用于泻法;距离皮肤 3~5cm,多用于补法。

6. **斜向灸法** 超越病灶部位,灸条火头斜行移动,距离皮肤 1~2cm,多用于泻法;距离皮肤 3~5cm,多用于补法。在治疗鼻炎等疾病上常采用,如印堂穴移到迎香穴,必须采用斜向灸法。

7. **拉动式灸法** 操作者用左手三指平压躯干软组织,向中心线外侧移动,雷火灸距离皮肤 2cm,保持红火,随着操作者的手在患者皮肤上熏烤。每个方位每次拉动距离不少于 10cm,拉动次数以 3~5 遍为佳。

8. **摆阵法** 用温灸斗(一孔式、两孔式等),根据病情可摆横阵、竖阵、斜阵、平行阵、丁字阵等。

(三) 操作方法

1. **操作前评估与准备**

(1) 评估:同艾条灸。

（2）准备

1）患者准备：同艾条灸。

2）用物准备：雷火灸药条2根，灸具2只，大头针1盒，治疗碗盛少量清水，酒精灯，打火机，刮灰板，止血钳。

3）操作者准备：仪表整洁，洗手，戴口罩。

2. 操作步骤

（1）备齐用物，携至患者床旁，核对患者床号、姓名等信息及医嘱。

（2）协助患者取合理舒适体位，暴露施灸部位，冬季注意保暖，必要时用床帘遮挡。

（3）拧开灸具顶部；揭开灸具底部，拿起药艾从底部向前推至露出约5cm处取大头针在灸具两边针孔插入固定药艾。

（4）撕开药艾前端包装，点燃药艾，对准施灸部位，距离皮肤2~3cm处施灸。

（5）操作中随时观察病情，询问患者感觉，灸至局部皮肤发红，深部组织发热为度。注意随时用刮灰板刮掉药灰，保持药艾温度（保持红火）。火燃至盒口，取出大头针，拉开底盖用拇指推出药棒，再用大头针固定继续使用。

（6）灸毕，取出大头针，盖好盒盖，火自动熄灭。清洁局部皮肤。

（7）操作结束后再次核对，协助患者整理衣着，安置舒适卧位，整理床单位；清理用物，洗手，记录并签名。

（四）注意事项

1. 施灸时，火头应与皮肤保持用灸距离，切忌火头接触皮肤；并注意及时刮除艾灰。

2. 对体质虚弱、神经衰弱的患者，治疗时火力宜小。随时注意患者神情、感觉，以施灸部位表面皮肤有温热感、无灼痛感为度。

3. 对于精神紧张、疲劳、饥饿的患者，应暂缓施灸。

（覃　勤）

[附]

温灸器灸、天灸、灯火灸

一、温灸器灸

温灸器又名灸疗器，是一种专门用于施灸的器具。用温灸器施灸的方法称温灸器灸。临床常用的有灸架、灸盒和灸筒，施灸时将艾绒或艾条装入温灸器，点燃后置于腧穴或应灸部位进行熨灸，以所灸部位皮肤红晕为度。此法具有调和气血、温中散寒的作用，临床需要灸治者一般均可采用，对小儿、妇女及畏惧灸治者最为适宜。

二、天灸

天灸是指将一些对皮肤具有刺激性的药物涂敷于穴位或患处，使局部皮肤起疱或充血潮红，以达到防治疾病目的的方法，又称"自然灸""无热灸"或"发疱灸"。根据"冬病夏治，夏病冬治"理论，临床大多在三伏天、三九天开展天灸。依据所用药物不同，有不同种类。

1. 白芥子灸　将白芥子适量，研为细末，用水调成糊状，贴敷于穴位或患处，以活血止痛膏固定。贴敷1~3h，以局部皮肤灼热疼痛为度。一般可用于治疗咳嗽、关节痹痛、口眼㖞斜等症。

2. 细辛灸　取细辛适量，研为细末，加醋少许，调成糊状，敷于穴位或患处，以活血止痛膏固定。贴敷1~3h，以局部皮肤灼热疼痛为度。可敷涌泉或神阙穴治小儿口腔炎等。

3. 蒜泥灸　将大蒜捣烂如泥，取 3~5g 贴敷于穴位或患处，以活血止痛膏固定。贴敷 1~3h，以局部皮肤灼热疼痛为度。敷涌泉穴可治疗咯血、鼻衄，敷合谷穴治疗乳蛾，敷鱼际穴治疗喉痹等。

4. 斑蝥灸　将芫青科昆虫南方大斑蝥或黄黑小斑蝥的干燥全虫研末，用醋或甘油、乙醇等调和。使用时先取胶布一块，中间剪一小孔（如黄豆大），对准应灸部位粘贴，将斑蝥粉少许置于孔中，上面再贴一层胶布固定，以局部起疱为度。可治疗癣痒等症。

贴药后皮肤出现灼热、红晕属正常现象。如出现水疱，嘱患者不要搔抓，小水疱可涂烫伤膏，待其自行吸收；若水疱较大，消毒局部后用无菌注射器抽出液体，覆盖无菌纱布，预防感染。治疗期间，禁食生冷、寒凉、辛辣之物和发物，贴药当日用温水洗澡，忌受寒。

三、灯火灸

灯火灸又名灯草灸、油捻灸、十三元宵火，也称神灯照，是民间沿用已久的简便灸法，即用灯心草一根，蘸麻油点燃后对准穴位或患处，迅速点灸皮肤，一触即起，接触皮肤时会伴有"叭"的爆焠声，如无爆焠声可重复一次。注意燃火前用软棉纸吸去灯心草上的浮油，以防点火后油滴烫伤皮肤。灸后皮肤出现黄褐色斑点或斑块，偶尔会起小疱。此法主要用于治疗小儿疳腮、乳蛾、吐泻、麻疹、惊风等病证。

第三节　耳穴贴压法

导入情境与思考

某女性，39 岁，因打嗝不能自制 1d 而就诊。

患者昨日午饭后突然出现打嗝，声短而频，不能自制，时发时止。现症见：呃声响亮，胃脘胀闷，口不渴，舌质淡，苔薄白，脉沉而有力。中医特色门诊护士考虑其为呃逆，拟采用耳穴贴压法干预。

请思考：

1. 耳穴贴压可选用哪些耳穴？

2. 耳穴贴压过程中应注意哪些问题？

耳穴贴压法（auricular pressing therapy）又称耳穴压豆法、耳穴压丸法和耳穴压籽法，是指在耳郭穴位表面贴敷小颗粒状物进行刺激，以防治疾病的一种方法。耳穴贴压法是临床最为常用的一种耳穴疗法，具有刺激持续时间长、安全无痛、不良反应少等优点。

运用耳郭诊治疾病的记载最早见于《黄帝内经》，如《灵枢·五邪》指出："邪在肝，两胁中痛……取耳间青脉以去其掣。"《灵枢·厥病》亦提及："耳聋无闻，取耳中。"在历代文献中关于耳穴疗法也有诸多论述，如唐代《备急千金要方》中记载："耳中穴……治马黄、黄疸、寒暑疫毒等"；元代《世医得效方》指出："赤眼……挑耳后红筋"；清末《厘正按摩要术》则明确提出了耳背分属五脏的理论。随着对耳穴研究的深入，耳穴诊疗技术日臻成熟和完善，耳穴疗法的应用形式也多种多样，如耳穴贴压法、耳穴毫针法、耳穴埋针法、耳穴电针法、耳穴刺络放血法等，皆广泛应用于临床。

一、概述

（一）耳郭的表面解剖

耳郭是外耳的重要组成部分，主要由弹性纤维软骨、软骨膜、韧带、退化的耳肌以及皮下组织和皮肤构成，其皮下分布着极为丰富的神经、血管和淋巴。耳郭的前面为凹面，背面为凸面，其表面解剖名称和部位见表 6-6 和图 6-21。

表 6-6 耳郭表面解剖部位

耳郭表面解剖名称	具体部位
耳轮	耳郭外侧边缘的卷曲部分
耳轮脚	耳轮深入耳甲的部分
耳轮脚棘	耳轮脚和耳轮之间的隆起
耳轮脚切迹	耳轮脚棘前方的凹陷处
耳轮结节	耳轮外上方的膨大部分(有人不甚明显,甚或没有)
轮垂切迹	耳轮与耳垂后缘之间的凹陷处
对耳轮	与耳轮相对呈"Y"字形的隆起部,由对耳轮体、对耳轮上脚和对耳轮下脚三部分组成
对耳轮体	对耳轮下部呈上下走向的主体部分
对耳轮上脚	对耳轮向上分支的部分
对耳轮下脚	对耳轮向前分支的部分
轮屏切迹	对耳轮与对耳屏之间的凹陷处
三角窝	对耳轮上、下脚与相应耳轮之间的三角形凹窝
耳舟	耳轮与对耳轮之间的凹沟
耳甲	部分耳轮和对耳轮、对耳屏、耳屏及外耳门之间的凹窝。由耳甲艇和耳甲腔两部分组成
耳甲艇	耳轮脚以上的耳甲部
耳甲腔	耳轮脚以下的耳甲部
耳屏	耳郭前方呈瓣状的隆起
屏上切迹	耳屏与耳轮之间的凹陷处
对耳屏	耳垂上方、与耳屏相对的瓣状隆起
屏间切迹	耳屏与对耳屏之间的凹陷处
耳垂	耳郭下部无软骨的部分

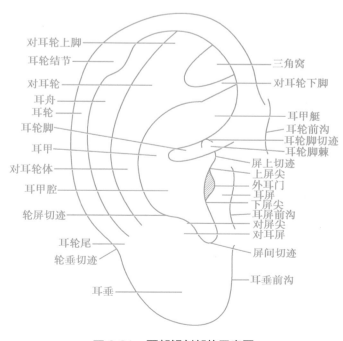

图 6-21 耳郭解剖部位示意图

(二)耳穴的分布

耳穴在耳郭的分布有一定的规律,犹如一个倒置的胎儿,头部朝下,臀部朝上。其分布规律是:与头面部相应的耳穴在耳垂或耳垂邻近;与上肢相应的耳穴在耳舟;与躯干和下肢相应的耳穴在对耳轮体和对耳轮上、下脚;与内脏相应的耳穴多集中在耳甲艇和耳甲腔;消化道在耳轮脚周围环形排列。

(三)常用耳穴的定位与主治

《耳穴名称与定位》国家标准中将耳郭分为76区,共93穴。耳郭分区及常用耳穴见表6-7、图6-22~图6-25。

表6-7 常用耳穴定位

部位	分区	穴名	定位	主治
耳轮	耳轮分为12个区。耳轮脚为耳轮1区;耳轮脚切迹到对耳轮下脚上缘之间的耳轮分为3等份,自下而上依次为耳轮2区、耳轮3区、耳轮4区;对耳轮下脚上缘到对耳轮上脚前缘之间的耳轮为耳轮5区;对耳轮上脚前缘到耳尖之间的耳轮为耳轮6区;耳尖到耳轮结节上缘为耳轮7区;耳轮结节上缘到耳轮结节下缘为耳轮8区;耳轮结节下缘到轮垂切迹之间的耳轮分为4等份,自上而下依次为耳轮9区、耳轮10区、耳轮11区和耳轮12区	耳中	在耳轮脚处,即耳轮1区	呃逆、皮肤病(荨麻疹、皮肤瘙痒)、血液病(咯血、出血性疾病)
		直肠	在耳轮脚棘前上方的耳轮处,即耳轮2区	便秘、泄泻、脱肛、痔疮
		尿道	在直肠上方的耳轮处,即耳轮3区	遗尿、尿频、尿痛、尿潴留
		外生殖器	在对耳轮下脚前方的耳轮处,即耳轮4区	睾丸炎、阴道炎、阳痿、早泄、外阴瘙痒症
		肛门	在三角窝前方的耳轮处,即耳轮5区	痔疮、脱肛、肛裂
		耳尖	在耳郭向前对折的上部尖端处,即耳轮6、7区交界处	发热、高血压、眼疾、齿痛、失眠
耳舟	耳舟共分6区。将耳舟分为6等份,自上而下依次为耳舟1区、2区、3区、4区、5区、6区	指	在耳舟上方处,即耳舟1区	手指麻木和疼痛
		腕	在指区的下方处,即耳舟2区	腕部疼痛
		风溪	在耳轮结节前方,指区与腕区之间,即耳舟1区、2区交界处	荨麻疹、皮肤瘙痒症、哮喘、过敏性鼻炎、过敏性紫癜
		肘	在腕区的下方处,即耳舟3区	肘部疼痛
		肩	在肘区的下方处,即耳舟4区、5区	肩周炎、肩背部疼痛
		锁骨	在肩区的下方处,即耳舟6区	肩周炎、肩颈部疾患

Note:

续表

部位	分区	穴名	定位	主治
对耳轮	对耳轮分为 13 区。将对耳轮上脚分为上、中、下 3 等份，下 1/3 为对耳轮 5 区，中 1/3 为对耳轮 4 区，再将上 1/3 分为上、下 2 等份，下 1/2 为对耳轮 3 区，再将上 1/2 分为前、后 2 等份，后 1/2 为对耳轮 2 区，前 1/2 为对耳轮 1 区。对耳轮下脚分为前、中、后 3 等份，中、前 2/3 为对耳轮 6 区，后 1/3 为对耳轮 7 区。将对耳轮体从对耳轮上、下脚分叉处至轮屏切迹分为 5 等份，再沿对耳轮耳甲缘将对耳轮体分为前 1/4 和后 3/4 两部分，前上 2/5 为对耳轮 8 区，后上 2/5 为对耳轮 9 区，前中 2/5 为对耳轮 10 区，后中 2/5 为对耳轮 11 区，前下 1/5 为对耳轮 12 区，后下 1/5 为对耳轮 13 区	踝	在趾、跟区下方处，即对耳轮 3 区	踝关节疾患
		膝	在对耳轮上脚中 1/3 处，即对耳轮 4 区	膝关节疼痛
		髋	在对耳轮上脚的下 1/3 处，即对耳轮 5 区	髋关节疾患、坐骨神经痛
		坐骨神经	在对耳轮下脚的前 2/3 处，即对耳轮 6 区	坐骨神经痛
		交感	在对耳轮下脚前端与耳轮内缘交界处，即对耳轮 6 区前端	胃肠痉挛、心绞痛、胆绞痛、肾绞痛、自主神经功能紊乱
		臀	在对耳轮下脚的后 1/3 处，即对耳轮 7 区	坐骨神经痛
		腹	在对耳轮体前部上 2/5 处，即对耳轮 8 区	腹部疾患、痛经、产后宫缩痛
		腰骶椎	在腹区后方，即对耳轮 9 区	腰骶部疾患
		胸	在对耳轮体前部中 2/5 处，即对耳轮 10 区	胸痛、胁痛、肋间神经痛、乳腺炎
		胸椎	在胸区后方，即对耳轮 11 区	胸背部疾患
		颈	在对耳轮体前部下 1/5 处，即对耳轮 12 区	落枕、甲状腺疾患
		颈椎	在颈区后方，即对耳轮 13 区	落枕、颈椎病
三角窝	三角窝分为 5 区。将三角窝由耳轮内缘至对耳轮上、下脚分叉处分为前、中、后 3 等份，中 1/3 为三角窝 3 区；再将前 1/3 分为上、中、下 3 等份，上 1/3 为三角窝 1 区，中、下 2/3 为三角窝 2 区；再将后 1/3 分为上、下 2 等份，上 1/2 为三角窝 4 区，下 1/2 为三角窝 5 区	角窝上	在三角窝前 1/3 的上部，即三角窝 1 区	高血压
		内生殖器	在三角窝前 1/3 的下部，即三角窝 2 区	月经不调、痛经、带下证、功能性子宫出血、阳痿、遗精、早泄
		角窝中	在三角窝中 1/3 处，即三角窝 3 区	哮喘、急慢性肝炎
		神门	在三角窝后 1/3 的上部，即三角窝 4 区	失眠、多梦、癫痫、癔症、戒断综合征、高血压、痛证
		盆腔	在三角窝后 1/3 的下部，即三角窝 5 区	痛经、闭经、盆腔炎、附件炎

续表

部位	分区	穴名	定位	主治
耳屏	耳屏分成 4 区。耳屏外侧面分为上、下 2 等份,上部为耳屏 1 区,下部为耳屏 2 区;将耳屏内侧面分为上、下 2 等份,上部为耳屏 3 区,下部为耳屏 4 区	屏尖	在耳屏游离缘上部尖端,即耳屏 1 区后缘处	发热、齿痛、斜视
		肾上腺	在耳屏游离缘下部尖端,即耳屏 2 区后缘处	低血压、休克、风湿性关节炎、腮腺炎、哮喘、荨麻疹
		咽喉	在耳屏内侧面上 1/2 处,即耳屏 3 区	声音嘶哑、急慢性咽炎、扁桃体炎
		内鼻	在耳屏内侧面下 1/2 处,即耳屏 4 区	鼻塞、鼻炎、鼻衄
对耳屏	对耳屏分为 4 区。由对屏尖及对屏尖至轮屏切迹连线之中点,分别向耳垂上线作两条垂线,将对耳屏外侧面及其后部分成前、中、后 3 区,前为对耳屏 1 区,中为对耳屏 2 区,后为对耳屏 3 区。对耳屏内侧面为对耳屏 4 区	额	在对耳屏外侧面的前部,即对耳屏 1 区	前额痛、头晕、失眠
		颞	在对耳屏外侧面的中部,即对耳屏 2 区	偏头痛、头晕
		枕	在对耳屏外侧面的后部,即对耳屏 3 区	头晕、头痛、落枕、癫痫、晕车(船)
		皮质下	在对耳屏内侧面,即对耳屏 4 区	痛证、失眠、多梦、癔症、昏厥
		对屏尖	在对耳屏游离缘的尖端,即对耳屏 1、2、4 区交点处	咳嗽、哮喘、腮腺炎
		缘中	在对耳屏游离缘上,对屏尖与轮屏切迹之中点处,即对耳屏 2、3、4 区交点处	遗尿、内耳性眩晕、功能性子宫出血
		脑干	在轮屏切迹处,即对耳屏 3、4 区之间	眩晕、头痛、中风、抽搐
耳甲	耳甲用标志点、线共分为 18 区。在耳轮内缘上,设耳轮脚切迹至对耳轮下脚间中、上 1/3 交界处为 A 点;在耳甲内,由耳轮脚消失处向后作一水平线与对耳轮耳甲缘相交,设交点为 D 点;设耳轮脚消失处至 D 点连线的中、后 1/3 交界处为 B 点;设外耳道口后缘上 1/4 与下 3/4 交界处为 C 点。从 A 点向 B 点作一条与对耳轮耳甲艇缘弧度大体相仿的曲线;从 B 点向 C 点作一条与耳轮脚下缘弧度大体相仿的曲线。将 BC 线前段与耳轮脚下缘间分成 3 等份,前 1/3 为耳甲 1 区,中 1/3 为耳甲 2 区,后 1/3 为耳甲 3 区;ABC 线前方,耳轮脚消失处为耳甲 4 区;将 AB 线前段与耳轮脚上缘及部分耳轮内	口	在耳轮脚下方前 1/3 处,即耳甲 1 区	面瘫、口腔炎、舌炎
		食管	在耳轮脚下方中 1/3 处,即耳甲 2 区	吞咽困难、食管炎
		贲门	在耳轮脚下方后 1/3 处,即耳甲 3 区	恶心、呕吐、胃脘痛
		胃	在耳轮脚消失处,即耳甲 4 区	消化不良、胃痉挛、胃炎、胃溃疡
		十二指肠	在耳轮脚及部分耳轮与 AB 线之间的后 1/3 处,即耳甲 5 区	十二指肠溃疡、幽门痉挛
		小肠	在耳轮脚及部分耳轮与 AB 线之间的中 1/3 处,即耳甲 6 区	消化不良、心律失常
		大肠	在耳轮脚及部分耳轮与 AB 线之间的前 1/3 处,即耳甲 7 区	腹泻、便秘、痔疮、咳嗽
		艇角	在对耳轮下脚下方前部,即耳甲 8 区	前列腺炎、尿道炎

Note:

续表

部位	分区	穴名	定位	主治
耳甲	缘间分成 3 等份,后 1/3 为耳甲 5 区,中 1/3 为耳甲 6 区,前 1/3 为耳甲 7 区;将对耳轮下脚下缘前、中 1/3 交界处与 A 点连线,该线前方的耳甲艇部为耳甲 8 区;将 AB 线前段与对耳轮下脚下缘间耳甲 8 区以后的部分分为前、后 2 等份,前 1/2 为耳甲 9 区,后 1/2 为耳甲 10 区;在 AB 线后段上方的耳甲艇部,将耳甲 10 区后缘与 BD 线之间分成上、下 2 等份,上 1/2 为耳甲 11 区,下 1/2 为耳甲 12 区;由轮屏切迹至 B 点作连线,该线后方、BD 线下方的耳甲腔部为耳甲 13 区;以耳甲腔中央为圆心,圆心与 BC 线间距离的 1/2 为半径作圆,该圆形区域为耳甲 15 区;过 15 区最高点及最低点分别向外耳门后壁作两条切线,切线间为耳甲 16 区;15、16 区周围为耳甲 14 区;将外耳门的最低点与对耳屏耳甲缘中点相连,再将该线以下的耳甲腔部分为上、下 2 等份,上 1/2 为耳甲 17 区,下 1/2 为耳甲 18 区	膀胱	在对耳轮下脚下方中部,即耳甲 9 区	膀胱炎、肾盂肾炎、遗尿、尿潴留、腰痛、坐骨神经痛
		肾	在对耳轮下脚下方后部,即耳甲 10 区	腰痛、耳鸣、耳聋、肾炎、遗尿、遗精、阳痿、早泄、月经不调
		胰胆	在耳甲艇的后上部,即耳甲 11 区	胆囊炎、胆石症、胆道蛔虫病、偏头痛、急慢性胰腺炎、糖尿病
		肝	在耳甲艇的后下部,即耳甲 12 区	胁痛、眩晕、近视、单纯性青光眼、肝炎
		脾	在 BD 线下方,耳甲腔的后上部,即耳甲 13 区	腹胀、腹泻、消化不良、功能性子宫出血、白带过多
		心	在耳甲腔正中凹陷处,即耳甲 15 区	冠心病、心律失常、失眠、癔症
		气管	在心区与外耳门之间,即耳甲 16 区	咳嗽、哮喘、支气管炎
		肺	在心、气管区周围处,即耳甲 14 区	感冒、咳嗽、哮喘、皮肤瘙痒症、荨麻疹、便秘
		三焦	在外耳门后下,肺与内分泌区之间,即耳甲 17 区	便秘、腹胀、水肿
		内分泌	在屏间切迹内,耳甲腔的底部,即耳甲 18 区	痛经、月经不调、更年期综合征、肥胖、糖尿病、甲状腺功能减退或亢进症
耳垂	耳垂分为 9 区。在耳垂上线至耳垂下缘最低点之间划两条等距离平行线,于上平行线上引两条垂直等分线,将耳垂分为 9 个区。上部由前到后依次为耳垂 1 区、2 区、3 区;中部由前到后依次为耳垂 4 区、5 区、6 区;下部由前到后依次为耳垂 7 区、8 区、9 区	牙	在耳垂正面前上部,即耳垂 1 区	齿痛、牙周炎
		舌	在耳垂正面中上部,即耳垂 2 区	舌炎、口腔炎
		颌	在耳垂正面后上部,即耳垂 3 区	齿痛、颞颌关节紊乱
		垂前	在耳垂正面前中部,即耳垂 4 区	失眠、多梦、齿痛
		眼	在耳垂正面中央部,即耳垂 5 区	急慢性结膜炎、麦粒肿、近视
		内耳	在耳垂正面后中部,即耳垂 6 区	内耳性眩晕、耳鸣、耳聋、中耳炎
		面颊	在耳垂正面眼区与内耳区之间,即耳垂 5、6 区交界处	面瘫、面肌痉挛、三叉神经痛、痤疮、黄褐斑、腮腺炎
		扁桃体	在耳垂正面下部,即耳垂 7、8、9 区	扁桃体炎、咽喉炎

Note:

部位	分区	穴名	定位	主治
耳背	耳背分为5区。分别过对耳轮上、下脚分叉处耳背对应点和轮屏切迹耳背对应点作两条水平线，将耳背分为上、中、下3部，上部为耳背1区，下部为耳背5区；再将中部分为内、中、外3等份，内1/3为耳背2区，中1/3为耳背3区，外1/3为耳背4区	耳背心	在耳背上部，即耳背1区	心悸、失眠、多梦
		耳背肺	在耳背中内部，即耳背2区	咳嗽、哮喘、皮肤病
		耳背脾	在耳背中央部，即耳背3区	胃脘痛、消化不良、食欲不振、腹泻
		耳背肝	在耳背中外部，即耳背4区	肝炎、胁痛、胆囊炎、胆石症
		耳背肾	在耳背下部，即耳背5区	头痛、头晕、失眠、多梦
		耳背沟	在对耳轮沟和对耳轮上、下脚沟处	高血压

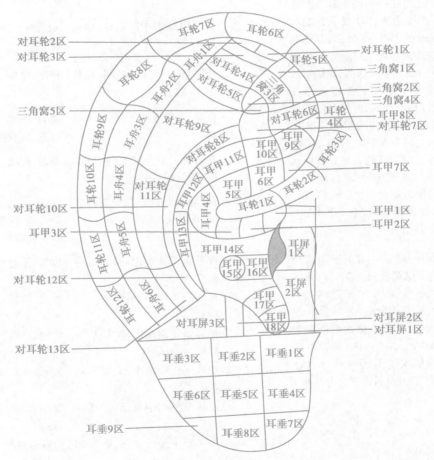

图 6-22 **耳郭分区示意图（正面）**

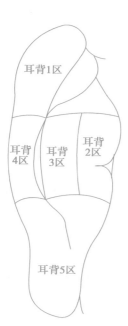

图 6-23 耳郭分区示意图（背面）

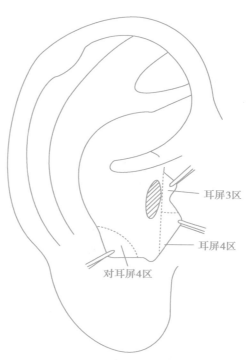

图 6-24 耳郭分区示意图（内侧面）

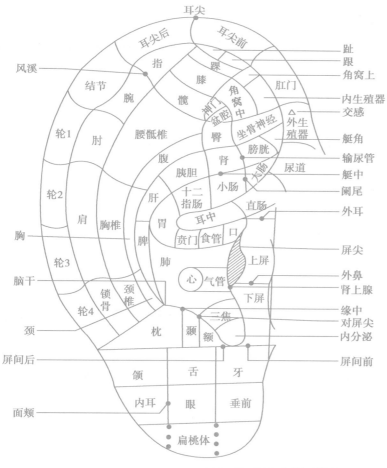

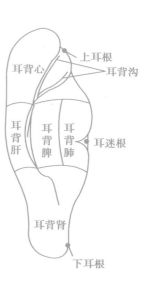

图 6-25 耳穴定位示意图

(四) 取穴原则

耳穴的选取应遵循以下四条原则。其一,根据中医的藏象、气血津液和经络等理论辨证选取相应的耳穴。如便秘,在选用大肠穴的同时,可根据中医"肺与大肠相表里"的理论选用肺穴进行干预;月经不调,除选取内生殖器外,也可根据"肝主藏血""脾主统血"的理论,辨证选用肝穴或脾穴等。其二,根据西医学的生理、病理知识对症选用相关的耳穴。如糖尿病,可取内分泌和胰穴;低血压和各种炎症性疾病可取肾上腺等。其三,根据病变的部位而选取相应的耳穴。如眼病可用眼穴,胃病可取胃穴,肝病可选肝穴等。其四,根据临床经验选用相关的耳穴。如耳尖穴可用于外感发热,耳背沟用于高血压等。

(五) 耳穴的探查方法

耳穴探查方法可分为观察法、按压法、电阻测定法三种。

1. **观察法**　拇、示二指轻拉耳郭,由上至下仔细观察有无变形、变色、丘疹、脱屑、结节、充血、凹陷、软骨增生、色素沉着,以及血管的形状、颜色变异等阳性反应。

2. **按压法**　用探针、火柴棒、毫针柄等以均匀的压力寻找压痛点。通常压痛明显的部位即为耳穴贴压点,如反复探查找不到痛点,可按穴位进行贴压。

3. **电阻测定法**　使用"良导点测定仪"来测定耳穴电阻的变化,通常电阻下降、皮肤导电增高的部位即是"良导点"。良导点可通过指示灯、音响、仪表反映出来,常作为耳穴贴压的刺激点。

二、适应证与禁忌证

1. **适应证**

(1)各种疼痛:头痛、三叉神经痛、肋间神经痛、坐骨神经痛等神经性疼痛;扭伤、挫伤、落枕等外伤性疼痛;五官、胸腹、四肢等术后所产生的伤口痛。

(2)各种炎症:中耳炎、牙周炎、咽喉炎、盆腔炎、风湿性关节炎、肩周炎、面神经炎、末梢神经炎等。

(3)功能紊乱性病证:心律不齐、高血压、胃肠功能紊乱、月经不调、神经衰弱及癔症等。

(4)过敏与变态反应性病证:哮喘、过敏性鼻炎、荨麻疹等。

(5)内分泌代谢紊乱性病证:甲亢、糖尿病、肥胖及围绝经期综合征等。

(6)传染性病证:如流感、菌痢、青年扁平疣等。

(7)其他:可用于催乳、催产、美容、戒烟、戒毒以及预防感冒、晕车和晕船等。

2. **禁忌证**

(1)严重器质性疾病(如心脏病)者不宜采用。

(2)外耳有湿疹、溃疡、冻疮破溃者等不宜采用。

(3)妊娠妇女尤其是有习惯性流产史者应慎用。

三、操作方法

(一) 操作前评估与准备

1. **评估**　了解患者的临床表现、过敏史、对疼痛的敏感度、饥饱状况等,了解患者的心理状态及合作程度;评估耳郭皮肤情况;评估环境是否光线充足、安静整洁。

2. **准备**

(1)患者准备:向患者解释操作的目的、主要步骤、配合要点以及相关事项,说明耳穴贴压法的作用及可能产生的不良反应,以取得患者或家属对执行该操作的知情同意。

(2)用物准备:治疗盘、王不留行籽或耳穴珠、75% 酒精棉球或棉片、镊子、探棒、胶布、弯盘。

(3)操作者准备:操作者应仪表整洁,洗手,戴口罩。

(二) 操作步骤

1. 备齐所需物品,携至患者床旁,核对患者床号、姓名等信息;协助患者取适宜体位。

2. 根据耳穴处方,在所选的穴区内用耳穴探针均匀一致地用力按压以寻找反应点,并做好标记,作为耳穴贴压的刺激点。

3. 用 75% 酒精棉球对耳郭皮肤消毒。

4. 将王不留行籽置于 0.7cm × 0.7cm 大小的胶布中央,然后贴敷于选定的刺激点上。

5. 在操作过程中应注意观察患者的各种反应,随时询问患者的感受,以便发现问题及时处理。

6. 操作结束后再次核对;清理用物,洗手,记录并签名。

（三）应用举例

1. **失眠**　可选取心、神门、皮质下、脾(或肾或肝)等耳穴贴压。

2. **便秘**　可选取脾、胃、大肠、肺、三焦等耳穴贴压。

3. **肥胖**　可选取内分泌、脾、胃、大肠、小肠、三焦、饥点、渴点等耳穴贴压。

临 床 研 究

耳穴磁珠贴压对分娩镇痛中产妇体温及炎性反应的影响

　　将自愿行分娩镇痛的产妇随机分为硬膜外阻滞组和耳穴组,两组均行硬膜外阻滞分娩镇痛,耳穴组在硬膜外阻滞基础上取神门、内生殖器、内分泌、交感穴行耳穴磁珠贴压。记录产妇分娩镇痛前、无痛分娩后 2h、无痛分娩后 4h 和胎儿娩出时的鼓膜温度,并计算两组硬膜外分娩镇痛中产时发热(ERMF)发生率。记录产妇总产程时间、镇痛时间、自控硬膜外镇痛(PCEA)按压次数和分娩镇痛药量、剖宫产率等情况,并比较两组产妇血清白细胞介素(IL)-6 水平。结果发现,耳穴磁珠贴压可有效减少硬膜外分娩镇痛中局麻药的用量,抑制硬膜外镇痛前介导的母体炎性反应,有利于避免 ERMF 的发生。

四、注意事项

1. 患者在过于饥饿、疲劳、精神紧张状态下,不宜立即进行操作,应让其适当休息后再进行耳穴贴压;对身体虚弱、气虚血亏的患者,刺激时手法不宜过强,并应尽量选取卧位,对初次接受耳穴贴压者或精神紧张者应做好解释工作。

2. 一般耳穴贴压后每次保持 3~5d。夏天因出汗较多,耳穴贴压时间不宜过长,以防胶布潮湿或皮肤感染。

3. 每次每穴按压不少于 30 下,每天 3 次;按压时,局部应有酸、麻、胀、痛、灼热等感觉,并注意持续按压时间不宜超过 1min,以防出现耳郭软骨坏死、萎缩、畸变等异常情况的发生。

4. 当耳穴贴压部位出现皮肤发红、发痒等症状时,多为对胶布过敏,可缩短贴压时间并加压肾上腺、风溪穴,或用粘合纸代替胶布。

5. 耳穴贴压期间如耳郭皮肤出现炎症或冻伤者,应及时去除胶布,中止治疗;已感染者应及时对症处理,以防止感染加重。

6. 选用磁珠贴耳时,应注意磁珠不宜过大或过小,磁场强度不宜过强。5%~10% 患者在治疗时可出现头晕、恶心、乏力、局部灼热或瘙痒等不良反应,将磁珠取下后症状即可消失。

（郑方道）

第四节　拔　罐　法

 ————————————————————　导入情境与思考　————————————————————

某女性,35 岁,因腰部胀痛 3 年、加重 2d 而就诊。

3 年前因长时间腰部被空调直吹并一直伏案工作,腰部出现胀痛,未经系统治疗,曾自行敷贴膏药,疼痛减轻。2d 前因劳累过度出现腰部强直痛,痛处固定不移,转侧俯仰不利。饮食尚可,寐差,二便正常。舌质暗紫,脉涩。中医护理特色门诊护士考虑为腰痛,拟予拔火罐进行处理。

请思考:

1. 护士可选择该患者身体哪些部位进行拔火罐?

2. 拔火罐过程中应注意哪些问题?

拔罐法(cupping therapy)是一种以罐为工具,利用燃烧、抽吸等方法造成罐内负压,将其吸附于腧穴或体表的一定部位,使局部皮肤充血、瘀血,以调整机体功能,达到防治疾病目的的一种中医护理技术。

拔罐法古称“角法”。早在原始社会时期人们就利用牲畜的角(如牛角、羊角等)做罐治病,“角法” 因此而得名。晋代医家葛洪所著《肘后备急方》中就有关于用牛角制成罐后拔脓治疗外科疮疡脓肿的记载,唐代王焘在《外台秘要》中进一步阐述角法的应用。此外,《瑞竹堂经验方》中记载“竹筒吸毒法”,《外科正宗》中记载有“煮竹筒法”等。清代名医赵学敏在《本草纲目拾遗》中对火罐的出处、形态、适应病证、操作方法及其优点等均作了详细介绍。中华人民共和国成立后,随着中医药科学的蓬勃发展,拔罐法不仅从民间转入正规医院,还在罐具种类、操作方法等方面不断得到创新,应用范围也进一步扩大。

一、概述

(一) 作用

拔罐法遵循中医理论,在阴阳五行、脏腑经络等学说的指导下,用罐具通过吸拔病变部位或特定经络、穴位,将充斥于体表的病灶,及经络、穴位乃至深层组织器官内的风寒、瘀血、热毒、脓血等排出体外,使邪出正复,气血疏畅。这种良性刺激能引起局部和全身反应,从而提高机体功能,起到温经通络、宣通气血、活血散瘀、消肿止痛、除湿逐寒、协调脏腑、调节阴阳、扶持正气及促进病体康复的作用。

实 验 研 究

拔火罐整体效应研究

拔火罐法通过罐内产生负压,依附于腧穴或身体其他部位,使局部皮肤充血、瘀血,能使机体产生良性刺激。有研究者对拔罐部位局部皮肤进行研究发现,$-0.05\sim-0.02MPa$ 负压均可使拔罐部位的血流量显著升高;拔罐后皮肤血流量变化随着时间的延长而减弱,20min 时基本恢复至拔罐前水平;拔罐还可以对皮肤的温度产生影响,拔罐开始时温度迅速升高,约 5min 时温度升至最高,而后趋于平稳,逐渐下降。

对拔罐的整体效应的研究表明,其通过调节红细胞、T 细胞亚群免疫功能,增加血红蛋白含量,改善新陈代谢,促进体内代谢物排出等,达到调整机体功能、防治疾病的目的。

（二）常用罐具

在古代,医者采用拔罐法治疗疾病多选用动物的犄角做罐具。后来随着社会的发展,人们在长期的实践中不断发明创造,制成了形态各异、各具特色的罐具。

1. **玻璃罐** 玻璃罐由耐热质硬的玻璃加工制成,形如球状,罐口平滑,分大、中、小三种型号。玻璃罐的特点是光滑透明,可观察罐内皮肤充血、瘀血程度,还可用于"走罐",故临床使用广泛,但其传热较快、易碎裂(图 6-26)。

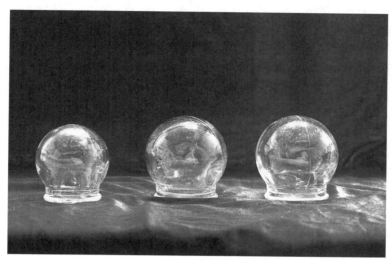

图 6-26 玻璃罐

2. **竹罐** 竹罐是用直径 3~6cm 的竹子制成 6~10cm 长的竹筒,一端留节作底,另一端打磨光滑,管壁厚度约为 3mm 左右,中间呈腰鼓型的竹罐,其口径有 3cm、4.5cm、6cm 等,以适合不同部位使用。此种罐取材容易,经济轻巧,耐高温,不易破碎,但易爆裂、漏气。现常用于水煮或药煮罐法(图 6-27),使用时将罐放在水中煮沸 2min 左右,然后用镊子将罐口朝下夹出,迅速用干毛巾捂紧罐口,待罐口冷却至人体能接受的程度后,将罐拔于应拔部位。还可根据病情需要,在水中放入适量的祛风活血等药物,以增强疗效。

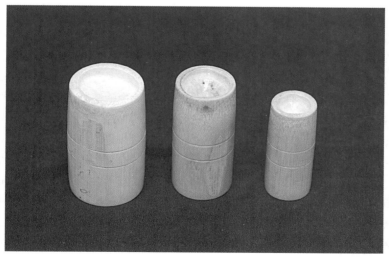

图 6-27 竹罐

3. **陶罐** 陶罐是用陶土烧制而成,口小肚圆而大,一般长 4~9cm,直径 3~8cm,厚度适宜,罐口光

Note:

滑。此罐吸附力强,耐高温且不透明,但较重、易碎。

4. **抽气罐** 抽气罐是用有机玻璃等材料制成的带有抽气装置的罐具,分为罐体和抽气筒两部分,罐口的大小规格很多(图6-28)。使用时,先将抽气罐紧扣在应拔部位,用抽气筒从罐内抽气,使罐吸附于皮肤上。抽气罐的优点是可随意调节罐内负压,还可避免烫伤,操作方法简便,容易掌握,适用于任何部位的拔罐;缺点是没有火力的温热刺激。

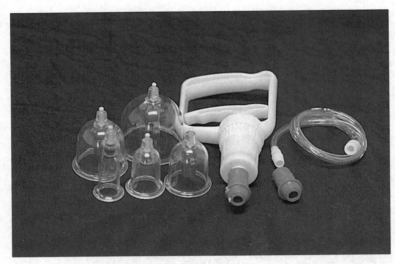

图 6-28　抽气罐

5. **多功能罐** 多功能罐系配置有其他治疗作用的现代新型罐具。如在罐内架设艾灸,灸后排气拔罐的灸罐;或罐内安有电热元件(电阻丝等)的电热罐(电罐)等。

6. **代用罐具** 凡是口小腔大,口部光滑平整,不怕热,无毒,能产生一定吸拔力的玻璃或陶瓷等密闭器具均可选用。民间最为人们所喜用的就是玻璃罐头瓶、茶杯、酒杯、小口碗等,这些代用品由于取材容易、操作简便而常被采用。

(三) 拔罐方法

1. **留罐(retained-cupping)** 留罐又称坐罐,即拔罐后将吸拔在皮肤上的罐具留置5~15min,使浅层皮肤和肌肉局部潮红,甚至皮下瘀血呈紫红色。留罐时间视拔罐反应、患者体质及吸拔力大小而定,罐具大、吸力强者应适当缩短留罐时间,夏季、肌肤反应明显、皮肤薄弱、老年人及儿童等留罐时间不宜过长,以免起疱伤及皮肤。此法多用于深部组织损伤、颈肩腰腿痛以及临床各科多种疾病。

2. **闪罐(flash-cupping)** 闪罐是将罐吸拔在应拔部位后立即取下,再吸拔,再取下,反复操作至皮肤潮红或罐底发热为止。即在留罐的基础上进行"留-拔-留"的循环手法,必要时可在闪罐后留罐。拔罐时,动作要快而突然,有爆发力,发出"砰""砰"的声响。临床上若在面积较大的部位(如背部)进行闪罐时,可按照以下顺序进行:对侧上→对侧下→中上→中下→近侧上→近侧下。此法兴奋作用比较明显,适用于皮肤麻木、疼痛或功能减退、中风后遗症等。

3. **走罐** 走罐又称拉罐、推罐、行罐、移罐等(图6-29)。选取口径较大、罐口光滑的罐具,先于施罐部位和罐口涂上润滑剂(常用医用凡士林、液状石蜡或润肤露等,也可用温水或药液),使用闪火法将罐吸住后,立即用手握住罐体,略用力将罐沿着一定路线反复推拉,至走罐部位皮肤红紫为度。操作时着力在罐口,用力均匀,防止罐漏气脱落。该法适用于面积较大且肌肉丰厚的部位,如脊背、腰臀、大腿等。注意罐口必须光滑,以免拉伤皮肤,故以玻璃罐为最好。

4. **排罐** 沿某一经脉循行路线或某一肌束的体表位置,按照顺序排列成行吸拔多个罐具,称为排罐法。多用于神经肌肉疼痛、陈旧性软组织损伤等证,如腰背痛,可按顺序纵横排列拔罐4~6个。

5. **留针拔罐** 在毫针针刺留针时,以针为中心拔罐,留置5~15min后起罐再起针(图6-30)。此法多用于风湿痹证;不宜用于胸背部,因罐内负压易加深针刺深度,容易引起气胸。

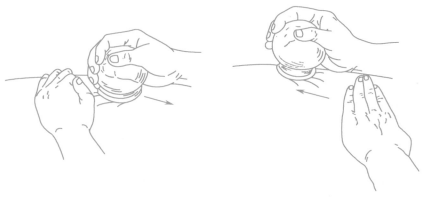

图 6-29 走罐

6. 刺络(血)拔罐 用皮肤针、三棱针或粗毫针等在腧穴、患处叩刺或点刺出血,或三棱针挑刺出血,再行拔罐留罐,起罐后擦净血迹,并用消毒敷料或创可贴贴敷。此法多用于实证、瘀血证及某些皮肤病等。

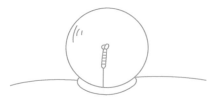

图 6-30 留针拔罐

二、拔火罐法

拔火罐法是最为常用的一种拔罐方法,主要利用点火燃烧法排出罐内空气,形成负压以吸附于体表。拔火罐时罐具常用的吸附方法有闪火法、投火法、贴棉法、滴酒法和架火法。本节重点介绍临床上最为常用的闪火法(图 6-31)。

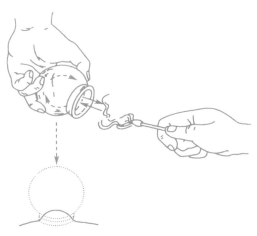

图 6-31 闪火法

(一)适应证与禁忌证

1. 适应证 适用范围广泛,凡是针灸治疗的适应证大部分均可用此法。常用于风寒湿痹、关节疼痛、腰背酸痛、伤风感冒、咳嗽气喘、脘腹胀满、腹痛泄泻、中风偏枯、疮疡将溃或已溃脓毒不泄的外科疾患以及蛇伤急救排毒等。

2. 禁忌证 包括:①高热、抽搐和痉挛发作者;②急性严重疾病、慢性全身虚弱性疾病及接触性传染病;③有出血倾向的患者;④急性关节、韧带、肌腱严重损伤骨折者未完全愈合前;⑤眼、耳、鼻、口腔等五官孔窍处;⑥皮肤有破溃、局部有原因不明肿块;⑦婴幼儿和孕妇的腰骶部、腹部、前后阴、

Note:

乳房等处；⑧过饥、醉酒、过饱、过度疲劳者；⑨精神失常、精神病发作期、狂躁不安、破伤风、狂犬病等不能配合者。

(二) 操作方法

1. 操作前评估与准备

(1)评估：了解患者当前主要临床表现、既往史，了解患者年龄、体质、文化层次、心理状态、合作程度；评估拔罐处皮肤情况；评估环境是否光线充足、安静整洁。

(2)准备

1)患者准备：向患者解释操作目的、主要步骤、配合要点以及相关事项。对于初次接受拔罐的患者，应告知施术部位皮肤有紧张感或轻微的痛感，取得患者或家属对执行该操作的知情同意。嘱患者排空二便。

2)用物准备：治疗盘内放罐具(根据拔罐部位和拔罐方法选择合适的罐具，并检查罐口边缘是否光滑，有无裂痕)、纱布、长柄弯止血钳、95% 酒精棉球、打火机、灭火器具(如小口瓶或盛水的治疗碗)等。

3)操作者准备：仪表整洁，洗手，戴口罩。

2. 操作步骤

(1)备齐用物至患者床旁，核对患者床号、姓名等信息及医嘱。

(2)协助患者取合适体位，暴露拔罐部位，注意保暖，必要时用床帘遮挡；用纱布擦干皮肤汗液，有较粗长的毛发者宜刮净，准确定位。

(3)再次核对，拔罐前再次检查罐口边缘是否光滑和有无缺损。用长柄钳夹住 95% 酒精棉球并点燃，伸入罐内中下段绕 1~2 圈后迅速退出，立即将罐扣在所选部位，将酒精棉球放入灭火器具内灭火。拔罐时动作要稳、准、轻、快，防止烫伤。

(4)留罐期间密切观察患者反应、局部皮肤的颜色和罐口吸附情况。随时询问患者的感受，及时调整吸附情况。

(5)起罐时，用一手按罐具向一个方向倾斜，另一手示指或拇指按压罐口处的皮肤，使罐口与皮肤之间形成空隙，空气进入罐内则罐自起。起罐后如罐斑处有小水珠者，可用纸巾或纱布轻轻拭去。如出现瘙痒者，切不可搔抓皮肤，可以涂抹止痒膏。使用罐法对疮疡进行提脓拔毒时，应预先在罐口周围填以脱脂棉花或纱布，以免起罐时脓血污染衣服、被褥等物品，起罐后擦净脓血，适当处理伤口，罐具严格消毒。

(6)操作后观察施拔部位皮肤及肢体功能是否正常，尤其要注意皮肤是否有烫伤。如为针罐，还应注意针孔是否有出血，异常者应及时进行相应处理。

(7)操作结束后再次核对，协助患者整理衣着，并取舒适卧位；清理用物，洗手，记录并签名。

3. 应用举例

(1)感冒：风寒感冒取大椎、身柱、大杼、肺俞，留罐 15min 后起罐，或用闪罐法。风热感冒选大椎、风门、肺俞、身柱，消毒后用三棱针点刺，使其自然出血，待出血颜色转淡后，加火罐于穴位上，留罐 10min 后起罐。

(2)落枕：在患侧项背部行闪罐法，可顺肌肉走行进行拔罐。

(3)腰痛：在阿是穴、大肠俞、委中等部位拔罐，瘀血证加刺络拔罐。

(三) 注意事项

1. 患者过于饥饿、疲劳、精神紧张时，应进食、休息、放松后再进行该项操作。

2. 拔罐时使患者取合理、舒适的体位，选择肌肉较丰厚、富有弹性的部位拔罐。骨骼凹凸不平和毛发较多处不宜拔罐。拔罐过程中尽量避免变换体位，以免罐具脱落损坏。

3. 操作前要检查罐口周围是否光滑，有无裂痕，如有破损禁止使用。根据拔罐部位选择大小适合的火罐。

4. 拔罐时动作要稳、准、快,避免火焰灼伤皮肤;起罐时切勿强拉或扭转,以免损伤皮肤。

5. 拔罐过程中应密切观察局部皮肤反应和全身情况,注意患者有无不适。若患者感觉拔罐部位有凉气外出或有温热感、微痛等现象,罐内皮肤呈紫斑、瘀血或丹痧,应告知患者此情况为正常反应。

6. 拔罐过程中要经常询问患者感觉,观察局部和全身情况,注意有无局部不适或晕罐先兆的出现。局部疼痛明显时,应取下重拔;若患者出现头晕、心慌、恶心、面色苍白、呼吸急促、四肢厥冷、脉细数等晕罐先兆时,应立即起罐,协助患者去枕平卧,轻者适量饮水、休息片刻即可恢复,重者可点按人中、合谷、内关、足三里、百会、气海、关元等穴。

7. 拔罐后如局部出现小水疱,可不必处理,待自行吸收;如水疱较大,应消毒局部皮肤后用无菌注射器吸出液体,覆盖无菌敷料。

8. 使用过的罐具均应消毒后备用。

知 识 拓 展

拔罐后皮肤变化的临床意义

拔罐后,罐斑紫黑而暗,一般表示供血不足、行经不畅有血瘀现象;罐斑发紫并伴有斑块,一般表示寒凝血瘀证;罐斑呈散在紫点状且深浅不一,一般表示气滞血瘀证;罐斑鲜红而艳,一般表示阴虚、气血两虚或阴虚火旺;罐斑红而暗,表示血脂高且有热邪;走罐后出现鲜红散在点,不高出皮肤,如系在某穴及其附近集中,则提示此穴所对应的相关脏腑存在病变。

拔罐后,出现较多水疱,色清,周围皮肤温度不高,罐中无温热感,则为寒湿证;水疱数量较少,色微黄或者混浊,周围皮肤温度较高,罐中气暖,则为湿热证;水疱色呈血红或黑红,为久病湿邪夹瘀的病理反应。

拔罐后,适当的皮肤温度升高,表明机体正气比较充足,抵抗力较好;如果皮肤温度明显升高,则表明机体感受阳邪、实邪,或者患者的疾病证候为实证、热证;如皮肤温度升高不明显甚至降低,提示机体感受风、寒、湿之邪,或者所患疾病的证候为虚证、寒证。

三、平衡火罐法

平衡火罐源于火罐疗法,自1984年起用于临床,是在传统罐法的基础上配合热疗、推拿等多种物理刺激,以达到激发人体阳气、调和脏腑、平衡阴阳目的的一种中医护理技术。

(一)适应证与禁忌证

1. 适应证 常用于颈肩腰腿痛、慢性疲劳综合征、亚健康状态、痛经、胃肠功能紊乱综合征、广泛性肌筋膜炎、强直性脊柱炎等。

2. 禁忌证 同拔火罐法。

(二)选择治疗部位的原则

1. 一般选择躯体为主、四肢为辅。

2. 根据"阴病治阳""从阳引阴"等论述,胸、腹、盆腔器官疾病的治疗,以取背、腰、骶部为主;脏病多以取后背为主,可选背部华佗夹脊穴、膀胱经等。

3. 急性病或慢性病急性发作常取健侧,慢性病或急性病的恢复期宜取患侧。

(三)补泻原则

1. 顺时针方向为补法,逆时针为泻法,如摩罐时的方向。

2. 顺经络为补法,逆经络或与经络垂直为泻法。

3. 用力轻而和缓为补法,用力重而快为泻法。

（四）常用手法

平衡火罐以闪罐、留罐、走罐等手法为基础,在此之上又结合了以下几种方法。

1. **摇罐**　在留罐的基础上和缓摇动,多方向摇动。主要以补法形式出现,常用于体弱多病、重病恢复期的患者。注意施术时负压中等,用力和缓、均匀。

2. **摩罐**　涂润滑剂,以腧穴为中心,做环旋运动,称为摩罐。临床多用于腹部疾患,以消化道为主,对胃脘痛、食积胀满等患者有良好的治疗效果,具有和中理气、活血化瘀、扩张血管、调节末梢神经等功效。注意施术时负压不宜过大,润滑剂要涂匀,用力要均匀,动作要节律。

3. **抖罐**　垂直神经或经络方向快速抖动,从上到下,从左到右。此法为典型的泻法,常用于实热性病证,具有清热泻火、活血化瘀等功效。常用部位有腰、背、骶、上肢正中神经、下肢坐骨神经。频率要求每分钟 100~120 次,应空心握罐,手腕灵活。

4. **擦罐**　沿神经或经络走行直线双向擦罐。常治疗内脏虚损、气血失常等病,用于年老体弱、疾病恢复期的患者。

5. **推罐**　沿神经或经络走行直线单向推动。具有提高神经、肌肉兴奋性,加快血液循环,推动新陈代谢的功效,常用于治疗偏瘫后遗症,中枢神经系统、外周神经病变的患者。

6. **弹罐**　站在患者同侧,在负压的基础上提起一侧罐口,用另一侧垂直神经或经络,来回拨动。弹罐对周围神经和中枢神经有很强的调节作用,还可提高肌肉的兴奋性,调节脏腑机能,消除劳损,对疲劳综合征等有明显的疗效。需注意把握用力的大小,防止击伤韧带和棘突,造成损伤。

7. **振罐**　由向上的提罐(泻法)和向下的按罐(补法)两种手法组成。向下或向上作用于指定的部位,不移位,用力并使罐振颤,持续 2~3min。主要施于腹部,用于治疗消化系统、泌尿系统及生殖系统的疾病,具有调节内分泌的作用。手法频率为每分钟大于 200 次,操作要循序渐进,调节至最适力度,避免负压过重。

（五）注意事项

同拔火罐法。

（覃　勤）

第五节　刮　痧　法

────────────── 导入情境与思考 ──────────────

某女性,35 岁,因头晕、胸闷、恶心欲吐 6h 而就诊。

患者平素体弱,时值夏季,天气炎热,昨日户外活动 3h,今起出现头晕,胸闷,恶心,身热无汗,欲吐不吐,欲泻不泻,四肢无力,舌红苔薄黄稍腻,脉濡数。中医护理特色门诊护士考虑为中暑,拟予刮痧法处理。

请思考:

1. 护士可选择该患者身体哪些部位进行刮痧?

2. 刮痧时可采用什么手法?

3. 刮痧过程中应注意哪些问题?

刮痧法(scrapping therapy)是用边缘钝滑的器具,如牛角类刮痧板、瓷匙等,蘸水或润滑剂等介质,在人体某一部位的皮肤上进行反复刮摩,使局部皮肤出现痧斑或痧痕,从而达到防治疾病目的的一种中医护理技术。

元代医家危亦林在《世医得效方》中记载了这一方法,开始只用于痧症的患者。书中记载的痧症又名痧气或痧胀。清代郭志邃著成《痧胀玉衡》一书,系统总结清代以前常见的 45 种痧症的诊断、鉴别诊断和治法。他指出："痧发不论虚实,驱毒在所当先,温补必于收后。"随着医疗实践经验的总结和技术的发展,刮痧法已发展成治疗多种病证的自然疗法,以其简便、经济、快捷、安全、作用广泛等优点,在家庭保健和医院防病治病中广为应用。除刮痧外,还有扯痧、放痧、焠痧、拍痧等技术。

一、概述

(一)作用

刮痧时通过反复刮摩皮肤,刺激经络和腧穴,一方面能开启腠理,宣通气血,使脏腑秽浊之气及体表的痧气毒邪通达于外,达到治病的目的;另一方面可疏通经络,活血化瘀,平衡阴阳,调整脏腑功能,从而达到防病保健的目的。

(二)刮痧工具

目前最常用的刮痧工具是刮痧板,以往民间多用瓷匙、瓷碗、牛角、铜钱、蚌壳等。刮痧板一般用水牛角、玉石、砭石等材质制成,有长方形、鱼形、三角形、梳形等不同形状。刮痧板通常由厚薄两侧边、棱角、凹曲面组成(图6-32)。长边用于刮拭,棱角多用于点按,凹曲面用于四肢、脊柱、手指等处。

(三)刮痧介质

为减少刮痧时的阻力,避免皮肤破损和增强疗效,刮痧时一般用刮痧工具蘸取适宜的介质。常用的介质有以下几种。

1. **水剂**　夏秋季节用凉开水,秋冬用温开水;亦可用葱姜水、薄荷水等。

2. **油剂**　茶籽油、麻油或其他植物油,液状石蜡,刮痧油,以及居家常备的红花油、白花油、风油精等,都可作为刮痧介质。

3. **乳膏剂**　面部刮痧介质一般采用乳膏剂或凝胶,既能护肤,又有润滑作用。

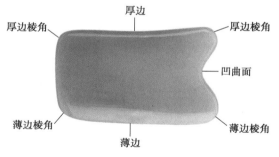

图6-32　刮痧板的构造

(四)刮痧法的种类

刮痧法的种类有两种:一是直接刮痧法,用刮痧工具直接刮摩人体的经络或腧穴;二是间接刮痧法,把毛巾或棉布覆盖于刮摩的皮肤上,然后再用刮具在覆盖物上刮摩。前者多用于体质比较强壮而病证属实盛者;后者多用于婴幼儿、年老体弱者。

(五)常用刮痧手法

刮痧时可以根据刮痧形式、运用刮痧板不同部位、刮拭力度和速度分为多种刮痧手法。

1. **根据刮痧形式分类**

(1)直线刮法:用刮痧板在人体体表进行一定长度的直线单向刮拭,适用于身体比较平坦的部位,

Note:

如胸腹部、背部、四肢等。

（2）弧线刮法：刮拭方向呈弧线形，操作时多循肌肉走行或根据骨骼结构特点而定，一般往单一方向刮，适用于胸背部肋间隙、肩关节和膝关节周围的刮痧。

（3）梳刮法：使用刮痧板或刮痧梳从前额发际处、双侧太阳穴处向后发际单向刮拭，如梳头状，适用于头痛、头晕、失眠等病证。

（4）点压法：用刮痧板的棱角直接点压穴位，以患者能承受为度，保持数秒后迅速抬起，重复5~10次。此法适用于肌肉丰满处的穴位或骨关节凹陷部位，如环跳、委中、犊鼻、水沟和脊柱棘突之间等。

（5）按揉法：刮痧板在穴位处先做点压按揉，点压后往返来回或顺逆旋转，操作时刮痧板紧贴皮肤，每分钟按揉50~100次。适用于太阳、内关、足三里、三阴交、涌泉等穴。

（6）摩擦法：将刮痧板的边或角与皮肤直接紧贴或隔衣布进行有规律的旋转或直线往返移动，使皮肤产生热感。此法适用于麻木、发凉或绵绵隐痛的部位，也可用于刮痧前使患者放松。

2. 根据运用刮痧板不同部位分类

（1）边刮法：用刮痧板的长条边进行刮拭，适用于面积较大部位如腹、背和下肢等。

（2）角刮法：使用角形刮痧板或刮痧板的棱角接触皮肤，与体表成45°，自上而下或由内向外刮拭。该法适用于四肢关节、脊柱两侧、骨骼之间等部位或穴位。

3. 根据刮拭力度分类

（1）轻刮法：刮拭力量小，被刮者无疼痛及其他不适，刮后皮肤仅出现微红。本法适用于虚证、老年体弱者、疼痛敏感部位的刮痧。

（2）重刮法：刮拭力量较大，以患者能承受为度，适用于实证、热证、痛证、身强力壮者、脊柱两侧、下肢肌肉丰厚处。

4. 根据刮拭速度分类

（1）快刮法：刮拭频率每分钟30次以上，适用于体质强壮者，主要用于急性、外感病证以及背部、四肢的刮痧。

（2）慢刮法：刮拭频率每分钟30次以内，适用于体质虚弱、头面部、胸部、下肢内侧等部位的刮拭。

（六）刮痧补泻

补法一般刮拭力量小、速度慢、刺激时间较长、顺经而刮、出痧较少，适用于年老、体弱、久病、重病的虚证患者。泻法的特点是刮拭力量大、速度快、刺激时间较短、逆经而刮、出痧较多，适用于形体壮实、新病、急病患者。平补平泻介于补、泻之间，多用于保健刮痧。

（七）刮痧部位

刮痧可以在全身各部位进行，常见的是头面、颈项、胸胁、腰背、四肢等处，亦可循经络或对腧穴进行刮拭。

1. 头部　头部有头发覆盖，不必蘸取刮痧介质。操作时，一手固定患者头部，一手持刮痧梳或用刮板棱角刮拭，每个部位刮30次，刮至头皮发热为宜。刮拭路线：①头部两侧，从头部两侧太阳穴弧形梳刮至风池穴；②前头部，从百会穴向前刮至前发际；③后头部，从百会穴向后刮至后发际；④全头部，以百会穴为中心放射状向全头发际处刮拭。

2. 面部　刮痧手法宜轻柔，以不出痧为度，以免影响美观。刮痧路线：①前额部，从前额正中线向两侧刮拭，上至前发际，下至眉毛；②两颧部，从鼻旁向两侧刮拭，经承泣、四白、下关、听宫、耳门等穴；③下颌部，从承浆穴向两侧刮，经地仓、颊车等穴。

3. 颈项部　项部正中是督脉刮痧的常用部位，可从哑门穴刮至大椎穴；刮拭颈部两侧到肩，亦可从风池穴开始经肩井、巨骨直至肩髃穴，连续刮，不停顿。穴位处可加用刮痧板棱角刮拭；肩部肌肉丰厚者，用力宜稍重。

4. 腰背部　一般自上而下刮拭，先直线刮后正中线的督脉直至腰部，再刮两侧的膀胱经和夹脊穴；也可弧线刮背部肋间隙，从正中线由内向外刮。背部正中线刮拭时，用力不可过大，以免伤及脊椎；棘突之间可用点压法；背部两侧视患者体质、病情选用相应补泻手法。

5. 胸胁部　自上而下刮拭胸部正中线的任脉，从胸骨上窝的天突穴经膻中穴刮至腹部的鸠尾穴；从正中线由内向外，用刮痧板棱角沿肋骨间隙弧线状刮胁肋部，乳头处禁刮。

6. 四肢　为十二经脉循行的主要部位，可循以下线路或循经进行刮痧：①上肢内侧部，自上而下直线刮拭；②上肢外侧部，自上而下刮，肘关节处可作停顿；③下肢后侧部或内侧部，从承扶穴水平刮至委中穴水平，再由委中穴水平直至跗阳穴水平；④下肢外侧部，从环跳穴直线刮至膝阳关穴，再由阳陵泉穴刮至悬钟穴。在肘窝、腘窝处可加强刮拭，穴位处可加用点压、按揉等手法。

临 床 研 究

眼部刮痧改善视疲劳的效果观察

研究者选取 100 例视疲劳患者，随机分为实验组和对照组。实验组采用眼部刮痧干预，在选定区域涂抹面部刮痧乳后，用刮痧板自眉心沿眉弓走行刮至发际，自内眦沿颧骨走行刮至发际，自额头正中心刮至发际，手法平补平泻，重点刺激印堂、睛明、攒竹、鱼腰、四白、阳白、太阳、头维穴。用力柔和，以酸胀为度；每周 2 次，每次 5~10min；再配合玻璃酸钠滴眼液治疗，4 次 /d，每次 1 滴。对照组单纯采用玻璃酸钠滴眼液治疗，连续治疗 3 个月。结果发现，实验组总有效率优于对照组，干预后患者自觉症状明显减轻。

二、适应证与禁忌证

1. 适应证

(1)内科病证：中暑、感冒、咳嗽、泄泻、头痛、眩晕、失眠等。

(2)外科病证：腰腿痛、颈肩痛、落枕等。

(3)妇产科病证：月经不调、痛经、闭经、乳腺增生、产后缺乳等。

(4)儿科病证：小儿食积、疳证、感冒、遗尿等。

(5)五官科病证：齿痛、鼻渊、咽喉肿痛、近视、弱视、耳聋、耳鸣等。

(6)其他：用于养颜美容、消斑除痘。

2. 禁忌证

(1)急性传染病、急腹症、重症心脏病、严重高血压以及腹水或全身浮肿患者禁刮。

(2)有自发性出血倾向者如白血病、血友病等不宜刮痧；皮肤病变、外伤骨折处不宜刮拭。

(3)小儿囟门未合，头部禁刮；孕妇的腹部、腰骶部禁刮；过度疲劳、过饥、过饱、精神紧张者、极度虚弱者、妇女行经期禁用刮痧法。

(4)人体五官、乳头、前后阴、肚脐等处禁刮，大血管显露处不宜重刮。

三、操作方法

(一)操作前评估与准备

1. 评估　了解患者的临床表现、既往史，了解患者的年龄、体质、心理状态、合作程度；检查刮痧部位皮肤情况；评估环境是否室温适宜、安静整洁。

2. 准备

(1)患者准备：向患者解释刮痧的作用、操作方法、配合要点及局部感觉，以取得患者或家属的知情同意；告知患者刮痧后会出现痧斑或痧痕，数日可消散；必要时嘱咐患者排空小便。

(2)用物准备：治疗盘，刮具(检查刮具边缘的完整性和圆滑性)，刮痧介质(水、刮痧油、润滑剂或药液等)，治疗碗，清洁纱布，必要时备大毛巾等。

（3）操作者准备：仪表整洁，洗手，戴口罩。

（二）操作步骤

1. 根据刮痧部位备齐用物，携至患者床旁，核对患者床号、姓名等信息及医嘱。

2. 协助患者取舒适合理的体位。胸腹、上下肢内侧、前侧部刮痧多选用仰卧位或仰靠坐位，头部、颈项部、背部、上肢和下肢外侧刮痧多选用坐位、俯卧位或俯伏坐位。

3. 暴露刮痧部位，非刮痧部位盖上大毛巾或毛毯以保暖；必要时床帘遮挡。

4. 检查刮具边缘，确定光滑无缺损后，一手固定刮痧部位周围皮肤，一手持刮具（图 6-33），蘸介质，使刮具与皮肤成 45°，根据患者病情、体质、刮痧部位采取不同的刮痧手法进行刮拭，一般往单一方向刮，不要来回刮，并可采用相应的补泻手法。

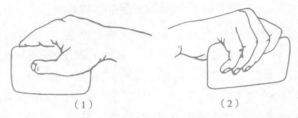

（1）　　　　（2）

图 6-33　刮痧板的握持方法

5. 刮痧顺序一般为先头面后手足，先腰背后胸腹，先上肢后下肢，先内侧后外侧，逐步操作。

6. 操作中应保持刮痧板的湿润，刮拭数次后须及时蘸介质再刮，以免损伤皮肤。一般每个部位刮摩 20~30 次，直至局部皮肤出现红色或紫红色痧斑或痧痕为度，或出现丘疹样斑点、条索状斑块等形态变化，并伴有局部热感或轻微疼痛。

7. 操作后观察痧斑或痧痕的颜色，鲜红或绛红为体内热盛，紫黑不均匀为体内夹瘀等。

8. 操作完毕，清洁局部皮肤，协助患者整理衣着并安置舒适卧位。嘱患者饮温开水，并休息 15~20min。

9. 清理用物，洗手，记录并签名。

10. 刮痧板清洁消毒后，应涂食用油或刮痧油，置袋中阴凉保存。

（三）应用举例

1. 中暑　直线刮拭背部督脉、足太阳膀胱经、胸部任脉，弧线刮肋间隙，或角刮风池、风府、大椎、曲池、尺泽、委中等穴。

2. 感冒　选择背部督脉、足太阳膀胱经和上肢手太阴肺经、手阳明大肠经进行刮拭，或角刮太阳、迎香、风池、大椎、肺俞、尺泽、列缺、曲池、合谷等穴。

3. 腰痛　直线刮拭督脉、足太阳膀胱经和腰部以下的足少阳胆经，重点刮命门、腰阳关、肾俞、大肠俞、关元俞、承扶、委中、风市、阳陵泉等穴。

四、注意事项

1. 保持室内空气流通，忌对流风，以防复感风寒而加重病情。

2. 刮痧器具边缘要光滑，操作时注意用力均匀，以患者能耐受为度，避免损伤皮肤或引发晕刮。

3. 刮痧过程中应经常询问患者感受，观察局部皮肤颜色、形态变化，对不出痧或出痧少的部位不可强求出痧。一般实证、热证、血瘀证出痧多，虚证、寒证出痧少，肥胖或肌肉丰满者不容易出痧。刮痧时若患者出现不适，应立即停止刮拭，必要时联系医生配合处理。

4. 刮痧后嘱患者适当休息，30min 内忌冷水浴；饮食宜清淡，忌食生冷油腻之品。

5. 两次刮痧应间隔 3~6d，以皮肤痧退为准，3~5 次为一个疗程。

6. 刮痧时如患者出现头晕、面色苍白、心慌、出冷汗、四肢发冷、恶心欲吐或神昏仆倒等，则为晕刮。急救处理时应迅速让患者平卧,饮用温开水(糖水),指掐或针刺人中、合谷、内关、足三里穴,艾灸百会、气海、关元穴,严重者配合医师采用其他抢救措施。

［附］

扯痧、放痧、焠痧、拍痧

扯痧法(pulling to congestion)是用示、中指或拇、示指用力提扯患者的皮肤,使细小血管(浮络、孙络)破裂,出现痧点,达到治疗效果的技术,可分为挤痧和拧痧两种。①挤痧:适用于头痛脑涨等不适。操作者用两手大拇指和示指相对,蘸介质湿润后着力挤捏头额部。②拧痧:操作者用示指、中指屈起如钳状,蘸介质后在患者颈部两侧用力提拧,直至出现痧点为止。多用于咽喉疼痛、心胸胀闷等症,对于头痛患者可用拇指、示指提拧太阳穴、印堂穴。

放痧法(collateral puncturing method)即针刺法中的"三棱针法",也称"放血疗法"。

焠痧法(rush moxibustion)即灸法中的"灯火灸"。

拍痧法(patting therapy)是指用手蘸介质后拍打人体一定部位,如脊背、腰臀、胸腹、肘窝、腘窝等处,直至局部皮肤出现紫红色痧点或痧斑的技术。常用于痛痒、麻胀的部位。拍痧时操作者掌心向下,手臂固定不动,利用腕关节活动,手掌自上而下有节奏地拍打患处,呈击打式,用力均匀适中,直至皮肤出现痧痕为止。

(王俊杰)

第六节　穴位按摩法

—— 导入情境与思考 ——

某女性,38 岁,因排便次数减少、排便困难、便干持续数月而就诊。

患者平素体弱,面色淡白少华,劳累后常觉气短乏力,大便 3~5d 一行,干硬如羊粪,多方求治无效,需借助开塞露方可通便。近期天气炎热,患者未能及时饮水,便秘症状加重。今起出现腹痛,排便时痛苦难忍,伴纳呆、乏力。中医护理特色门诊护士考虑为便秘,拟予穴位按摩进行处理。

请思考:

1. 护士可选择哪些穴位进行按摩?

2. 穴位按摩时应注意哪些问题?

3. 如何对患者进行健康宣教?

穴位按摩(acupoint massage)又称推拿法,是在中医理论指导下,运用术者的手、肘或其他肢体部位,抑或借助器具施行一定的手法,作用于人体体表的特定部位或穴位,从而达到防病治病、保健强身目的的一种中医护理技术。

最早记载推拿手法的古籍是《五十二病方》,共记载了 7 种手法及药摩、膏摩等按摩介质。晋·葛洪《肘后备急方》中记载了临床广泛使用的下颌关节脱位复位法,开创了手法联合应用的先河。宋代的《圣济总录》对推拿手法进行了归纳和总结,分析了应用的适应证和禁忌证。明清时期形成了以手法为特色的流派,如点穴推拿、一指禅推拿等。目前,穴位按摩法已广泛应用于临床各科,对于慢性病、功能性疾病疗效显著,在干预疼痛、便秘、失眠、产后缺乳、近视等方面具有较理想的疗效。

一、概述

穴位按摩具有疏通经络、活血化瘀、强筋壮骨、扶正祛邪等功效,是一种较为理想的祛病强身、延年益寿的自然疗法。手法要求可概括为持久、有力、均匀、柔和、深透。操作频率、作用力的大小、摆动幅度应均匀,动作灵活自如。常用手法可参考第五章推拿概要的相关内容。常规操作疗程要求一般为每日 1 次,每次 10~30min,7~10 次为 1 个疗程。每个疗程之间间隔 3~5d。

二、适应证与禁忌证

1. 适应证
(1)内科病证:便秘、不寐、胃痛、呕吐、咳嗽、喘证等。
(2)外科病证:术后腹胀、术后疼痛、落枕、项痹、乳痈等。
(3)妇产科病证:痛经、妊娠恶阻、乳腺增生、产后缺乳等。
(4)儿科病证:肺炎喘嗽、厌食、积滞、小儿泄泻、惊风等。
(5)五官科病证:齿痛、鼻渊、近视、弱视、耳鸣等。
(6)其他:养颜除皱、减肥塑形等。

2. 禁忌证
(1)急性脊柱损伤、各种骨折、骨质疏松、骨结核。
(2)严重心、脑、肺、肝、肾疾病,急性传染病,出血性疾病或有出血倾向。
(3)操作部位有皮肤损伤,皮肤高度敏感,皮肤感染性疾病,严重瘢痕等。
(4)月经期妇女,孕妇腰腹等部位。
(5)急性发作期的精神病患者,不能合作者,过饥过饱者,剧烈运动后。

三、操作方法

(一)操作前评估与准备

1. 评估 了解患者的临床表现、局部皮肤情况、耐受性、心理状态、经孕史等,以选择适宜的按摩手法、部位和力度;评估环境是否室温适宜、清洁安静。

2. 准备

(1)患者准备:向患者解释穴位按摩的作用、操作手法、配合要点及局部感觉,说明本疗法可能产生的酸胀疼痛等不适感,以取得患者或家属的知情同意。一般餐后 1~2h 方可操作,必要时排空小便;告知患者若不能耐受应及时反馈。

(2)用物准备:按摩床、高度适宜的凳子、靠背椅、各种规格的软垫或枕头、治疗卡、治疗盘、治疗巾、大浴巾等。根据病情准备按摩介质(如滑石粉、生姜水、冬青膏、冷水、麻油、鸡蛋清等)。

(3)操作者准备:仪表整洁,洗手,戴口罩。

(二)操作步骤

1. 洗手,备齐用物,携至床旁,核对患者床号、姓名等信息及医嘱。

2. 根据施术部位,取合适的体位,以方便操作并促进患者舒适。术者也应采取正确的步态姿势,以减轻劳损。

3. 根据病情或遵医嘱明确施术部位,协助患者充分暴露按摩部位,并注意保暖和保护隐私。

4. 根据患者的临床表现、病变部位、年龄及个体耐受性,选择合适的手法和刺激强度,并正确取穴,进行按摩。

5. 操作过程中密切观察患者反应。若不能耐受,应及时调整手法,严重者停止操作,以防发生晕厥等意外。

6. 操作完毕,协助患者穿衣,安排舒适体位,整理床单位,健康宣教。清理用物,洗手,记录并签名。

(三)应用举例

1. 齿痛 在颊车、下关穴处用一指禅推 3~5min,掐揉合谷、内庭等穴 3~5min。

Note:

2. 腹胀　在腹部沿升结肠、横结肠、降结肠的顺序环形摩腹 5min,并按揉足三里、天枢、中脘穴各 3min。

3. 胃痛　用拇指按揉中脘、内关、足三里、梁丘等穴,待局部产生酸麻胀感后,继续按揉每穴 3min。

知 识 拓 展

穴位按摩随机对照试验文献质量分析

　　检索中国知网、万方数据库的 6 种护理核心期刊中 2010—2018 年发表的穴位按摩随机对照研究,共纳入 193 篇文献。采用临床试验报告统一标准(CONSORT)对文献内容进行质量分析。文献报告学质量中描述率较高的是纳入标准(67.36%)、排除标准(60.62%),描述率较低的是脱落失访(8.29%);文献方法学质量中描述率较高的是随机分配方法(82.38%)、样本量($n \geq 90$ 例 88 篇,占 45.60%),描述率较低的为盲法(3.63%)。随机对照试验(RCT)文献在方法学方面存在不足,与 RCT 规范要求有一定差距,文献的报告学整体质量有待提高。

四、注意事项

　　1. 病室内空气流通,温度适宜,治疗过程中保护好患者隐私,并做好保暖,随时遮盖不需暴露的部位,以免受凉。

　　2. 根据具体情况(病情、体质等)选用不同的按摩介质。如疾病与瘀血有关,可选择麝香液、红花油以活血化瘀。

　　3. 根据按摩部位和操作手法选择不同体位,使患者舒适、术者省力;手法应熟练,用力要均匀、柔和、持久,禁用暴力、蛮力。按摩腰腹部时,应嘱患者先排空膀胱。

　　4. 按摩过程中密切观察病情,如患者出现头晕目眩、恶心呕吐、面白肢冷或剧烈疼痛等不适,应立即停止操作,并及时处理。

　　5. 小儿可由家属陪伴,安置好体位,3 岁以下小儿可由家长抱起放在双大腿上进行按摩。

　　6. 施术者操作前应修剪指甲,以防损伤患者皮肤,并根据按摩手法采用灵活的步态,如并步、虚步、马步、弓步等,以利于手法的实施及自身保护。

　　　　　　　　　　　　　　　　　　　　　　　　　　　　　　　　　　　　　　（施　慧）

第七节　穴位贴敷法

───────────── 导入情境与思考 ─────────────

　　某男性,57 岁,因间断咳嗽、咳痰、喘息 10 余年,来冬病夏治门诊就诊。

　　患者平素体弱,常伴咳嗽、胸闷、气短,每遇受凉、天气骤变、情绪激动及活动后则症状加重,日常生活尚可自理,曾多次到地方医院就诊,诊断为慢性阻塞性肺疾病。患者现病情稳定,冬病夏治门诊护士考虑为慢性阻塞性肺疾病稳定期,拟予穴位贴敷处理。

　　请思考:

　　1. 护士可选择哪些穴位进行贴敷?

　　2. 穴位贴敷时应注意哪些问题?

　　穴位贴敷法(external application of Chinese herbal drugs)是将中药研成细末并与各种不同的赋形

剂调成糊状,敷于特定的穴位以治疗疾病的一种中医护理技术,古时又称敷贴。其中某些带有刺激性的药物可引起局部皮肤发疱化脓,故又称为"发疱灸""天灸"。中药可选用干品或鲜品,干品应研成粉剂,新鲜中草药应洗净后在乳钵内捣烂。

穴位贴敷法历史悠久,《五十二病方》载有使用芥子泥敷百会穴令局部红赤而治疗蛇咬伤。《普济方》曰:"目赤肿痛,红眼起星,生移星草,捶烂如泥,贴内关穴,少顷发泡,揭去。"《本草纲目》中亦有使用吴茱萸敷贴涌泉穴治疗口舌生疮的记载。及至清代,吴尚先在搜集整理前人经验基础上所著的《理瀹骈文》集敷贴疗法之大成,载有外敷方药近 200 首,标志着穴位贴敷法的临床应用更为完善。清·张璐在《张氏医通》中首创了三伏贴,书中云:"治疗冷哮,夏月三伏中用白芥子涂法往往获效,方用……姜汁调涂肺俞、膏肓、百劳等穴,涂后麻瞀疼痛,切勿便去,候三炷香足,方可去之,十日后涂一次,如此三次。"近年来全国各地中医院广泛开展"冬病夏治""冬病冬治",其中三伏贴、三九贴应用最为广泛,特别是对于慢性阻塞性肺疾病、过敏性鼻炎、支气管哮喘、痛经等病证,疗效显著。

一、概述

(一) 作用

穴位敷贴可使中药药力直达病所,以发挥其通经、活血、解毒、止痛等作用。同时通过药物对相应穴位的刺激,以激发经气、通调腠理、调整阴阳,从而达到防护疾病的目的。由于经络有"内属脏腑,外络肢节,沟通表里,贯穿上下"的作用,因此穴位敷贴法不仅可以治疗局部病证,还可治疗全身病证。

(二) 赋形剂的种类与功效

根据患者的病情性质和所处阶段,有针对性地选择赋形剂,如蜂蜜、饴糖、酒、醋、植物油、凡士林、葱汁、姜汁、蒜汁、菊花汁、银花露等。蜂蜜、饴糖与皮肤有良好的亲和力,能保持敷药的黏性和湿润度,作用较持久。酒能助行药力,温经散寒;醋能散瘀解毒、收敛止痛;植物油、凡士林等油剂有润滑肌肤之功;葱汁、姜汁、蒜汁辛香散邪;菊花汁、银花露、丝瓜汁清热解毒。

二、适应证与禁忌证

1. 适应证
(1)内科病证:咳嗽、哮喘、肺痈、头痛、虚寒腹痛等。
(2)外科病证:疮疡、痹症、跌打损伤、烫伤、肠痈等。
(3)妇科病证:痛经、乳腺增生、慢性盆腔炎等。
(4)儿科病证:肺炎喘嗽、惊风、哮喘、腮腺炎等。
(5)五官科病证:过敏性鼻炎、近视、急性扁桃体炎等。
2. 禁忌证 对所敷药物过敏者;孕妇的腰骶部、腹部及合谷、三阴交等穴应慎用或禁用。

知 识 拓 展

我国冬病夏治穴位敷贴研究的文献计量分析

检索中国知网上刊载的冬病夏治穴位敷贴相关文献,共得到有效文献 389 篇。年发文量呈上升趋势;389 篇文献分布于 126 种期刊,其中护理类期刊 14 种;发文机构以医院为主,但分布较为分散;受科研基金资助论文占 23.91%;文献以临床疗效观察为主,研究内容主要集中在临床应用、疾病谱及优势病种、改进创新、综合护理、护理干预以及冬病夏治穴位敷贴的社区管理模式等方面。目前冬病夏治穴位敷贴已在临床得到广泛应用,敷贴方法不断得以革新、完善。

三、操作方法

（一）操作前评估与准备

1. 评估　了解患者主要临床表现、既往史、中药用药史及过敏史等，了解患者年龄、体质、文化层次、心理状态、合作程度；检查敷药部位的皮肤情况；评估环境是否光线充足、安静整洁。

2. 准备

（1）患者准备：向患者解释操作的目的、步骤、相关事项；说明所用中药的主治功效及可能产生的不良反应，以取得患者或家属的知情同意；若头部敷药，需剃掉头发，范围大于药贴 2cm。

（2）用物准备：治疗盘，中药药膏（用中药粉末与调和剂均匀搅拌而成）；新鲜中草药需备乳钵将鲜药捣烂），棉纸或无纺布穴位贴，棉花若干，胶布或绷带，治疗碗，弯盘，油膏刀，生理盐水，棉球，必要时备毛毯等。

（3）操作者准备：仪表整洁，洗手，戴口罩。

（二）操作步骤

1. 备齐用物至患者床旁，核对患者床号、姓名等信息及医嘱。

2. 协助患者取适宜体位，暴露并清洁敷贴部位。必要时床帘遮挡，注意保护患者隐私及避免受凉。

3. 选择大小适宜的棉纸，用油膏刀将药膏均匀平摊于棉纸上，厚度为 0.3~0.5cm，并在药物周围围上棉花；或将大小合适的自制药丸置于无纺布穴位贴的圈内。

4. 测试药贴温度，以患者可以接受为度，轻敷于患处或相应的穴位，以胶布或绷带固定，松紧适宜。感觉异常的患者，药贴温度宜 ≤ 50℃。

5. 敷药结束，协助患者整理衣着；取舒适体位，并进行健康宣教；清理用物，洗手并记录、签名。

6. 操作结束 30min 后巡视，观察敷药情况及药效反应。若药物变干，须随时更换，或加调和剂湿润后再重新敷上。三伏贴的贴敷时间一般成人为 6~8h，可根据病情、年龄、药物调整时间，小儿酌减。

（三）应用举例

1. 支气管哮喘　运用"夏治咳喘宁"制成的药丸于夏至、初伏、中伏、末伏，贴于天突、膻中、中府、大椎、肺俞、脾俞、肾俞、膏肓等穴。

2. 高血压　将天麻钩藤饮中的药物磨粉，加醋后调成糊状，贴于涌泉、神阙两穴，每晚睡前 1 贴，次晨起后揭去。

3. 口腔溃疡　将吴茱萸研为细末，取药末 10g，加醋调成糊状，睡前敷于双侧涌泉穴，次晨揭去，每日 1 次。

四、注意事项

1. 药物应随配随用，夏天若以蜂蜜、饴糖作为赋形剂时，应加入少量 0.1%~0.2% 苯甲酸以防发酵变质。

2. 药物摊制应厚薄均匀，太薄药力不够，太厚则浪费药物，且容易溢出污染衣被。

3. 敷药面积应大于患处，疮疡初起时宜敷满整个病变部位，且超过肿势范围 2cm 左右；如毒已结聚或溃后余肿未消，宜敷于患处四周，中间不用敷布，有利于脓毒外泄；特殊部位如乳痈敷药时，应使乳头露出，以免乳汁溢出污染敷料。

4. 敷药期间应减少活动，夏季调节好室温，避免汗出或剧烈活动后药膏脱落。

5. 饮品宜清淡，忌食虾、蟹、猪头肉等发物及辛辣刺激之品。

6. 加强自我观察，如遇局部皮肤灼热难忍或者痛痒不止，应及时告知护士，禁忌搔抓，以免引起感染。

7. 穴位贴敷时若出现头晕、口麻、恶心、呕吐等,为中毒反应;若出现局部瘙痒、红疹、水疱等,为皮肤过敏反应,均应立即停止敷药,遵医嘱进行相应处理。粟粒状水疱,应保持局部干燥,待其自然吸收;小于 1cm 的水疱,涂以红霉素软膏,覆盖无菌纱布以预防感染;大水疱,消毒后抽吸水疱渗出液,再用碘伏涂抹于患处,3~5d 即可痊愈。

(施　慧)

第八节　湿　敷　法

———— 导入情境与思考 ————

　　某女性,31 岁,因双下肢小腿部反复红斑、丘疹、结痂 5 年而就诊。

　　5 年前患者不明诱因于双下肢小腿部出现丘疹、丘疱疹,伴瘙痒,搔抓后有渗液、结痂,院外治疗后皮损消退,后皮损反复发作且范围扩大。近日再次发作,皮损以丘疹、结痂、鳞屑为主,伴有剧烈瘙痒,患者自觉困重,纳差。舌淡胖,脉缓。诊断为慢性湿疮,护士拟予中药湿敷处理。

　　请思考:

　　1. 湿敷过程中应注意哪些问题?

　　2. 如何对该患者进行健康宣教?

　　湿敷法(damp application of Chinese herbal drugs)是将中草药煎汤取汁,用敷布浸润后直接敷于患处的一种中医护理技术,又称溻渍法。该法是在传统的中草药捣烂外敷疗法的基础上发展起来的,曾广泛流传于民间。

一、概述

　　中药湿敷法通过中草药有效成分对局部的作用,以达到通调腠理、清热解毒、消肿散结等目的。用于疮疡初起,能使毒邪以内达外、移深居浅、化大为小,终至消散于无形;用于肿疡,可疏通腠理,宣拔邪气,调和血脉,消肿止痛;用于溃疡,可脱腐生新,去滞止痛。

二、适应证与禁忌证

1. 适应证

(1)渗出液或分泌物较多的急慢性皮肤炎症,如痈疽疮疡、带状疱疹、湿疹等。

(2)静脉炎、肢体关节扭挫伤、骨折愈后肢体功能障碍、产后会阴肿痛。

(3)肩颈腰腿疼、膝关节痛、类风湿关节炎、强直性脊柱炎。

2. 禁忌证　痈疽疮疡迅速扩散者、大疱性皮肤病及表皮剥脱松解症等。

三、操作方法

(一) 操作前评估与准备

1. 评估　了解患者的主要临床表现、意识、中药用药史和过敏史,了解患者的年龄、体质、文化层次、心理状态及合作程度;评估湿敷部位的皮肤情况;评估环境是否光线充足、温度适宜。

2. 准备

(1)患者准备:向患者解释操作的目的、步骤、配合要点及注意事项,说明所用中药的主治功效及可能产生的不良反应,以取得患者或家属对执行该操作的知情同意。

(2)用物准备:治疗盘,治疗碗,中药液及容器,水温计,卵圆钳 2 把,敷布数块(4~6 层纱布制成),

凡士林,绷带,一次性中单,0.9% 生理盐水,无菌纱布,无菌棉球。

（3）操作者准备：操作者应仪表整洁,洗手,戴口罩。

（二）操作步骤

1. 备齐用物至患者床旁,核对患者床号、姓名等信息及医嘱。

2. 协助患者取适宜体位,暴露湿敷部位,下垫一次性中单,注意保暖和遮挡。

3. 将药液倒入治疗碗内,测量药液温度,置敷布于药液中浸湿后,用卵圆钳取出稍加拧挤至不滴水为度,抖开,敷于患处,并轻压使之与皮损处紧密接触。

4. 湿敷过程中应注意观察敷布的温度和湿度。每 5~10min 更换敷布一次,或用卵圆钳夹取纱布浸药后淋药液于敷布上,以保持湿敷温度。一般每日湿敷 2~3 次,每次约 30min。

5. 操作完毕,取下敷布,用纱布擦干局部皮肤,取下一次性中单。

6. 湿敷结束,协助患者穿衣;取安全舒适卧位;整理床单位;清理用物,洗手;观察并记录结果,签名。

（三）应用举例

1. **湿热型肛周湿疹**　患者取侧卧位,暴露肛周皮肤,用无菌纱布浸湿复方黄柏液外敷患处,每 10min 更换敷布,重新操作一次,持续湿敷。

2. **全膝关节置换术后肿胀**　睡前用 20ml 新伤湿敷液将 10cm×10cm 无菌纱布均匀浸湿,清洁患肢后将敷料敷在伤口两侧,并用绷带固定,于次晨更换。

3. **急性湿疹**　用 6~8 层纱布浸入加味苦参汤,吸透溶液后用镊子拧至不滴水,敷于患处,大小与皮损相当,每次 30min,隔 5~10min 更换 1 次纱布。每日 1 次,治疗 14d。

临 床 研 究

不同厚度纱布中药湿敷对肝经郁热型蛇串疮皮损的疗效观察

研究者将 114 例肝经郁热型蛇串疮皮损患者随机分为 3 组,分别采用 4、8、12 层纱布中药湿敷（马齿苋 40g、蒲公英 30g、野菊花 30g、细辛 3g、大青叶 40g）,以观察不同厚度纱布中药湿敷的疗效。结果显示,不同厚度的纱布对止疱时间、结痂时间无显著影响;4 层纱布较 8、12 层纱布的疗效有差异,但差异无统计学意义;4 层纱布较 8、12 层纱布,对疼痛症状改善效果更佳。综上,4 层纱布是湿敷治疗较为理想的厚度选择。

四、注意事项

1. 严格执行无菌操作,避免交叉感染。湿敷药物应现用现配,避免污染。

2. 药液温度适宜,一般为 38~41℃,以患者能耐受为度。

3. 敷布大小应与患处相当,浸润药液后应干湿适宜,且紧贴患处,避免污染衣物和床单位。不可外盖不透气的敷料,如油纸、塑料膜等,以防渗出性病变的水分蒸发而加重病情。

4. 有伤口部位在湿敷前应揭去敷料,湿敷完毕后再按照无菌换药法重新处理伤口。

5. 湿敷过程中加强观察,若出现头晕、口麻、恶心、呕吐等症状,为药物中毒反应;如局部出现瘙痒、红疹、水疱等,为皮肤过敏反应,均应立即停止敷药,遵医嘱进行相应处理。

（施　慧）

第九节 熏 洗 法

 ———————————————— 导入情境与思考 ————————————————

某女性,83岁,无明显诱因下出现右足第三趾背部红肿发烫3d,诊断为糖尿病足而收治入院。

患者既往有糖尿病病史8年,2年前因糖尿病足住院治疗,予"右足第四、五趾切除术"。此次患者院外抗菌治疗3d,足部红肿无好转。体格检查:体温37℃,中趾近端可见一0.5cm×0.5cm干痂覆盖,清创揭开干痂,窦口有脓性分泌物流出,窦道深约4cm,足背红肿,压痛明显,双足背动脉搏动可及,Wagner分级法2级。

请思考:

1. 根据本章所学,你认为可选用哪些中医护理技术来干预糖尿病足?

2. 若选择中药熏洗,应注意哪些问题?

3. 熏洗前重点评估哪些内容?

熏洗法(fuming and washing method of Chinese herbal drugs)是将中药煎汤后,先用其蒸汽熏疗,待其温后再淋洗、浸浴全身或患处局部的一种中医护理技术。

该法最早见于马王堆汉墓出土的《五十二病方》,其中载有熏洗方八首;《金匮要略》中亦有用苦参汤熏洗治疗狐惑病的记载;唐代在《千金翼方》和《外台秘要》中已将熏洗法推广至外科、妇科及眼科,应用于多种疾病;金元时期张子和将其列为治病大法之一。

一、概述

熏洗法是以中医理论为指导,辨证选用相应的方药,经煎煮后趁热熏蒸、淋洗、浸浴患处,以达到开泄腠理、祛风除湿、解毒消肿、杀虫止痒、通经活血、协调脏腑功能的目的。

根据熏洗部位,熏洗法可分为全身熏洗和局部熏洗,局部熏洗又包括坐浴、四肢熏洗、眼部熏洗等。

二、适应证与禁忌证

1. **适应证** 熏洗法可用于内、外、妇、儿、骨伤、五官、皮肤等各科的多种疾病。

(1)内科病证:感冒、咳嗽、哮喘、肺痈、头痛、中风、眩晕、腹胀、便秘、淋证等。

(2)外科病证:痈疽、疮疡、乳痈、软组织损伤、脱疽、痔疮、肛裂、流火、丹毒等。

(3)妇科病证:痛经、闭经、带下病、阴肿、阴疮、外阴瘙痒、外阴白斑、宫颈糜烂、盆腔炎、子宫脱垂、会阴部手术后等。

(4)儿科病证:湿疹、痄腮、麻疹、腹泻、遗尿等。

(5)骨伤科病证:滑囊炎、肋软骨炎、肩周炎、网球肘、跌打损伤等。

(6)五官科、眼科病证:睑缘炎、睑腺炎(麦粒肿)、巩膜炎、急慢性结膜炎、泪囊炎、鼻衄、鼻窦炎、唇炎、耳疮等。

(7)皮肤科病证:湿疹、脓疱疮、手足癣、银屑病、扁平疣、痤疮、头疮、斑秃等。

2. **禁忌证** 急性传染病、恶性肿瘤、昏迷、有出血倾向、严重心脏病、重症高血压及哮喘发作者禁熏洗;妇女月经期及妊娠期禁用坐浴法;眼部肿瘤、眼出血禁用眼部熏洗法。

三、操作方法

（一）操作前评估与准备

1. 评估 了解患者主要临床表现、既往史、用药史及过敏史，了解患者年龄、体质、文化层次、心理状态及合作程度，了解女性患者的经、带、胎、产情况；检查施术部位的皮肤状况；评估环境是否光线充足、安静整洁，温度是否适宜，空气是否流通等。

2. 准备

（1）患者准备：向患者解释操作目的、步骤及注意事项等；向患者说明所用中药的主治功效及可能产生的不良反应，以取得患者或家属对执行该操作的知情同意。

（2）用物准备

1）中药熏洗剂的准备：中药剂量一般为内服剂量的 3 倍左右，每剂中药应煎煮 3 次，将煎好的药液加入浴水中，浓度比一般为 1∶10 左右。

2）全身药浴法：治疗盘，浴缸或大浴盆，药液，水温计，坐架，罩单，浴巾，毛巾。

3）坐浴法：治疗盘，药液，水温计，坐浴盆，坐浴椅，有孔木盖，毛巾等。

4）四肢熏洗法：治疗盘，药液，水温计，面盆（木桶），一次性中单，浴巾，毛巾等。

5）眼部熏洗法：治疗盘，治疗碗（内盛煎好的中药滤液），无菌纱布，镊子，胶布，眼罩。

（3）操作者准备：仪表整洁，洗手，戴口罩。

（二）操作步骤

1. 全身药浴法

（1）备齐用物至患者所在浴室，核对患者床号、姓名等信息及医嘱，调节浴室的温度。

（2）浴盆内的水温为 50℃左右，将过滤后的药液倒入浴盆内，放好坐架，测试水温。

（3）协助患者脱掉衣裤，扶患者坐在浴盆坐架上，用罩单将浴盆和患者身体围住，仅露出头面，使药液蒸汽熏蒸全身。

（4）待药液不烫时，将全身浸泡于药液中，并随时添加热水，使药液温度保持在 38~41℃，浸泡 20~40min。

（5）熏洗过程中应密切观察患者面色、呼吸、脉搏等的变化，随时询问患者的感受。

（6）熏洗结束后，清洁并擦干患者的皮肤，协助患者更衣，并送回病床休息。

（7）清理用物，洗手；观察并记录结果，签字。

2. 坐浴法

（1）备齐用物至患者病房，核对患者信息和医嘱。

（2）将药液倒入坐浴盆内，盖上有孔木盖，必要时遮挡，以保护隐私。

（3）患者暴露臀部，坐在木盖上熏蒸，待药液降温后移去木盖，坐入盆中浸泡，时间 20~30min。

（4）坐浴过程中应注意观察患者的反应，随时询问患者的感受。

（5）坐浴结束后，用毛巾擦干皮肤，协助患者穿衣，安排舒适体位。

（6）清理用物，洗手；观察并记录结果，签字。

3. 四肢熏洗法

（1）备齐用物至患者床旁，核对患者信息和医嘱。

（2）上肢熏洗法：床上铺好一次性中单，将药液趁热倒入盆内，并将其置于中单上。将患肢架于盆上，用浴巾围住患肢及面盆，使药液蒸汽熏蒸患肢。待温度下降后，将患肢在药液中浸泡，时间约 10min。

（3）下肢熏洗法：将煎好的药液趁热倒入木桶中，桶内放 1 只小木凳，略高出药液表面。患者坐于靠椅上，暴露患侧下肢，将患侧的足部放在桶内小木凳之上，用布单将桶口及患肢盖严，进行熏蒸。待药液温度下降后，取出小木凳，将患侧肢体在药液中浸泡，时间 10~20min。

（4）熏洗结束后，擦干患肢，协助患者穿衣，安排舒适体位；清理用物，洗手；观察并记录结果，签字。

4. 眼部熏洗法

（1）备好用物至患者床旁，核对患者信息和医嘱。

（2）将煎好的药液趁热倒入治疗碗中，患者取坐姿，头部及躯干前倾，面向药液，将患侧眼部对准碗口熏蒸，待药液不烫时，用消毒纱布蘸药液淋洗患眼。

（3）也可选用洗眼杯盛温热药液（药液约占全杯容积的 2/3），先让患者低头，使洗眼杯口紧扣在患侧眼部，接着紧持洗眼杯并抬头后仰，不时开合眼睑，转动眼球，使眼睛与药液充分接触。若患眼分泌物较多，可换新鲜药液熏洗数次。

（4）熏洗完毕后，用毛巾轻轻擦干眼部，嘱患者闭目休息 5~10min。清理用物，洗手；观察并记录结果。

（三）应用举例

1. 糖尿病足溃疡　将中药煎至 2L，滤渣后倒入电动足浴盆，先用热蒸汽熏蒸足部 5~10min，待温后再将双足浸泡于盆中并持续加温，以确保药液温度不低于 40℃。

2. 高位复杂性肛瘘术后　将盆置于坐浴架上，加入痔瘘洗剂，将药液温度调至 60~70℃，患者脱去内裤坐于盆上熏蒸 5~10min，待温后再将伤口浸泡于药液中 5min。

3. 膝关节炎　将除痹止痛中药煎至 2L，滤渣后倒入足浴桶。患者取坐位，将患膝下悬空置于桶口，熏蒸患处，并用布单遮盖，以防热气外泄。待温后，再用毛巾浸药液淋洗患膝，每日 1 次，每次 30min。

知 识 拓 展

基于数据挖掘分析中药熏洗治疗肛周脓肿术后疼痛用药规律

通过检索中国知网等中英文数据库中中药熏洗干预肛周脓肿术后疼痛的文献，借助软件对处方进行用药频数分析、四气五味分析、聚类分析、高频用药关联规则分析。结果显示，共得到 42 篇有效文献，涉及 90 味中药，6 味高频中药分别为黄柏、苦参、蒲公英、金银花、甘草、大黄，以清热药为主，性味归经以苦寒、归肝经药物居多。聚类分析结果显示纳入的高频药物可分为 7 类。关联规则分析结果显示黄柏 - 苦参为常用药对。综上，中药熏洗治疗肛周脓肿术后疼痛以"清热祛湿，排脓解毒，活血止痛"为主要治法。

四、注意事项

1. 严格控制药液温度，熏蒸时药液温度一般为 50~70℃，淋洗时以 38~41℃为宜。年老体弱、儿童及感觉功能障碍者不宜超过 50℃。

2. 熏洗部位有伤口时，应严格无菌操作。保护患者隐私，必要时床帘遮挡。

3. 熏洗一般每日 1 次，每次 20~30min，视病情也可每日 2 次。

4. 患者不可空腹熏洗，进餐前后半小时内不宜熏洗。

5. 心肺脑病、水肿、体质虚弱及老年患者不可单独熏洗，且熏洗时间不宜过长，以防虚脱。颜面部熏洗半小时后方可外出，以防受凉感冒。熏洗后应适当休息，避免发生晕厥。

6. 头面部及某些敏感部位，不宜选择刺激性强的药物。

7. 熏洗时如患者出现头晕、胸闷、心慌、气促等症状时，应立即停止熏洗，喝糖水或热水，平卧，更换干衣物，避风保暖。若局部皮肤出现皮疹、瘙痒、水疱等，为皮肤过敏反应，应立即停止熏洗，遵医嘱进行抗过敏处理。

（施慧）

第十节　热　熨　法

导入情境与思考

某男性,32 岁,主诉反复腹痛 5 年、加重 1 周。

自述 5 年前因过食生冷而腹痛,病情时重时轻,1 周前不慎着凉,腹痛加重,前来就诊。现腹痛喜按,纳少,四肢不温,舌淡胖,苔白滑,脉沉迟无力。遵医嘱予热熨法辅助治疗。

请思考:

1. 热熨法有哪些作用?

2. 护士应如何进行热熨法操作?

3. 热熨过程中应注意哪些问题?

热熨法(hot compress)是采用药物或其他材料加热后,在患处或腧穴部位来回移动或回旋运转,利用温热及药物共同作用,以达到治疗疾病目的的一种中医护理技术。

早在《五十二病方》中就有热熨法的记载;《黄帝内经》亦有"病生于筋,治之以熨引"的论述。此后,历代医家如华佗、葛洪、孙思邈等皆重视热熨法的应用,尤其是《理瀹骈文》创造性发展了热熨法理论,并将其用于全身各种病症的治疗,对后世影响深远。

一、概述

(一)作用

热熨法是利用热力和药物的综合作用,使药性通过体表、腧穴透入经络、血脉,以达到行气活血、温经通络、散寒止痛等目的。

(二)分类

热熨法根据所选的热熨用物不同可分为药熨法、盐熨法、坎离砂熨法、酒熨法等。药熨法所选药物多以气味辛香之品为主,临床常用的药物有当归、吴茱萸、莱菔子、小茴香、紫苏、菖蒲、生姜、透骨草、白芷等。以下主要介绍药熨法。

二、适应证与禁忌证

1. **适应证**　脾胃虚寒型的胃脘痛、泄泻、呕吐等;跌打扭伤所致的局部瘀血、肿痛、腰背不适、行动不便等;风湿痹证、偏瘫、癃闭等。

2. **禁忌证**　各种实热证、恶性肿瘤、腹部包块性质不明者及麻醉未清醒者禁用;孕妇的腹部、身体大血管部位、皮肤破损处、病变部位有金属移植物或局部感觉障碍者禁用。

三、操作方法

(一)操作前评估与准备

1. **评估**　了解患者当前主要临床表现、既往史、过敏史,了解患者文化层次、心理状态和合作程度,了解女性患者的月经期、孕产史;检查施术部位的皮肤情况;评估环境是否温度适宜、光线充足、清洁安静。

2. **准备**

(1)患者准备:向患者解释药熨法作用、操作手法、注意事项;说明本法可能产生的不适,以取得患者或家属的知情同意;嘱咐患者排空二便。

(2)用物准备:治疗盘,治疗碗,竹铲或竹筷,棉签,凡士林,双层纱布袋或布袋,炒锅,电磁炉(或其他加热设备),测温仪,大毛巾,弯盘,根据医嘱准备药物、白酒或食醋等,必要时备屏风。药熨袋制作:将药物放入炒锅内,加少许白酒或食醋,用文火翻炒,炒至药物温度达 60~70℃时,将其装入双层纱布袋中,用大毛巾包裹保温备用。

(3)操作者准备:仪表整洁,修剪指甲,洗手,戴口罩。

（二）操作步骤

1. 备齐用物至患者床旁,核对患者床号、姓名等信息,做好解释。

2. 协助患者取舒适、合理的体位,暴露药熨部位,注意遮挡、保暖。

3. 先在药熨部位涂少许凡士林,然后将药熨袋置于其上。开始时药熨袋温度高,用力宜轻,速度要快;随着温度降低,力度可逐渐增大,同时减慢速度,以患者能耐受为宜。当药熨袋温度过低时,应及时更换,操作过程每次 15~30min,每日 1~2 次。

4. 药熨过程中注意观察局部皮肤情况,检查药熨包有无破损,及时询问患者对温度的感受,以防烫伤。

5. 药熨后清洁局部皮肤,协助患者穿衣,安置舒适体位,整理床单位。

6. 清理用物,洗手,记录并签名。

临 床 研 究

艾盐包热熨改善胃癌放疗患者恶心、呕吐的效果观察

研究者选取 70 例胃癌放疗患者,随机分为对照组和实验组。实验组采用艾盐包热熨法干预。艾绒加热后穿透力增强且药效持久,粗盐作为辅料,也具有持久保温作用,研究人员将两者混合制成艾盐包。实验组患者每次放疗前用 50℃艾盐包在腹部中脘穴热熨 20min。对照组予常规护理、饮食调节。结果发现艾盐包对实验组恶心、呕吐的防治作用总有效率高于对照组,且干预后实验组心理痛苦程度明显低于对照组。

四、注意事项

1. 室内温度适宜,注意保暖。

2. 注意控制好药熨袋温度,一般应保持在 50~60℃,不宜超过 70℃,老年人及婴幼儿不应超过 50℃,以防烫伤。操作中若药熨袋温度过低,应及时更换或加热。

3. 热熨过程中应注意观察,随时询问患者感受。若施术部位出现水疱、红疹等情况,应停止操作,并进行相应处置。

4. 热熨前嘱患者排空小便,熨后嘱患者注意休息,清淡饮食。

5. 布袋用后清洗消毒备用,以防交叉感染,中药可连续使用 1 周。

6. 炒药过程中要注意安全,中途加入白酒时要将炒锅离开热源,以免发生燃烧或药品飞溅等危险。

［附］

坎离砂熨法、葱熨法、盐熨法

坎离砂熨法(hot medicated compress with kanli coarse powder)是将坎离砂放入治疗碗内加适量陈醋搅拌均匀,装入布袋内,利用铁和醋酸化学反应产生的热在患处进行热熨的一种方法。适用范围、操作程序同药熨法,注意加入陈醋的量以坎离砂湿润为宜。

葱熨法（hot medicated compress with shallot）是将新鲜大葱白 200~300g（切成 2~3cm 长）加入白酒 30ml 炒热，装入布袋中，在患者腹部热熨，以达到升清降浊功效的一种方法。临床可用于消除腹水、通利小便、解除癃闭和缓解痿证瘫痪等。在患者腹部涂凡士林后，用葱段袋从脐周右侧向左进行滚熨，以达到右升左降，排出腹内腹水、积气，通利大小便的作用。葱熨袋内温度降低后可重新加热后再用。每次葱熨时间 20min 左右，1 日 2 次。操作结束后注意腹部保暖，防止受凉。

盐熨法（hot medicated compress with salt）是将颗粒大小均匀的大青盐或海盐 500~1 000g 炒热装入纱布袋内，待温度适宜时在患处或特定部位适时或来回运转的一种方法。慢性虚寒性胃痛、腹泻者可在胃脘部或腹部滚熨；痿证、瘫痪、筋骨疼痛者直接熨患处；头晕、耳鸣者可将盐熨袋枕于头下熨；肾阳不足者熨足心。每次熨 20~30min，每日 2 次。

（张春宇）

第十一节　换　药　法

───────── 导入情境与思考 ─────────

某女性，48 岁，主诉肛周肿物伴疼痛、瘙痒半年，加重 1 周。

自述半年前肛周发现肿物，经常破溃，溢出脓血，伴有局部疼痛、瘙痒等，1 周前出现腹部用力时有粪便自溃口溢出，故来院就诊。患者神志清晰，语言流利，面色少华，无发热。诊断为肛瘘，住院行手术治疗。术后医嘱：中药换药，每日 1 次。

请思考：

1. 护士应如何进行换药？

2. 换药过程中应注意哪些问题？

换药法（dressing change）是对疮疡、跌打损伤、烫伤、烧伤、痔瘘等病证的创面进行清洗、用药处理、包扎等操作的中医护理技术。

《医学源流》云："外科之法，最重外治。"中药换药能使药物直接作用于病变部位，清洁伤口，去除坏死组织，控制局部感染，并促进愈合，缩短病程，使患者早日康复。

一、概述

（一）作用

中药换药法的操作除可观察伤口的情况外，还可以通过清理伤口控制局部组织的感染，并敷以清热解毒、提脓祛腐、生肌收口、镇痛止痒等不同功效的中药，促进伤口更快、更好地愈合。

（二）常用掺药

掺药即外用掺于药膏或油膏上或直接掺布于病变部位的中药粉剂。临床常用掺药主要有以下几类。

1. 消散药　将具有渗透和消散作用的药粉掺布于膏药或油膏上，贴于患处，可以直接发挥药力，使疮疡蕴结之毒移深居浅，肿消毒散。

（1）适应证：肿疡初起而肿势局限、尚未成脓者。

（2）用法：阳毒内消散、红灵丹具有活血止痛、消肿化痰之功，适用于一切阳证；阴毒内消散、桂麝散、黑退消有温经活血、破坚化痰、散风逐寒之功，适用于一切阴证。

（3）注意事项：若病变部位肿势不局限者，选用箍围药较适宜。

2. 提脓祛腐药　具有提脓祛腐作用，能使疮疡内蓄之脓毒早日排出，腐肉迅速脱落。

（1）适应证：溃疡初期，脓栓未溶，腐肉未脱，或脓水不净，新肉未生的阶段。

(2)用法：提脓祛腐的主药是升丹，根据配制原料种类多少的不同而有小升丹和大升丹之分。目前临床常用的是小升丹，使用时若疮口大者可掺于疮口上，疮口小者可黏附在药线上插入，亦可掺于膏药、油膏上盖贴。升丹因药性太猛，须加赋形药使用，常用的有九一丹、八二丹、七三丹、五五丹等。在腐肉已脱、脓水已少的情况下，宜减少升丹含量。此外，尚有不含升丹的提脓祛腐药，如黑虎丹，可用于对升丹过敏者。

(3)注意事项：升丹属有毒刺激性药品，凡对升丹过敏者应禁用；大面积疮面应慎用，以防过多吸收而发生汞中毒。若病变在眼部、唇部附近者，也应禁用，以免损伤容貌。升丹放置陈久使用，可使药性缓和而减轻疼痛。升丹为汞制剂，宜用黑瓶贮藏，以免氧化变质。

3. **腐蚀药与平胬药**　腐蚀药具有腐蚀组织的作用，掺布患处能使疮疡中不正常的组织腐蚀枯落。平胬药具有平复胬肉的作用，能使疮口增生的胬肉回缩。

(1)适应证：凡肿疡脓成未溃时；痔疮、瘰疬、赘疣、息肉等病；疮疡破溃之后，疮口太小，引流不畅；疮口僵硬，胬肉突出，腐肉不脱等妨碍收口时。

(2)用法：白降丹，适用于溃疡疮口太小、脓腐难去者，可用桑皮纸或丝绵纸做成裹药，插于疮口，使疮口开大，脓腐易出；还可用于赘疣，点之可使其腐蚀枯落；另有以米糊做条者，用于瘰疬，能起攻溃拔核的作用。枯痔散一般用于痔疮，将此药涂敷于痔核表面，能使其焦枯脱落。三品一条枪插入患处能腐蚀漏管，也可以蚀去内痔，攻溃瘰疬。平胬丹适用于疮面胬肉突出者，掺药其上能使胬肉平复。

(3)注意事项：腐蚀药一般含有汞、砒成分，在应用时必须谨慎，且不可长期、过量使用，以免引起中毒；对汞、砒过敏者则应禁用。

4. **生肌收口药**　具有解毒、收敛、促进肉芽生长作用，掺敷疮面能使疮口加速愈合。

(1)适应证：凡溃疡腐肉已脱、脓水将尽之时。

(2)用法：常用的生肌收口药如生肌散、八宝丹等。不论阴证、阳证，均可掺布于疮面应用。

(3)注意事项：脓毒未清、腐肉未净时，若过早运用生肌收口药，不仅无益，甚至可引起破毒内攻之变；若已成漏管，则需配合手术治疗；若溃疡肉色灰淡，新肉生长缓慢，则需配合内服药和营养的食物进行滋补，内外兼施，以助新生；若臁疮日久难敛，则宜配以绑腿缠敷，改善局部血液循环。

5. **止血药**　止血药是指具有收涩凝血作用的药物。将其掺敷于出血处，外用纱布包扎固定，可以促使创口血液凝固，达到止血目的。

(1)适应证：溃疡或创伤出血，属于小络损伤而出血者。

(2)用法：桃花散适用于溃疡出血；圣金刀散适用于创伤性出血；云南白药对于溃疡出血、创伤性出血均可使用。其他如三七粉调成糊状涂敷患处，也有止血作用。

(3)注意事项：若大出血时，须配合手术与内治等方法急救，以免因出血不止而引起晕厥。

6. **清热收涩药**　具有清热、收涩、止痒作用，掺扑于皮肤病糜烂渗液不多的皮损处，以达到消肿、干燥、止痒的目的。

(1)适应证：急性或亚急性皮炎而渗液不多者。

(2)用法：青黛散清热止痒作用较强，用于皮肤病大片潮红丘疹而无渗液者；三石散收涩生肌作用较好，用于皮肤糜烂、稍有渗液而无红热之时，可直接干扑于皮损处，或先涂上一层油剂后再扑三石散，外加包扎。

(3)注意事项：一般不用于表皮糜烂、渗液较多的皮损处，用后反而渗液不能流出，容易导致自身过敏性皮炎；亦不宜用于毛发生长的部位，因药粉不能直接掺扑于皮损处，同时粉末易在毛发处粘结成团。

知 识 链 接

升 丹

升丹是提脓祛腐的主要药物,因其含汞,既有独特的杀菌祛腐作用,又有一定的毒性。现代科学研究证明,升丹化学成分主要为汞化合物,如氧化汞、硝酸汞等。药理研究证实,汞离子能和病原菌呼吸酶中的硫氢基结合,使酶失去活性,导致细菌死亡,从而发挥抑菌作用;硝酸汞是可溶性盐类,加水分解而成酸性溶液,对人体组织有缓和的腐蚀作用,可使与药物接触的病变组织蛋白凝固坏死,逐渐与健康组织分离而脱落,具有"祛腐"作用。升丹按添加赋形药比例不同,而有九一丹、八二丹、七三丹、五五丹之分。

二、适应证与禁忌证

1. **适应证** 适用疮疡、乳痈、跌打损伤、虫咬伤、烧烫伤、痔瘘等外科、皮肤科及肛肠科疾病。
2. **禁忌证** 对药物严重过敏者禁用。

三、操作方法

(一)操作前评估与准备

1. **评估** 了解患者当前主要临床表现、既往史、用药史及过敏史,了解患者年龄、体质、文化层次、心理状态及合作程度,了解女性患者的月经期、孕产史;检查患者伤口情况;评估环境是否光线充足、安静整洁,是否符合无菌技术要求。

2. **准备**

(1)患者准备:向患者解释操作的目的、步骤、相关注意事项;说明所用中药的主治功效及可能产生的不良反应,取得患者或家属的知情同意;若患者伤口剧烈疼痛,换药时可先给予镇静止痛剂,以减轻疼痛;嘱咐患者排空二便。

(2)用物准备:治疗盘,生理盐水棉球,过氧化氢,0.5% 碘伏棉球,换药碗,弯盘,镊子,剪刀,探针,无菌纱布,无菌棉球或棉签,胶布,一次性治疗巾,无菌手套。根据情况准备不同功效的掺药、药捻等物,必要时备绷带等。

(3)操作者准备:仪表整洁,修剪指甲,洗手,戴口罩、帽子、手套。

(二)操作步骤

1. 备齐用物,携至床旁(或将患者接到换药室),核对患者信息和医嘱,做好解释。

2. 协助患者取适宜体位,暴露换药部位,铺治疗巾,注意保暖,保护患者隐私。

3. 戴手套揭去外层绷带及敷料,将污面向上放于弯盘内。用镊子沿伤口纵轴方向揭去内层敷料及引流条。若分泌物干结黏着敷料,可用生理盐水浸润后再揭下。在换药过程中,采用双手持镊法,左手镊子从换药碗中夹取无菌物品递给右手镊子,右手镊子接触伤口,两镊不可相碰,始终保持左手镊子处于相对无菌状态。

4. 观察伤口的愈合情况,注意肉芽组织及新生上皮组织生长趋势。

5. 用 0.5% 碘伏棉球消毒伤口周围皮肤 2~3 次,消毒范围大于辅料范围。清洁伤口由创缘向外擦拭,化脓伤口由外向创缘擦拭。

6. 用干湿适宜的生理盐水棉球自内向外轻柔地拭去创面分泌物,切忌反复用力擦拭,以免损伤创面肉芽或上皮组织;彻底移除伤口内线头、死骨、腐肉等异物;根据创面情况选择适宜的掺药,将掺药薄而均匀地撒于创面,用棉签擦净正常皮肤处掺药;再次消毒伤口周围皮肤,根据伤口情况选择凡士林纱布、药物纱布或生理盐水纱布覆盖,或放入引流管、纱布引流条等。

7. 创面处理完毕,覆盖无菌干纱布,胶布固定,胶布粘贴方向应与肢体或躯干长轴垂直。若胶布不易固定时,可用绷带包扎。

8. 换药过程中注意观察伤口情况,随时询问患者感受。

9. 操作完毕,协助患者穿衣及选取舒适体位,整理床单位,进行健康教育。

10. 清理用物,洗手,记录并签名。

四、注意事项

1. 严格无菌操作,凡接触伤口的器械、药品及敷料应为无菌;用过的换药用品均视为已污染的用品,未经消毒处理,不能再用于另一伤口,以防交叉感染。

2. 病房或换药室应保持清洁,室内须每日消毒。换药前 30min 停止清扫,避免尘埃飞扬污染伤口。对于特异性感染伤口,应采取严格的隔离与消毒灭菌措施。

3. 选择合适的换药时间,避免在患者进餐、入睡或亲属探视时进行。

4. 换药顺序一般先换清洁伤口,再换污染伤口、感染伤口,最后换特异性感染伤口。

5. 换药次数依伤口愈合情况而定。清洁伤口一般 2~3 日换药 1 次。分泌物不多、肉芽组织生长较好的伤口,可每日或隔日换药 1 次。脓性分泌物较多的伤口,每日换药 1 次或多次。

6. 换药时应认真、仔细,动作轻巧,尽量减少患者的痛苦。观察伤口情况,注意肉芽组织、创缘新生上皮组织生长趋势,并注意保护。

7. 评估伤口情况,正确选择不同剂型、不同治疗作用的外用药物。

8. 脓腔须保持引流通畅,换药时勿将棉球或其他引流物遗留在脓腔内,以免造成伤口不愈合。

9. 痔瘘换药时,每次便后需清洗肛门,坐浴后方可换药。换药时可用黄连油膏纱布覆盖伤口。

(张春宇)

第十二节 涂 药 法

导入情境与思考

某男性,46 岁,全身散在红斑丘疹,伴瘙痒、渗出半年余。

患者自述半年前无明显诱因出现周身皮肤散在红斑丘疹,伴有瘙痒、渗出,曾口服盐酸西替利嗪,无明显好转。患者神志清楚,体型偏胖,精神尚可,表情痛苦,面色如常,正常步态,无发热,饮食稍差,食少,睡眠欠佳,二便正常,舌苔薄黄,脉沉。诊断为湿疮。遵医嘱给予中药涂药,每日 2 次。

请思考:

1. 护士应如何进行涂药?

2. 涂药过程中应注意哪些问题?

涂药法(applying medicine)是用棉签、毛笔或涂药板等将药物直接涂于皮肤损害处的一种中医护理技术。

涂药法古时又称擦药疗法,《华佗神方》载有先用苎麻丝搓擦患部出水,再用药末搽患处治疗皮肤病的方法。《肘后备急方》中首次记载用软膏剂外涂治疗外伤的方法。《理瀹骈文》总结了贴、涂、熨、洗等多种中医外治法。

一、概述

(一)作用

涂药法具有祛风除湿、解毒消肿、止痒镇痛等作用。

Note:

（二）常用剂型

涂药法常用剂型有水剂，如姜汁水、红花水、三黄洗剂、颠倒散洗剂等；酊剂，如红灵酒、复方土槿皮酊、白屑风酊等；油剂，如紫草油、谷糠油等；膏剂，如太乙膏、生肌玉红膏、青黛散油膏、金黄膏等。

二、适应证与禁忌证

1. **适应证**　适用于各种皮肤病及疮疡、静脉炎、水火烫伤、蚊虫咬伤等。
2. **禁忌证**　药物过敏者禁用。

三、操作方法

（一）操作前评估与准备

1. **评估**　了解患者当前主要临床表现、既往史、用药史及过敏史，了解患者年龄、文化层次、心理状态及合作程度，了解女性患者的月经期、孕产史；检查患者局部皮肤情况；评估环境是否光线充足、安静整洁。

2. **准备**

（1）患者准备：向患者解释操作目的、步骤、相关注意事项；说明所用中药制剂的主治功效及可能产生的不良反应，取得患者或家属的知情同意；嘱咐患者排空二便。

（2）用物准备：治疗盘，治疗碗，弯盘，镊子，棉球，生理盐水或其他皮肤清洁剂，棉签或涂药板等涂药工具，一次性治疗巾，视皮损情况酌情备纱布、绷带或胶布。

（3）操作者准备：仪表整洁，修剪指甲，洗手，戴口罩、帽子、手套。

（二）操作步骤

1. 备齐用物，携至床旁（或将患者接到换药室），再次核对患者信息和医嘱，做好解释。

2. 协助患者取适宜体位，暴露患处，铺治疗巾，注意保暖，必要时床帘遮挡。

3. 患处铺治疗巾，用生理盐水棉球清洁局部皮肤，并观察皮肤情况。

4. 将中药制剂均匀涂于患处，或涂抹于纱布上再外敷于患处，范围超出患处 1~2cm 为宜。

5. 各类剂型用法

（1）混悬液：先摇匀后再用棉签涂抹。

（2）水剂、酊剂类药物：用镊子夹棉球蘸取药物涂擦，棉球干湿度适宜，以不滴水为度，涂药应均匀。

（3）膏状类药物：用棉签或涂药板取药进行涂擦，涂药厚薄应均匀，以 2~3mm 为宜。

（4）霜剂：应用手掌或手指反复涂抹，使之渗入肌肤。

6. 涂药过程中随时询问患者有无不适。

7. 涂药后，根据涂药部位、药物性质，必要时选择适当敷料覆盖并固定。

8. 操作完毕，协助患者穿衣，安排舒适体位，整理床单位，给予健康教育。30min 后巡视患者，了解药物反应情况。

9. 清理用物，洗手，记录并签名。

临床研究

系统涂药疗法改善痛风性关节炎患者相关症状的效果观察

研究者将 60 例痛风性关节炎患者随机分为两组，每组 30 例。治疗组在口服泄浊解毒方基础上加系统涂药疗法。配制内、外圈层药液，内圈药液主要成分为熟地黄、醋酸氯己定，外圈药液主要成分为苦参、紫草、白附子、大戟、醋酸氯己定。用毛笔蘸上外圈液顺时针方向在关节内、外先画外圈，再用毛刷蘸上内圈液画内圈。待药液干后，按原位置续圈，如此 5 遍为 1 次。两圈间隔 1~2cm，每天 1 次。对照组只口服泄浊解毒方，共治疗 15 天，并于 3、6 个月分别进行随访。结果发现，治疗组关节疼痛、肿胀、活动受限评分均较治疗前显著降低（$P<0.01$），且疗效高于对照组。

Note:

四、注意事项

1. 涂药前需清洁局部皮肤。

2. 涂药不宜过厚过多，以防毛孔闭塞。毛发长的部位应先剃去毛发再涂药。慢性皮炎涂药时应稍用力擦涂，使药物渗入肌肤。对初起有脓头或成脓阶段的肿疡，脓头部位不宜涂药。乳痈涂药时，在敷料上应剪一缺口使乳头露出，以利于乳汁排空。

3. 涂药次数依病情、药物而定；婴幼儿面部忌用；年老体弱者，一次涂擦面积不得超过体表面积的 1/3。

4. 涂药后密切观察局部皮肤情况，若有瘙痒、肿胀或丘疹等过敏现象，应立即将药物拭净或清洗局部皮肤，报告医生，配合处理。

5. 患处若有敷料，不可强行撕脱，可用生理盐水棉球沾湿敷料后再揭，并擦去药迹。

（张春宇）

第十三节　中药保留灌肠法

导入情境与思考

某女性，58 岁，主诉颜面部浮肿 2 个月，加重 1 周。

患者自述 2 个月前无明显原因出现颜面浮肿，周身乏力，伴恶心，纳呆，心悸，皮肤瘙痒，尿少，口唇无华，舌质淡，苔白腻，脉沉细。经查尿蛋白(++)，血肌酐 430μmol/L，尿素氮 15mmol/L。B 超示双肾弥漫性损害。诊断为慢性肾衰竭。医嘱给予中药保留灌肠，每日 1 次。

请思考：

1. 中药保留灌肠法主要有几种形式？

2. 中药保留灌肠液的温度是多少？肛管插入直肠深度是多少？

3. 中药保留灌肠时应注意哪些问题？

中药保留灌肠法(Chinese herbal retention enema)是将中药溶液从肛门灌入直肠至结肠，使药液保留在肠道内，通过肠黏膜吸收，从而达到治疗疾病目的的一种中医护理技术。

早在东汉末年，医圣张仲景《伤寒杂病论》中即有蜜煎导法及猪胆汁导法的记载，如《伤寒论·辨阳明病脉证并治全篇》中记述"阳明病，自汗出，若发汗，小便自利者，此为津液内竭，虽硬不可攻之，当须自欲大便，宜蜜煎导而通之。若土瓜根及大猪胆汁，皆可为导"，开创了中药直肠给药的先河。其后历代医家沿用并发展了这种方法，使其应用范围进一步扩大。鉴于中药保留灌肠法具有操作简单、应用方便、疗效快捷的特点，目前不仅用于改善便秘、溃疡等局部病证，还用于内、外、妇、儿各科疾病。

知 识 链 接

蜜煎导法和猪胆汁导法

蜜煎导法是将蜂蜜放在铜器内，用微火煎，边搅边熬，待熬成黏稠的团块，稍候，趁热做成细条状，放入患者肛内，润燥通便。猪胆汁导法是以一大猪胆的汁，调和少许醋，另取一细竹管，修平整干净，并将一端磨滑，插入肛门，将已混合好的胆汁灌入，能使干燥秘结的粪便排出。前者用性味甘平的蜂蜜，后者用性味苦寒的猪胆汁，虽两者都能使大便通畅，但要取得好效果，还需辨别证型再用方药，这也体现了张仲景辨证论治的思想。

一、概述

（一）作用

中药保留灌肠使药物直接作用于病变部位，或通过肠黏膜吸收后输布全身，从而达到清热解毒、软坚散结、泄浊排毒、活血化瘀等作用。

（二）分类

临床常用中药保留灌肠法有直肠滴注法和直肠注入法两种。

1. 直肠滴注法　直肠滴注法是将中药药液装入一次性灌肠袋中，使药液以滴入的方式由肛门灌入直肠至结肠。

2. 直肠注入法　直肠注入法是采用一次性注射器，去掉针头部分，抽取所需中药药液，接入一次性肛管，将药液以推注的方式由肛门灌入直肠至结肠。

二、适应证与禁忌证

1. 适应证　慢性结肠炎、慢性痢疾、慢性肾衰竭、带下病、慢性盆腔炎、腹部术后及便秘等。

2. 禁忌证　肛门、直肠和结肠手术者，大便失禁、下消化道出血者及妊娠妇女等。

三、操作方法

（一）操作前评估与准备

1. 评估　了解患者的临床表现、中药用药史、药物过敏史，了解患者年龄、体质、文化程度、心理状态、忍便能力及合作程度等，了解女性患者的月经期、孕产史；检查肛门周围的皮肤情况；评估环境是否光线充足、安静整洁。

2. 准备

（1）患者准备：向患者解释操作的目的、步骤、配合要点以及相关事项，说明所用中药的主治功效及可能产生的不良反应，取得患者或家属对执行该操作的知情同意；嘱咐患者排空二便。

（2）用物准备：治疗盘，一次性灌肠袋（或50ml注射器），弯盘，肛管（14~16号），液状石蜡，棉签，止血钳，水温计，输液架，一次性治疗巾，一次性手套，纱布，纸巾，量杯，便盆，小枕。按医嘱准备中药汤剂。

（3）操作者准备：仪表整洁，修剪指甲，洗手，戴口罩。

（二）操作步骤

1. 备齐用物至患者所在病房或治疗室，核对患者床号、姓名等信息及医嘱，做好解释。

2. 协助患者根据病变部位取适宜体位（如病变部位在直肠和乙状结肠取左侧卧位；病变部位在回盲部取右侧卧位），将臀部移至床沿，充分暴露肛门，臀下垫治疗巾，用小枕使臀部抬高10cm，上腿弯曲，下腿伸直微弯，并注意保护患者隐私。

3. 根据具体情况采取合适的灌肠方法。

（1）中药直肠滴注法：待药液温度适宜（39~41℃）后，将药液倒入一次性灌肠袋内，挂在输液架上，用液状石蜡润滑肛管前端，排气后，关闭调节阀。左手分开臀部，暴露肛门，右手将肛管轻轻插入直肠10~15cm（慢性痢疾插入深度以15~20cm为宜，溃疡性结肠炎插入深度以18~25cm为宜），松开调节阀，调节滴数（速度视病情而定），缓慢滴入药液。待药液滴完后，关闭调节阀，拔出肛管，用纱布轻轻按揉肛门，嘱患者保留药液1h以上，以利于药物的充分吸收。

（2）中药直肠注入法：待药液温度适宜（39~41℃）后，润滑肛管前端，用注射器抽取药液，连接肛管，排气后夹住肛管，轻轻插入直肠10~15cm，松开止血钳，缓缓注入药液，注毕，灌入温开水5~10ml，夹住肛管，轻轻拔出，放入弯盘，用纸巾轻轻按揉肛门。嘱患者尽量保留药液。

4. 药液滴入（或注入）过程中，注意观察患者有无疼痛及其他不适感。

5. 整理床单位及用物,洗手;观察患者反应。

6. 记录灌肠量和患者的排便情况,签名。

四、注意事项

1. 操作前嘱患者排空二便,做好解释,防止紧张。同时了解患者的病变部位,以选择适宜体位,确定肛管插入的深度。

2. 插入肛管时不宜太浅,太浅会引起排便反射,达不到保留药液的目的;动作宜轻缓,以免损伤黏膜。

3. 为减轻对肛门的刺激,肛管宜细,药量宜小,压力宜低(液面距肛门不超过 30cm);每次灌肠的药液不应超过 200ml,温度以 39~41℃为宜。

4. 肠道疾患宜睡前灌肠,因此时活动较少,利于药液保留。

5. 清热解毒药物温度可偏低,10~20℃为宜;清热利湿药物温度则稍低于体温,20~30℃为宜;补气温阳、温中散寒药物,38~40℃为宜。冬季药液温度宜偏高,夏季可偏低。

6. 灌肠后有腹胀感、排便感时应尽量忍耐,同时肛门上提,尽量使药液保留 1h 以上,以增加疗效;若灌肠过程中或结束后出现腹痛或腹泻不止,应立即报告医生,协助处理。

(张春宇)

第十四节　中药离子导入法

导入情境与思考

某男性,63 岁,主诉右膝痛伴活动困难半个月余。

患者自述半个月前无明显诱因出现右膝关节疼痛,下蹲站起困难,上下楼梯活动不利,行走活动及阴雨天症状明显加重,休息后减轻。病程中无发热,无关节红肿及下肢麻木等症,神清,形体偏胖,舌淡红,苔薄白,脉沉细。右膝周广泛压痛,以内膝眼为甚,磨髌试验(+),过伸过屈试验(+),可闻及骨摩擦音,浮髌试验(-),半月板挤压试验(-)。诊断为膝痹症,予中药离子导入,每日 1 次。

请思考:

1. 中药离子导入的原理是怎样的?

2. 中药离子导入过程中应注意哪些问题?

中药离子导入法(iontophoresis of Chinese herbal medicine)是利用直流电将中药药液以药物离子的方式,通过皮肤或穴位导入体内,从而治疗疾病的一种中医护理技术。

直流电药物离子导入技术始于 20 世纪 50 年代,是一种古老药物穴位透入与现代科学相结合的技术,近年来日益受到重视,临床应用也越来越广泛。

一、概述

(一) 作用

中药离子导入法是通过中药离子导入治疗仪输出直流电,作用于浸有中药药液的纱布上,使带有电荷的药物离子进入机体,发挥药物和电刺激双重效应,达到活血化瘀、软坚散结、抗炎镇痛等作用。

(二) 原理

根据直流电场内同性电荷相斥、异性电荷相吸的原理,在电极与皮肤之间放置浸有中药药液的纱布,通以直流电,药物离子在同名电极的推斥下,经皮肤汗腺导管进入机体,并在局部皮肤浅层形成浓度较高的离子堆,使药物蓄积时间长,从而发挥更加持久的作用;同时,直流电刺激机体,能促进血液循环,改善组织的适应性和耐受力,从而修复组织,恢复机体生理平衡。

二、适应证与禁忌证

1. 适应证　风寒湿痹、关节肿痛、颈椎病、肩周炎、腰椎间盘突出症、神经麻痹、盆腔炎、中耳炎、角膜混浊、角膜斑翳等。

2. 禁忌证　高热、活动性结核、各类出血疾患、严重心功能不全者，过敏性体质，局部感觉障碍者，对直流电过敏或不能耐受者，治疗部位有金属异物或带有心脏起搏器者，妊娠妇女。

三、操作方法

（一）操作前评估与准备

1. 评估　了解患者当前主要临床表现、既往史、中药用药史及过敏史，了解患者年龄、体质、文化层次、心理状态、合作程度，了解女性患者的月经期、孕产史；检查施术部位的皮肤状况；评估环境是否温度适宜、光线充足、安静整洁。

2. 准备

（1）患者准备：向患者解释操作的目的、步骤、配合要点以及相关事项，说明所用中药的主治功效及可能产生的不良反应，取得患者或家属对执行该操作的知情同意。嘱咐患者排空二便，并注意在治疗过程中不要移动体位，以免发生意外。

（2）用物准备：中药离子导入治疗仪，治疗盘、治疗碗、中药药液、衬垫、镊子、纱布、治疗巾、塑料薄膜、绷带或松紧搭扣、沙包，必要时备屏风。

（3）操作者准备：仪表整洁，修剪指甲，洗手，戴口罩。

（二）操作步骤

1. 备好用物至患者床旁，核对患者床号、姓名等信息及医嘱，做好解释。

2. 协助患者取合理舒适体位，暴露施术部位，注意保暖及遮挡。

3. 将衬垫在中药药液中浸湿并拧至不滴水为度，展开后放在施术部位上与皮肤紧贴。根据药物性质安放电极，负离子药物衬垫上放置负极板（黑色导线），正离子药物衬垫上放置正极板（红色导线），外用塑料薄膜覆盖，用绷带或松紧搭扣固定，必要时使用沙包。

4. 保持输出调节器在"0"位，然后接通电源。根据治疗需要及患者耐受程度调节电流强度，一般局部电流量不超过 40mA，全身电流量不超过 60mA，小部位如指关节电流量不超过 10mA，面部电流量不超过 5mA。

5. 治疗过程中要经常巡视，检查电极板有无脱落，询问患者感受，如患者主诉疼痛，应立即停止治疗。治疗时间一般为每次 20~30min，儿童 10~15min，每日 1 次，10~15 次为一个疗程。

6. 治疗结束时应将输出调节器逐渐调至"0"位，然后关闭电源开关，取下电极板。

7. 擦净局部皮肤，观察皮肤情况。协助患者穿衣，给予健康指导。

8. 整理用物，洗手；记录治疗时间、局部情况，并签名。

临床研究

中药离子导入法在老年脑卒中后失眠患者中的应用效果

研究者选取脑卒中后失眠的老年患者 83 例，随机分为观察组和对照组。观察组给予中药离子导入干预。研究者利用中低频治疗仪进行离子定向导入，将 4 片无菌纱布（6cm×8cm×4 层）充分浸泡于丹参注射液中制成药物纱布，与可粘电极块紧密贴合放于双侧上下肢对应的神门穴和三阴交穴，每天睡前进行，每次 30min，4 周为 1 个疗程。对照组给予常规药物（每晚睡前口服阿普唑仑 0.4~0.8mg）。结果观察组通过中药离子导入干预，缩短了老年脑卒中失眠患者睡眠潜伏期，提高了睡眠效率和睡眠质量。

Note:

四、注意事项

1. 操作前做好解释,告知患者治疗过程中不可自行调节电流大小,勿随意改变体位。

2. 操作前检查设备是否完好,各极板和机器极性是否符合。衬垫应标识明显,正负极分开,一个衬垫供一种药物使用,用后洗净并消毒。

3. 电极板的金属部分不能与皮肤接触,以免灼伤皮肤。

4. 注意操作顺序,防止电击患者。

5. 同一输出线的两个电极不可分别放置于两侧肢体。

6. 治疗过程中应注意观察患者的反应和机器运行情况,及时调整电流强度。调节电流强度时应注意循序渐进,不可骤然加大或减弱。若治疗部位出现疼痛、红疹、水疱等过敏症状,应立即停止治疗并通知医生,配合处理。

(张春宇)

第十五节 蜡 疗 法

 ———————————— 导入情境与思考 ————————————

某女性,57 岁,主诉双下肢足趾麻木、疼痛、感觉障碍 2 年,加重 3 天。

患者自述患 2 型糖尿病 20 年,近 2 年自觉双下肢足趾麻木、疼痛、感觉障碍。3 天前无明显原因足趾麻木、疼痛、感觉障碍等症状加重,舌质淡,苔薄白,脉沉细。诊断为糖尿病合并中度周围神经病变。医嘱给予热蜡饼敷双涌泉穴,每周 3 次,连用 2 周。

请思考:

1. 蜡疗法有什么作用?

2. 蜡疗的种类和方法有哪些?

3. 蜡疗过程中应注意哪些问题?

蜡疗法(wax therapy)是指将医用蜡加热熔化后涂抹贴敷于人体体表或相应穴位,通过温热和机械刺激局部,以达到治疗疾病目的的中医护理技术。

蜡疗法在中国有着悠久的历史,最早在葛洪《肘后备急方》中便有记载。明代李时珍《本草纲目》记载更为详细:"用蜡二斤,于悉罗中熔,捏作一兜鍪,势可合脑大小,搭头致额,其病立止也。于破伤风湿、暴风身冷、脚上冻疮……均有奇效。"清代外科专家祁坤在《外科大成》一书中对蜡疗的操作方法及适应证等方面也进行了比较全面的载述。此法操作易行,设备简单,取材容易,属温热疗法。

一、概述

(一)作用

蜡疗不仅具有温通经络、行气活血、祛湿散寒、消肿定痛的作用,还具有温热刺激、机械压迫以及松解润滑等作用。

(二)原理

蜡疗法的原理是利用加热的医用蜡贴敷于人体体表或某些穴位上,产生温热刺激作用,使局部血管扩张,血流加快,从而改善周围组织的营养,促进组织愈合;同时,热蜡在冷却过程中体积逐渐缩小,对皮肤和皮下组织产生柔和的机械压迫作用,能防止组织内的淋巴液和血液渗出,也可促进渗出液的吸收,从而达到消肿止痛、改善运动功能的作用。

（三）石蜡的选择及加热法

1. 石蜡的选择　蜡疗用的石蜡要求：外观洁白，无杂质，熔点在 50~60℃（浸蜡时用的石蜡熔点可稍低）；pH 为中性，不含有水溶性酸碱；含油量不超过 0.9%，黏稠性良好。

2. 石蜡的加热方法　石蜡加热时温度不宜过高，如熔点为 52~55℃的医用石蜡可加温至 60~65℃。如果加温超过 100℃，会使石蜡氧化变质并影响石蜡的可塑性与黏滞性，还会刺激皮肤产生皮炎。加热石蜡应采用间接加热法，即用双层锅，较大的外层锅内放适量的水，内层锅放蜡，借水温间接加热使蜡熔化。

知 识 拓 展

石蜡的清洁

石蜡在反复使用后会有皮屑、污秽、尘埃等杂物混入蜡中，降低蜡的热容量、导热性和可塑性等物理性能，影响治疗效果，一般每周或每月清洁石蜡 1 次。小的熔蜡锅可每天或隔天对锅底污物进行 1 次清理。清洁石蜡的方法很多，大致有 3 种。①沉淀法：将石蜡加热熔化后，放置沉淀，然后将污物除去。②水煎清洁法：加等量水于石蜡内，加热至沸腾后，继续煎煮 30min 以上，使蜡中杂物溶于水中，最后沉淀于蜡底层，待冷却后将沉淀于蜡底层的污蜡除去。③清洗过滤法：每次治疗的石蜡取下后，立即用急流水冲洗汗液和皮屑杂物。每隔 2~5 天可用几层纱布或细孔筛过滤熔化石蜡。

二、适应证与禁忌证

1. 适应证

（1）各种损伤及劳损：挫伤、扭伤、肌肉劳损等。

（2）关节病变：关节强直或挛缩、肩周炎、腱鞘炎、滑囊炎等。

（3）外伤或手术后遗症：瘢痕、粘连、愈合不良的伤口或慢性溃疡等。

（4）神经性疾病：神经炎、周围性面神经麻痹、神经痛等。

（5）皮肤病变：湿疹、疥疮、皮肤硬化症、神经性皮炎等。

（6）消化道疾病：胃脘痛、腹痛、虚寒泄泻、胃肠神经官能症、胃炎、慢性胆囊炎等。

（7）妇科疾病：慢性盆腔炎、痛经、宫寒不孕等。

2. 禁忌证

（1）局部感觉障碍、皮肤创面渗出未停止者、体质虚弱及婴幼儿禁用。

（2）高热、心肾衰竭、脑动脉硬化、恶性肿瘤、严重水肿、结核、化脓性感染、有出血性疾病及出血倾向者禁用。

三、操作方法

（一）操作前评估和准备

1. 评估　了解患者当前的主要临床表现、意识、既往史，了解患者年龄、体质、文化层次、心理状态及合作程度；检查局部皮肤状况；评估环境是否温暖、洁净、光线充足。

2. 准备

（1）患者准备：向患者解释操作目的、主要步骤、配合要点以及相关事项，说明蜡疗的作用及可能产生的不良反应，以取得患者或家属对执行该操作的知情同意。嘱咐患者排空二便，并告知治疗过程中不能随意改变体位，防止蜡块、蜡膜破裂而致烫伤。

（2）用物准备：治疗盘、备好的蜡、测温仪、绷带、无菌毛刷、棉垫、小铲刀、无菌纱布、胶布、蜡纸、手

Note:

套、火源、无菌钳和无菌镊子、塑料薄膜、棉垫、大毛巾、橡皮袋或瓷盘、小面盆等,有条件的可备自动蜡疗机。

(3)操作者准备:仪表整洁,修剪指甲,洗手,戴口罩。

(二)操作步骤

1. 备齐用物至患者床旁,核对患者床号、姓名等信息及医嘱,做好解释工作。

2. 根据不同治疗部位协助患者取舒适持久体位,暴露治疗部位,注意保暖和隐私保护。

3. 遵医嘱选择合适的蜡疗方法。

(1)蜡饼法:将加热后完全熔化的蜡液,倒入铺有一层蜡纸的瓷盘中,厚度2~3cm,待蜡表层初步凝结成块、表面温度为45~50℃时,连同蜡纸一同取出,贴敷于患处;也可不在瓷盘中放蜡纸,直接倾蜡入盘,待石蜡冷却成饼后,用小铲刀分离切成适当块状,包好蜡的周边放置于治疗部位。待患者能耐受蜡饼温度后,用绷带或胶布固定,外包塑料薄膜与棉垫保温,每次治疗30~60min。

(2)蜡袋法:将熔化后的蜡液装入橡皮袋内,蜡液应占袋装容积的1/3左右,然后排出空气封口,待蜡袋表面温度降至患者能耐受时,将其敷于患部。

(3)刷蜡法:熔化的蜡液冷却至55~60℃时,用无菌毛刷迅速蘸取蜡液涂刷患处,使蜡液在皮肤表面冷却凝成一层蜡膜,如此反复涂刷,形成厚度达0.5~1.0cm的蜡膜后,外面再覆盖一块蜡饼,或用塑料薄膜及棉垫包裹保温。

(4)浸蜡法:熔化的蜡液冷却至55~60℃时,按刷蜡法在需治疗的部位先涂敷一层薄蜡形成保护膜,再将患部反复迅速浸蘸蜡液,直至形成厚度达0.5~1.0cm的蜡膜,然后将患部持续浸于蜡液中,10min左右取下蜡膜。本法以四肢疾患为宜。

4. 操作过程中随时观察患者的局部和全身情况,及时询问患者有无不适,防止烫伤。

5. 操作完毕,去除蜡膜,清洁皮肤,观察皮肤情况,协助患者取舒适体位,整理床单位,告知注意事项。及时清除地面上的蜡屑,防止跌倒。

6. 清理用物,洗手,观察并记录结果。

临床研究

蜡疗法对系统性硬皮病患者手功能和生活质量的影响

研究者将52例稳定期系统性硬皮病患者分为观察组和对照组。观察组在对照组基础上给予蜡疗联合腕指关节抗阻运动干预,蜡疗采用浸蜡法,指导患者五指微张开伸直,缓慢浸入蜡液直至浸没至手腕上约5cm时,再把手抽出蜡液面,手指勿作任何活动,以免蜡膜破裂,待蜡膜冷却(约15s)后重复上述操作共5次,形成手套样蜡膜,维持30min后卸除;再休息约30min,完成一套腕指抗阻运动操;每天2次,住院治疗2周,出院后开展单行腕指抗阻运动10周。对照组给予专科药物及常规护理。结果观察组手功能显著高于对照组,腕指抗阻运动联合蜡疗有利于提高系统性硬皮病患者的手功能。

四、注意事项

1. 环境温度适宜,注意避风、保暖。

2. 操作加热蜡时要采用隔水加热法,以防烧焦或燃烧。蜡重复使用后性能会降低,再次使用时应加入15%~25%的新蜡,一般可重复使用5~7次。用于创面或体腔部位的蜡不能重复使用。

3. 准确掌握蜡疗温度,蜡疗的温度要视病情及患者体质而定。蜡疗操作时要均匀涂布,不能用力挤压。使用蜡饼时待蜡充分凝固后方可敷上。

4. 蜡疗部位每次不宜超过3个,治疗时间一般为30~60min;关节部位蜡疗后,应协助患者进行关节屈伸旋转运动,幅度由小到大,循序渐进。

5. 密切观察蜡疗局部皮肤情况,如见敷蜡部位发红或出现瘙痒、红疹、水疱等过敏现象,应立即停止蜡疗,报告医生,对症处理。

（张春宇）

<hr />

思 考 题

1. 某男性,45 岁,因右踝关节扭伤肿痛 20d 而就诊。患者于 20d 前打羽毛球时不慎右踝关节扭挫摔倒在地,痛甚,被送往附近医院进行治疗,X 线检查排除骨折、脱位、骨病等。后自行外敷膏药、卧床休息 1 周,效果不佳。症见:右踝关节肿痛,褐色瘀斑约 3cm×4cm,活动明显受限,需拄拐行走。诊断为右踝关节扭伤,医嘱予三棱针右踝关节刺络放血处理。

请思考:

(1)三棱针法有哪些禁忌证?

(2)应如何对患者进行刺络放血?

(3)刺络放血过程中应注意哪些问题?

2. 某女性,48 岁,因失眠 10 个月就诊。患者于 10 个月前因工作压力大,出现眠差,入睡困难,多梦易醒,易疲乏,伴头晕、头痛、心烦等症状,舌淡苔薄白,脉细缓。遵医嘱实施毫针刺法。留针过程中患者突然出现头晕,面色苍白,心慌,出冷汗,恶心欲吐,脉沉细,血压 90/60mmHg。请思考:

(1)该患者发生了什么异常状况?该如何处理?

(2)为什么会发生上述情况?该如何尽量避免上述情况发生?

3. 某女性,20 岁,因下腹疼痛 3h、加重 1h 而就诊。患者平素体健,昨日淋雨受寒后,今日月经来潮,伴有小腹疼痛,以冷痛为主,经量少,自行用热水袋敷下腹,症状略有好转。1h 后疼痛加重,伴畏寒肢冷,冷汗淋漓,呕吐胃内容物 1 次,遂来急诊。医生初步诊断为痛经,医嘱予艾条灸治疗。请思考:

(1)该患者是否适合艾条灸?为什么?

(2)如果不慎发生烫伤,护士该如何处理?

4. 某男性,68 岁,因反复头晕目眩 1 年、加剧半个月而就诊。现症见头晕,项背板紧,心烦易怒,心悸多梦,不思饮食,脘腹胀满,小便量少,舌质红、苔薄白,脉弦细。血压 170/100mmHg。诊断为眩晕(肝阳上亢型),高血压。医嘱耳穴贴压肝区、肾区、降压沟、角窝上,1 次 /3d,连用 4 周。请思考:

(1)耳穴贴压操作前应如何向该患者进行解释说明?

(2)耳穴贴压操作过程中,该患者应注意什么?

(3)除上述耳穴外,还可选取哪些耳穴?

5. 某男性,28 岁,因恶寒、周身酸痛 2d 而就诊。因 2d 前汗出当风不慎感受风寒,突现鼻塞、流清涕,继而恶寒,周身疼痛,痰稀白,舌苔薄白,脉浮紧。前往中医特色门诊就诊,护士拟选择拔火罐法进行干预。请思考:

(1)如何评估该患者是否适合拔火罐法?

(2)进行拔罐后,护士应如何对该患者进行健康指导?

6. 某男性,56 岁,因恶寒、鼻塞、流涕 2d 而就诊。既往有慢性肾炎病史 12 年,经综合治疗病情稳定。近期天气变化大,2d 前受凉后出现恶寒无汗,鼻塞,流清涕,双下肢轻微浮肿。医生曾嘱咐他不要随便吃药,以免肾损害加重病情。患者听说刮痧治疗感冒效果好,故前往中医特色门诊就诊。请思考:

(1)该患者是否适合刮痧法?为什么?

(2)刮痧法有哪些禁忌证?

(3)刮痧法有何不良反应? 如何处理?

7. 某男性,36 岁,患喘证多年,既往冬季发作较甚。今年自冬至夏发作持续不已,呼吸困难,动则喘甚,偶有咳嗽,痰少,伴心慌,时有出汗,舌质淡,脉沉细。患者听说三伏贴治疗喘证效果好,故前往呼吸科冬病夏治门诊就诊。请思考:

(1)三伏贴是否适合该患者? 为什么?

(2)该患者可选择哪些经脉上的哪些穴位进行敷贴? 为什么?

(3)穴位贴敷时如果出现了水疱,应如何处理?

8. 某男性,39 岁,因咳嗽 5 个月、头痛 3 个月而就诊。胸部 CT 检查显示右下肺占位,头部 MRI 示头颅肿瘤转移,肺穿刺病理示腺癌。已作化疗加头颅放疗 3 个疗程,骨髓抑制明显。目前仍在化疗,患者恶心呕吐较甚,呕吐物多为清水或食物,伴纳差。请思考:

(1)根据本章所学,可选用哪些中医护理技术来缓解该患者的恶心呕吐?

(2)若选择穴位按摩,可使用哪些手法?

(3)穴位按摩时,可选择哪些穴位作为主穴?

URSING

第七章

辨证施护基础

07章　数字内容

学 习 目 标

- 知识目标：
  1. 掌握八纲辨证、脏腑辨证、卫气营血辨证的概念及不同证候特点。
  2. 熟悉八纲辨证、脏腑辨证、卫气营血辨证的护治原则、护理措施。
- 能力目标：
  能运用辨证施护的程序指导临床疾病辨证施护。
- 素质目标：
  1. 在护理过程中体现辨证施护的整体观理念。
  2. 培养辨证施护的工作方法与思维。

辨证是以中医学理论为指导,对四诊(望、闻、问、切)收集的资料进行综合分析,明确疾病当前阶段的病变本质,确立证型的一种思维和实践过程。施护是在辨证的基础上给予具体的护理措施。在临床辨证施护工作过程中,应充分了解辨证施护的工作程序,掌握八纲辨证、脏腑辨证、气血津液辨证、六经辨证、卫气营血辨证、三焦辨证等辨证方法。本章将重点介绍辨证施护的程序、八纲辨证、脏腑辨证和卫气营血辨证及相应护理措施。

> ### 知 识 拓 展
>
> #### 辨证的创新——证素辨证
>
> 现代医家朱文峰教授在原有的辨证方法基础上提出并创立了以证素为核心的辨证体系,即"证素辨证"。证素即辨证的基本要素,是通过对"症状""体征"等病变信息的辨识,确定病位和病性构成"证名"的基本要素。现确定病位要素基本有20项:心、神(脑)、肺、脾、肝、肾、胃、胆等;病性要素有53项:(外)风、寒、暑、湿、火、痰饮、虫积、食积、血热、血瘀、气脱、阳亢等。病性、病位要素的提出有利于辨证要素术语的统一,其概念更加准确,提高了辨证的准确性,进一步促进与完善了辨证的方法。

第一节 辨证施护的程序

辨证施护是中医护理中最能体现中医特色的内容。在临床工作过程中,辨证是整个中医护理工作的关键步骤,护理工作人员不仅要具备中医辨证的思维方法,而且还要掌握辨证施护的工作程序。

辨证施护的程序包括五个环节。首先,在中医理论的指导下,应用整体观念,通过四诊(望、闻、问、切)收集患者资料,了解患者的身体状况及自然环境和社会环境对患者的影响,获取患者当前的临床表现,包括症状与体征,对患者疾病有初步的感性认识。其次,运用中医八纲辨证、脏腑辨证、气血津液辨证、卫气营血辨证等方法,综合、分析、判断、推理,进入理性思维,去粗取精、去伪存真、由此及彼、由表及里,从而辨清疾病的原因、性质、部位以及邪正盛衰的关系,明确患者当前的证型。接着,针对辨证结果制订相应的护理计划,包括确定护治原则,并从病情观察、起居、饮食、情志、用药、中医护理技术等方面提出具体的护理措施。然后,按照护理计划实施具体措施,如生活起居作息方法与时间、食物或食疗方、药物煎煮方法、服药温度、情志调护的方法以及刮痧、拔罐、艾灸等中医护理技术,这些具体措施既可以由护理人员执行,也可以指导患者或家属执行。最后,观察患者经治疗与护理病情有无好转,病势是否趋向平稳及有无其他反应或问题等,从而评价效果。如还存在相应的问题或不良反应,再次进行辨证,修正、完善施护措施,形成良性循环,直至患者痊愈康复。

辨证施护程序体现了中医护理工作的指导思想与工作方法,在原有中医辨证思维的基础上,还需进一步学好八纲辨证、脏腑辨证、气血津液辨证、卫气营血辨证等具体内容,为临床实施中医护理打下良好的基础。

第二节 八纲辨证施护

导入情境与思考

某男性,42岁,因发热5d而就诊。

患者平素体壮,5d前洗冷水澡后出现恶寒发热,未服用药物。现高热,口渴,喜冷饮,烦躁,满面通红,睡眠欠佳,小便短赤,便秘,舌红少津,苔黄燥,脉数。

请思考：

1. 四诊合参,请辨别该患者的证型并说明理由。
2. 根据该患者的证型,提出护治原则及辨证施护的指导意见。

八纲(eight principles)即表里、寒热、虚实、阴阳,是将四诊所取得的资料,用八纲加以归纳分析:表里是分辨疾病病位与病势的浅深,寒热是分辨疾病的属性,虚实是分辨邪正的盛衰,而阴阳则是区分疾病类别的总纲。阴阳从总的方面,亦是最根本的方面分辨疾病属阴还是属阳,为疾病的治疗、护理指明总的方向。

八纲是从各种具体证候的个性中抽象出来的带有普遍规律的共性,表、里是用来辨别病位深浅的基本纲领,寒、热、虚、实是用于辨别疾病性质的基本纲领。在八纲中,阴阳又是八纲中的总纲,即表、热、实证为阳证,里、寒、虚证为阴证。

一、表里辨证施护

表里是辨别病位内外深浅的一对纲领。表与里是相对的概念,如皮肤与筋骨相对而言,皮肤为表,筋骨为里;脏与腑相对而言,腑属表,脏属里;经络与脏腑相对而言,经络属表,脏腑属里等。

(一) 表证

表证(exterior syndrome)是六淫、疫疠、虫毒等邪气经皮毛、口鼻侵入机体,正气(卫气)抗邪所表现的轻浅证候的概括,是外感疾病的初期,具有起病急、病情轻、病程短、外邪因素明确等特点。

1. 主症　恶寒(或恶风),发热(或无),头身痛,舌苔薄,脉浮,或伴有鼻塞、流清涕、喷嚏、咽喉痒痛、咳嗽等症状。

2. 护治原则　辛散解表。

3. 护理措施

(1)病情观察:注意观察寒热情况、汗出情况及舌苔脉象的变化,以区别表寒证、表热证、表虚证。①表寒证:无汗,恶寒重,发热轻,苔薄白,脉浮紧;②表热证:恶寒轻,发热重,有汗,苔薄黄,脉浮数;③表虚证:恶寒或恶风,有汗或微汗,苔薄舌质淡,脉浮细无力。

(2)生活起居护理:居处宜通风,保持空气清新,但忌汗出当风,汗湿衣服及时更换。对感受疫疠邪气致病者,应注意呼吸道隔离。

(3)饮食护理:宜食用清淡易消化的半流质食物或软食,忌食肥甘油腻、生冷之品,以免恋邪伤正。①表寒证:多食辛温解表之品,如生姜、葱白、淡豆豉等,以辅助药力散寒祛邪。②表热证:可适量饮用清凉饮料或多食水果。③表虚证:宜益肺固卫,可适量用药膳,如黄芪粥等。

(4)用药护理:表证多使用解表发汗之剂,虽然有辛温、辛凉之别,但多属于辛散轻浮之品,不宜久煎,药宜温服,服药后静卧。药后可饮适量热汤、热粥,以助汗出。服药后 1~2h 观察药物疗效,其中重点观察汗出情况,以全身微微汗出为佳,以防过汗伤正。如汗出热退,表解身凉,不必再进解表药。如汗出过多,则停服药物,并根据情况及时处理。

(5)对症处理:头痛者交替按压合谷、太阳、风池 3~5min;或压耳穴(脑、额、枕、神门),每次取 2~3 穴;咽痛、口干者可用芦根 30~60g 煎汤代茶;发热者,忌用冷敷法和酒精擦浴法进行降温,以免寒凉闭汗,邪遏于里不得外达。

(二) 里证

里证(interior syndrome)泛指病变部位在内,由脏腑、气血、骨髓等受病所反映的证候。里证与表证相对而言,可以说凡不是表证(及半表半里证)的特定证候,一般都可属于里证的范围,即所谓"非表即里"。里证的成因,大致有三种情况:一是外邪袭表,表证不解,病邪传里,形成里证;二是外邪直接入里,侵犯脏腑等部位,即所谓"直中"为病;三是情志内伤、饮食劳倦等因素,直接损伤脏腑,或脏腑气机失调,气血津液等受病而出现的各种证。

1. **主症**　由于里证的范围极为广泛,涉及寒热虚实及脏腑,为此所表现的证候也不同。

2. **护治原则**　可用"和里"概括。根据寒、热、虚、实等具体病证的不同,分别选方用药。

3. **护理措施**　根据具体病证也有很大区别,详细内容见寒热辨证护理、虚实辨证护理及脏腑辨证护理。

表证和里证在临床护理上会互相转化,或表里同病,或邪正搏于表里之间的半表半里证。因此,临床上应正确掌握其演变规律,施以适宜的护理措施。

二、寒热辨证施护

寒热是辨别疾病性质的纲领。寒热较突出地反映了疾病中机体阴阳的偏盛偏衰,病邪基本性质的属阴属阳,而阴阳是决定疾病性质的根本,所以说寒热是辨别疾病性质的纲领。

(一) 寒证

寒证(cold syndrome)是指感受寒邪,或阴盛阳虚所表现的证候。

1. **主症**　恶寒(表寒者)、畏冷、肢凉、冷痛、喜暖,口淡不渴,肢冷蜷卧,痰、涎、涕清稀,小便清长,大便稀溏,面色㿠白,舌淡苔白而润,脉迟或紧等。

2. **护治原则**　温里祛寒。

3. **护理措施**

(1)病情观察:主要观察面色,寒热喜恶,肢体温凉,口渴与否,舌象、脉象,以及涎、涕、痰、尿、便等排泄物的变化情况。

(2)生活起居护理:患者居处宜向阳、通风,注意保暖。

(3)饮食护理:宜食温性、热性食物,忌食生冷瓜果、寒凉之品。

(4)用药护理:寒证多用辛温燥热之品,宜热服,中病即止,以免过用伤阴。

(5)情志护理:寒邪为阴邪,易使人沉闷、郁结,对病程长、病情较重的患者,要帮助其保持良好的精神状态,使气机调畅。

(6)对症处理:寒性凝滞,易引起疼痛,可用热敷、艾灸等温热疗法散寒止痛。

(二) 热证

热证(heat syndrome)是指感受热邪,或阳盛阴虚,人体功能活动亢进所表现的证候。

1. **主症**　发热,恶热喜冷,口渴欲饮,面红目赤,烦躁不宁,痰、涕黄稠,小便短赤,大便干结,舌红苔黄,脉数等。

2. **护治原则**　清热泻火。

3. **护理措施**

(1)病情观察:注意观察是否发热、汗出、神志、食欲、二便、舌象、脉象,有无斑疹、出血等。

(2)生活起居护理:患者居处宜通风、凉爽,热甚者卧床休息。

(3)饮食护理:饮食宜新鲜清凉,忌食辛辣、燥热动风之品。

(4)用药护理:中药汤剂宜凉服或微温服。热甚神昏者,可遵医嘱用清热解毒之开窍剂灌服,如安宫牛黄丸、紫雪丹等。

(5)情志护理:热为阳邪,易引起患者激动易怒,要注意稳定患者情绪。

(6)对症处理:高热者可用清热解毒的中药煎剂擦浴降温,或遵照医嘱肌内注射或穴位注射柴胡注射液 2~4ml,或中药灌肠降温,热扰心神者可用紫雪丹或安宫牛黄丸等以清热开窍。

寒证和热证在临床护理上会寒热错杂,或互相转化,或寒热真假。因此,临床上应正确掌握其演变规律,施以适宜的护理措施。

三、虚实辨证施护

虚实是辨别邪正盛衰的纲领,虚与实主要是反映病变过程中人体正气的强弱和致病邪气的盛衰。

实主要指邪气盛实,虚主要指正气不足。

（一）虚证

虚证(deficiency syndrome)是对人体正气虚弱、不足为主所产生的各种虚弱证候的概括。虚证的范畴包括阳虚、阴虚、气虚、血虚、津液亏虚、精髓亏虚、营虚、卫气虚等。

1. **主症**　由于虚证有气血、阴阳虚证等多种证候的不同,所以主症不一,常见有面色苍白或萎黄,精神萎靡,身疲乏力,心悸气短,形寒肢冷或五心烦热,自汗盗汗,大便溏泄或滑脱,小便频数或失禁,舌质淡嫩,少苔或无苔,脉虚无力等。

2. **护治原则**　补虚扶正(温阳益气,养血滋阴)。

3. **护理措施**

(1)病情观察:主要观察神志、面色、汗出情况,以及二便、舌象及脉象的变化,以区分表虚、里虚、虚寒、虚热。

(2)生活起居护理:居处宜安静,阳光充足,注意避风、保暖,以防复感外邪。适应四时变化,"春夏养阳","秋冬养阴",适当参加体育锻炼,以增强体质。

(3)饮食护理:阳虚、气虚、血虚患者,宜食温补之类的膳食。阴虚或血燥的患者,宜用清补之类的饮食。

(4)用药护理:虚证患者服药时间长,且中药主要为滋补类的药物,中药应适当久煎、浓煎,少量多次服,在饭前或饭后 1~2h 温服。有厌药情绪者,可考虑用丸剂、散剂等服药方便的剂型,以利于患者坚持服药。

(5)情志护理:虚证患者病程长,容易引起抑郁、悲观等负面情绪。护理人员应热情、细致地观察其情绪改变,多开导、沟通,鼓励他们积极配合治疗和护理。

(6)对症处理:虚证出现疼痛者,可在关元、气海、足三里等穴,用热敷、艾灸或拔火罐等温热疗法缓解疼痛。

（二）实证

实证(excess syndrome)是对人体感受外邪,或疾病过程中阴阳气血失调而以阳、热、滞、闭等为主,或体内病理产物蓄积,所形成的各种临床证候的概括。实证以邪气充盛、停积为主,但正气尚未虚衰,有充分的抗邪能力,故邪正斗争一般较为剧烈,表现为有余、强烈、停聚的特点。

实证范畴非常广泛,寒邪、风邪、暑邪、湿邪、热邪、燥邪、疫毒为病,痰、饮、水气、食积、虫积、气滞、血瘀、脓等病理改变,一般都属于实证的范畴。

1. **主症**　由于感邪性质的差异,致病的病理产物不同,及病邪侵袭、停积部位的不同,证候表现也不一。主要为发热,腹胀痛拒按,胸闷烦躁,甚至神昏谵语,呼吸气粗,痰涎壅盛,大便秘结,小便不利,脉实有力,舌苔厚腻等症。

2. **护治原则**　泻实祛邪。

3. **护理措施**

(1)病情观察:主要观察患者神志、寒热、汗出情况及患者的生命体征,还有疼痛的性质、时间等。

(2)生活起居护理:居处宜保持安静,烦躁者要慎防坠床。

(3)饮食护理:饮食宜清淡、易消化。忌辛辣、肥甘厚腻、补益滋腻之品。

(4)用药护理:泻实祛邪,服药应及时,加强药后观察,中病即止。如服用攻下药,宜清晨空腹凉服。

(5)情志护理:实证患者多起病急、病程短,容易精神紧张。故护理人员应对患者及其家属要耐心、细致地进行解释。

(6)对症处理:实寒腹痛可隔姜灸神阙,实热证之高热、便结者可参照热证的护理。

虚证和实证在病情发展的过程中可以呈现虚实夹杂,或互相转化,或虚实真假,因此临床上应正确掌握其演变规律,施以适宜的护理措施。

四、阴阳辨证施护

阴阳辨证是八纲辨证的总纲,临床上凡见兴奋、躁动、亢进、明亮等表现的表证、热证、实证,以及症状表现于外的、向上的、容易发现的,病邪性质为阳邪致病,病情变化较快等,一般都可归属为阳证。凡见抑制、沉静、衰退、晦暗等表现的里证、寒证、虚证,以及症状表现于内的、向下的、不易发现的,病邪性质为阴邪致病,病情变化较慢等,可归属为阴证。阴阳辨证的内容包括阳虚证、阴虚证、阴盛证、阳盛证及亡阳证、亡阴证。

(一)阳虚证

阳虚证(yang deficiency syndrome)是指体内阳气亏损,机体失却温煦,推动、蒸腾、气化等作用减退所表现的虚寒证候,属虚证、寒证的性质。

1. 主症　畏寒,四肢不温,口淡不渴,或渴喜热饮,可有腹部冷痛喜按、喜热敷,自汗,小便清长或尿少浮肿,大便溏薄,面色白,舌淡胖,苔白滑,脉沉迟(或细)无力为常见症状,可伴有神疲、乏力、气短等气虚的证候表现。

2. 护治原则　温补阳气。

3. 护理措施

(1)病情观察:主要观察神志、汗出、肢温、二便、舌苔、脉象的变化。

(2)起居护理:患者居处宜向阳,光线充足,室温偏温,病情允许的情况下应做适当活动。

(3)饮食护理:可以食用温阳补气的食物,如羊肉、牛肉、鹿茸、高丽参等,忌食生冷瓜果、寒凉之品。

(4)用药护理:中药热服或温服。

(5)情志护理:阳虚易使人产生沉闷、不振、悲观等不良情绪。对病程长、病情较重的患者,要多鼓励其振作起来,嘱其多与人交往,保持良好的精神状态,使气机调畅。

(6)对症处理:患者阳虚阴盛,易引起疼痛、面目浮肿、手足冰凉等,可用热敷、艾灸、温针等温热疗法以温阳,促进气血运行。

(二)阴虚证

阴虚证(yin deficiency syndrome)是指因体内精血津液等阴液亏少致滋润濡养、制阳等作用减退所表现的虚热证候,属虚证、热证的性质。

1. 主症　形体消瘦、口燥咽干、潮热颧红、五心烦热、盗汗、小便短赤、大便干结、舌红少苔或无苔、脉细数等,并具有病程长、病势缓等虚证的特点。

2. 护治原则　养阴清热。

3. 护理措施

(1)病情观察:注意观察面色、汗出、二便、舌苔、脉象的变化。

(2)生活起居护理:居室光线宜稍暗,湿度应适宜,环境宜安静。忌劳累,忌忧虑思虑,宜节制房事。

(3)饮食护理:宜用养阴生津滋补食物,忌食辛辣、动火伤阴之品。

(4)用药护理:中药宜微温服。

(5)情志护理:患者易心烦焦躁,情绪抑郁易怒,需耐心开导,稳定患者情绪。

(6)对症处理:盗汗者,衣被不要盖得太暖,室内不可闷热,以免引起出汗。

(三)亡阳证

亡阳证(yang-exhaustion syndrome)是指体内阳气极度衰微而表现出阳气欲脱的危重证候。

1. 主症　冷汗淋漓,汗质稀淡,神情淡漠,肌肤不温,手足厥冷,呼吸气微,面色苍白,舌淡而润,脉微欲绝等。

2. 护治原则　回阳救逆。

3. 护理措施　按危重患者常规护理,需特别注意神、面色、汗出、二便等变化。注意患者安全,防止坠床。

(四)亡阴证

亡阴证(yin-exhaustion syndrome)是指体内阴液大量耗损、阴液严重亏乏而欲竭所表现出的危重证候。

1. 主症　汗出黏而味咸,如珠如油,身灼肢温,虚烦躁扰,恶热,口渴欲饮,皮肤皱瘪,小便极少,面色赤,唇舌干燥,脉细数等。

2. 护治原则　救阴敛阳。

3. 护理措施　按危重患者常规护理,需特别注意神、面色、汗出、二便等变化。注意患者安全,防止坠床。

亡阳证与亡阴证的鉴别主要从观察患者出汗、四肢温度、舌象、脉象等情况进行辨别。如大汗淋漓,汗出稀凉而味淡,四肢厥冷,舌淡,脉微欲绝,为亡阳证;汗出热黏味咸,肢温热,舌红而干,为亡阴证。

第三节　脏腑辨证施护

导入情境与思考

某女性,62岁,因咳嗽、气短不能平卧4d而就诊。

平素体弱,有气喘、咳嗽反复发作病史5年。4d前受凉后出现咳嗽加重,气喘,不能平卧,痰多色白黏腻,胸闷、心悸,纳呆乏力,便溏,舌淡胖,苔白腻,脉滑。T 36.9℃,P 120次/min,R 30次/min,BP 130/86mmHg。胸部检查呈桶状胸,双肺可闻及干、湿啰音,心率120次/min。X线胸片示肺气肿并双下肺感染。超声心动图示右心室增大,肺心病改变。

请思考:

1. 四诊合参,请辨别证型并说明理由。

2. 根据患者的诊断及证型,提出护治原则及辨证施护的指导意见。

脏腑辨证(syndrome differentiation of zang-fu viscera)是在认识脏腑生理功能、病变特点的基础上,将四诊所收集的临床资料进行综合分析,从而判断所在脏腑部位、病因、病性、转归等,为临床治疗与护理提供依据的辨证方法。脏腑辨证是中医临床各科实施辨证施护的基础,也是辨证施护体系中最重要的组成部分。

一、心与小肠病的辨证施护

(一)心病的辨证

心病的证候有虚实之分。实证多由寒凝、瘀血、气郁、痰阻、火扰等导致心脉痹阻、痰迷心窍、痰火扰心、心火亢盛等证。虚证多由先天不足,或久病伤心,或思虑劳神太过导致心气虚、心血虚、心阴虚、心阳虚、心阳暴脱证。

1. 收集四诊资料　如心悸、怔忡、心痛、心烦、失眠、多梦、健忘、神昏、神志错乱、脉结或代、脉结或促等。注意患者心率、心律、心痛、胸闷、神气、面色、汗液及舌脉的变化,密切观察有无心阳暴脱的表现。

2. 四诊合参辨证分型　常见症状为心悸、怔忡、胸闷,伴有心痛引肩背内臂,时发时止,舌黯或有紫斑、紫点,脉细涩或结代,甚者暴痛欲绝,口唇青紫,肢厥神昏,脉微欲绝者,为心脉痹阻证;伴有神识痴呆、朦胧昏昧,或神情抑郁、表情淡漠、喃喃自语、举止失常,或突然昏仆、不省人事、喉中痰鸣,无苔或白腻苔,脉缓而滑者,为痰迷心窍证;伴有发热、口渴,面赤气粗,便秘尿赤,喉间痰鸣,甚则狂越妄动,打人毁物,胡言乱语,哭笑无常,舌红苔黄腻,脉滑数者,为痰火扰心证;伴有面赤,舌尖红赤,或见口舌赤烂疼痛,或见吐血衄血,甚则狂躁谵语者,为心火亢盛证;伴有气虚者为心气虚证;伴有血虚者为心血虚证;伴有阴虚者为心阴虚证;伴有阳虚者为心阳虚证,若患者突然冷汗淋漓,四肢厥冷,呼吸微弱,面色苍白,脉微欲绝,神志模糊或昏迷,则为心阳暴脱的危象。

(二)心病的护治原则

心脉痹阻者,温经通络、活血化瘀止痛;痰迷心窍者,宽胸涤痰开窍;痰火扰心者,清心豁痰泻火;心火亢盛者,清心泻火;心气虚者,补气安神;心血虚者,养血安神;心阴虚者,滋阴养血安神;心阳虚者,温补心阳、安神定悸;心阳暴脱者,回阳救逆固脱。

(三)心病的护理措施

1. 生活起居护理　心主神明,心为五脏之首,"惊则心无所依,神无所归",病室环境必须保持安静,护士操作时走路、说话、关开门、取放用物声音均要轻。患者应注意休息,避免劳累。病情轻者可适当活动,如散步、做操、打太极拳等;病情重者则绝对卧床休息。患者需注意避免外邪侵袭,应根据天气变化增减衣被,做好防寒避暑工作,以免伤及心气,在使用热水袋或电热毯时要慎防烫伤。心气虚者多做深呼吸运动,少说话,以免耗气;心阴虚失眠者尤须注意劳逸结合,睡前避免谈论令人兴奋的话题。

2. 饮食护理　饮食防过饱过饥,夜餐尤应忌过饱,俗话说:"胃不和则寐不安。"心气虚、心阳虚、心脉痹阻者,宜食安神温补之品,如猪心炖莲子等,忌食生冷瓜果以及其他凉性食物;心阴虚、心血虚者,宜食滋阴养血之品,如黄鳝饭、红枣龙眼汤、百合银耳羹、沙参玉竹瘦肉汤等,忌食辛辣、烟酒及其他热性食物;痰火内盛者,宜食清淡化痰之品,如无花果煲瘦肉、荸荠胡萝卜排骨汤等,忌食肥甘油腻生痰助湿之品;心火炽盛者,宜食清火之品,如莴苣、芹菜、苦瓜、百合、白果等,忌食辛辣煎炸动火之品;心阳暴脱、痰火扰心、神志不清者,均应暂缓进食。

3. 情志护理　"喜伤心""悲哀忧愁则心动"。凡事不能用心太过,不宜观看紧张刺激性的电视、小说,宜平淡静志。

4. 用药护理　嘱咐患者按时服药,注意观察用药前后的反应。对于失眠患者,安神药宜睡前30min服用;天王补心丹含有朱砂,朱砂具有毒性,服用时无论剂量大小,都不可久服;附子、四逆汤注射剂等要注意观察毒性反应。便秘使用缓泻剂,如麻子仁丸、番泻叶等,但不可泄泻太过。

5. 对症处理　心痛者,可以指压内关、神门、心俞、合谷等穴,或在心、肾上腺等穴实施耳穴埋豆。寒凝血脉或虚证者,可灸内关、膻中、心俞等穴。失眠患者可以睡前热水泡脚、做深呼吸,或者听轻音乐,或按摩内关、神门、涌泉等穴,或耳穴压豆取神门、心、肾、交感、内分泌等穴,忌饮浓茶咖啡,避免剧烈运动。便秘者每日晨起、睡前顺时针按摩脐及下腹部 10~15min。口舌生疮者,用喉风散、冰硼散或养阴生肌散喷涂创面,每日 3~4 次。

(四)小肠病

小肠病多因寒湿、湿热外邪侵袭,或饮食所伤,或虫体寄生所致。常见有寒滞、气滞、虫积等证。小肠病以腹痛、肠鸣、腹泻为常见症状。伴有小腹隐痛喜按者,为小肠虚寒证;伴有心烦口渴,小便赤涩,尿道灼热或灼痛,甚至尿血,口舌生疮,舌尖红赤者,为小肠实热证;伴有腹痛,面黄体瘦,大便排虫者,为虫积肠道证。小肠病的护治原则:小肠虚寒者,温通小肠;小肠实热者,清心火,导热下行;虫积肠道者,驱虫为主。小肠病的饮食护理:参照"脾病的施护措施"下的"饮食护理"。病情观察主要包括大小便的次数、色、质、量的变化情况。泄泻频繁者保持肛门及会阴部清洁,便后用温水洗净或温水坐浴后涂搽润肤膏。

二、肺与大肠病的辨证施护

(一)肺病的辨证

肺病证候有虚实之分。实证多因风、寒、燥、热等外邪侵袭和痰饮停聚于肺导致风寒犯肺证、风热犯肺证、燥邪犯肺证、肺热壅盛证、寒痰阻肺证。虚证多因久病所致咳喘,或他脏病变累及肺导致肺气虚证、肺阴虚证。

1. 收集四诊资料　如咳、喘、痰、胸痛、咯血、咽喉痒痛、声音变异、鼻塞流涕、水肿等。注意观察痰的色、质、量,是否夹有血丝以及痰液的气味,呼吸的频率、深度等。

2. 四诊合参辨证分型　主要症状为咳、喘、痰。伴有发热、痰多黄稠、舌红苔黄者,为肺热壅盛证;伴有痰多色白、舌淡或黯、苔白或白厚者,为寒痰阻肺证;伴有表证、干咳痰少、鼻咽口舌干燥者,为燥邪犯肺证;伴有胸廓饱满、胸胁胀闷者,为饮停胸胁证;伴有表证和头面浮肿者为风水相搏证;伴有风热证者为风热犯肺证;伴有风寒证者为风寒犯肺证;伴有气虚者为肺气虚证;伴有阴虚者为肺阴虚证。

(二)肺病的护治原则

肺热壅盛者,清泻肺热,止咳定喘;燥邪犯肺者,清肺润燥;寒痰阻肺者,温化寒痰;风寒犯肺者,宣肺解表;风热犯肺者,疏风清肺;肺气虚者,补益肺气;肺阴虚者,滋阴清肺。

(三)肺病的护理措施

1. 生活起居护理　应重视气候变化,及时增减衣物,出汗多者及时用毛巾擦干。严禁在室内吸烟,严禁摆放奇花异草,扫地前需洒适量的水,防止灰尘和特殊气味的刺激。避免油烟、油漆、汽油等气味刺激。病情允许者应适当运动。

2. 饮食护理　宜食用清淡、易消化、无刺激气味之品。忌食辛辣、油腻黏滞、煎炸或动火之品,忌酒。痰热者,可食白萝卜、梨、荸荠等清热化痰生津之品;痰湿者,可食薏苡仁粥、山药汤、橘皮茶等;寒痰者,宜食杏子、生姜、佛手、陈皮等,忌食生冷水果及饮料;阴虚肺热者,可食百合、莲子、酸梅汤等;肺热壅盛者,可多食西瓜、梨,烦热不适时可予果汁及清凉饮料;肺气虚者,宜常食红枣糯米粥、猪肺汤等以补肺气,同时注意培土生金,可食莲子、黄芪、山药以健脾益胃。

3. 情志护理　“悲伤肺”,应尽量避免在患者面前提及不开心的往事。对病势绵绵,日久难愈,又迫于咳喘、胸闷、痛苦异常者,建议多看喜剧、笑话等。

4. 用药护理　风寒犯肺者,宜温热服,服后及时加衣被,汗出后擦干汗液,及时更换衣被,避风寒,防止汗出当风;行穴位敷贴时要注意观察患者局部皮肤有无红肿痒痛等反应;若服发汗药,应忌食酸冷食物,因酸冷食物性质收涩,与发汗药作用相悖,服药应注意中病即止,不可过汗,以免伤阴。

5. 对症处理　高热者,可以针刺十宣或大椎放血,或冰袋冷敷;哮喘反复发作者,可在夏季的三伏天用穴位敷贴治疗,其方法为:选用白芥子、甘遂、细辛等研末加生姜汁调至膏状物,在肺俞、心俞、膈俞等穴位外敷;咽喉肿痛者,可含西瓜霜润喉片、草珊瑚含片或者清凉饮料。痰多或痰难咳者,用中药煎剂或鱼腥草雾化吸入;胸痛甚者,可遵医嘱用中药贴敷;咳喘呼吸困难者,取半卧位或端坐位,绝对卧床休息。

(四)大肠病

大肠的病变主要表现为传导失常,多因感受湿热之邪,或热盛伤津,或阴血亏虚等所致。常见的有肠道湿热证、肠燥津亏证、肠热腑实证。大肠病以便秘、腹泻、便下脓血以及腹痛腹胀等为常见症状。伴有发热、便秘、腹满硬痛者为肠热腑实证;伴有湿热证兼腹痛暴泻如水、下痢脓血、大便黄稠秽臭者为肠道湿热证;久病、排便困难、燥屎、口咽干燥者为肠燥津亏证。大肠病的护治原则:肠热腑实者,泻实通腑;肠道湿热者,清热化湿;肠燥津亏者,增液润肠,益肺生津。大肠病的饮食护理:参照“脾病的施护措施”下的“饮食护理”。病情观察需注意腹痛、腹泻情况及大便的性状、次数、颜色。泄泻频繁者保持肛门及会阴部清洁,便后用温水洗净或温水坐浴后涂搽润肤膏。保持居处环境清洁,及时清理二便、呕吐物等。

三、脾与胃病的辨证施护

(一)脾病的辨证

脾病的证候有虚实之分。实证多因饮食不节、外感湿热或寒湿之邪、失治、误治等导致湿热蕴脾证、寒湿困脾证；虚证多因饮食失常、劳倦、思虑过度导致脾气虚证、脾阳虚证、脾气下陷证、脾不统血证。

1. 收集四诊资料 如腹胀、腹痛、纳食少、呕吐、便溏,该病以白带多、浮肿、肢体困重、内脏下垂、慢性出血等为常见症状。对脾不统血所致出血者应注意患者神色、血压、皮下出血、脉象的变化,尤其要关注出血先兆。

2. 四诊合参辨证分型 主要症状为食少、腹胀、腹痛、便溏。伴有肢体困重、实寒证者为寒湿困脾证；伴有发热、便溏不爽、苔黄腻者为湿热蕴脾证；伴有气虚者为脾气虚证；伴有阳虚者为脾阳虚证；伴有气虚证及内脏下垂者为脾气下陷证；伴有气血两虚证和慢性出血者为脾不统血证。

(二)脾病的护治原则

脾气虚者,补气健脾；脾阳虚者,温中健脾；脾气下陷者,益气举陷,补中健脾；脾不统血者,健脾摄血；湿热蕴脾者,清利湿热；寒湿困脾者,健脾化湿。

(三)脾病的护理措施

1. 生活起居护理 室温宜略高而干燥。患者宜起居有节,动静结合,不宜久坐,因"久坐伤肉",长时间久坐,不活动,周身气血运行缓慢,可使肌肉松弛无力；反之,"动则不衰",动可使气血周流全身,使全身肌肉尤其是四肢肌肉得到濡养。中气不足及脾阳虚衰患者宜多休息,避免劳累,居处宜朝阳,光线宜充足。寒湿困脾者需注意保暖,尤其是脐周保暖。呕吐者应及时清除呕吐物,更换被污染的衣物,特别要注意室内通风,以消除秽浊之气。

2. 饮食护理 "饮食自倍,肠胃乃伤",脾胃病患者进食一定要定时、定量、有节制,不可暴饮暴食,忌硬固、壅滞气机之品。饮食宜少食多餐,以清淡素食为宜,以软、烂、热、易消化为宜,以不觉胀为度,纠正不良的饮食习惯。脾阳虚者宜多食羊肉、狗肉、龙眼肉、大枣等温中健脾之品；脾不统血者宜多食鸡肉、瘦肉、牛肉等血肉有情之品,也可食用黄芪粥、山药粥等。

3. 情志护理 "忧思伤脾",故脾病患者应减少思虑,对"苦思难释"者,应注意转移其注意力。脑力劳动者适当减少工作量,多运动。

4. 对症处理 腹胀腹痛者,可按摩或药熨腹部及中脘穴,或艾灸足三里、脾俞、胃俞等穴；脾阳虚或寒邪客胃所导致的恶心呕吐,可采用脘腹部热敷、按摩或者按压内关、中脘、合谷等方法。

(四)胃病

胃病多因饮食、外邪侵袭所致,久病可导致胃阴虚、胃阳虚、胃气虚。胃病以纳食异常、胃脘胀痛、恶心呕吐、嗳气、呃逆等为常见症状。胃脘冷痛,轻则绵绵不止,重则拘急剧痛,其得温则减,口淡不渴,泛吐清水者,为胃寒证；胃脘灼痛,吞酸嘈杂,渴喜冷饮,消谷善饥,或食入即吐,口臭,牙龈肿痛、腐烂或出血者,为胃热证；脘腹胀痛,厌食,嗳气或呕吐酸腐食臭,大便不爽者,为胃实证。伴有不同的阴虚证、气虚证者表现为胃阴虚证、胃气虚证。胃病的护治原则：胃寒者温胃散寒；胃热者清胃热、泻胃火；胃实者消食导滞；胃阴虚者滋阴益胃；胃气虚者益气养胃。胃病的饮食护理：参照"脾病的施护措施"下的"饮食护理"。病情观察主要注意患者的二便,胃痛的性质、时间、程度、部位以及伴随症状、诱发因素,舌苔的变化。服用健胃药时,用于开胃者宜饭前服,用于消导者宜饭后服；止酸药宜饭前服；通便药宜空腹或半空腹服。呃逆、嗳气者可进行耳穴埋籽,或给沉香粉1.5g温水冲服。其他参照"脾病的施护措施"下的"对症处理"。

四、肝与胆病的辨证施护

(一)肝病的辨证

肝病的证候有虚实之分。实证多由情志所伤,火热之邪、寒邪犯肝或肝经所致肝郁气滞证、肝火炽盛证、肝阳上亢证、肝风内动证、肝经湿热证、寒滞肝经证；虚证多因久病失养,或他脏累及导致肝阴虚证、肝血虚证。

1. 收集四诊资料 如抑郁、烦躁、胸胁少腹痛,肝病常见症状有头晕目眩、巅顶痛、肢体震颤、手足抽搐、目疾、月经失调、睾丸痛等。注意患者情志、胁痛、黄疸、眩晕、头痛、抽搐等的病情变化；头痛、眩晕、抽搐的程度、发作和缓解的时间。

2. 四诊合参辨证分型　主要症状、伴随症状与情绪有关者为肝郁气滞证；伴有头痛、烦躁、耳鸣、胁痛者为肝火炽盛证；伴有耳鸣、头目胀痛、面红、烦躁、腰膝酸软者为肝阳上亢证；伴有眩晕、肢体震颤、手足抽搐者为肝风内动证；伴有巅顶、少腹或睾丸冷痛，遇温痛减者为寒滞肝经证；伴有胁胀痛、口苦、黄疸、寒热往来者为肝经湿热证。伴有阴虚者为肝阴虚证；伴有血虚者为肝血虚证。

（二）肝病的护治原则

肝郁气滞者，疏肝解郁；肝火炽盛者，清肝泻火；肝阳上亢者，平肝潜阳；肝风内动者，平肝息风，滋阴潜阳；肝经湿热者，清泄肝胆湿热；寒滞肝经者，温经暖肝；肝阴虚者，滋阴息风；肝血虚者，补血养肝。

（三）肝病的护理措施

1. 生活起居护理　保持环境安静，光线、温湿度适宜。肝阴（血）虚、肝阳上亢、肝火上炎的患者多喜凉爽，故居处环境温度宜偏低，宜节制房事，以免耗阴动火。而寒滞肝脉的患者室温应适当偏高，可在局部适当热敷。肝病患者宜劳逸得当，起居有常，保证休息和睡眠。此外，肝病患者还应避免久视，因"肝开窍于目"而"肝受血而能视"，所以久视伤血；避免久行，因久行能使膝关节过度疲倦，而膝为筋之府，所以说久行伤筋。对于经常出现抽搐的患者，应根据病情指导患者散步、打太极拳、练气功等。眩晕的患者应卧床休息，更换体位时动作宜缓。对肝胆湿热如有传染性疾病者，要做好血液、体液隔离。

2. 饮食护理　肝的疏泄功能直接影响脾胃的运化，郁怒之时不宜进食，以免气食交阻。肝病患者宜多食萝卜、海带等，忌食易引起气滞的食物，如土豆、糯米、红薯等。肝气郁结者宜常食金橘饼、金针菜汤等；肝火上炎者宜食夏枯草煲瘦肉、饮决明子茶等，戒酒；肝风内动者宜多饮菊花茶；肝血不足者多食红枣及血肉有情之品；肝胆湿热者多食芹菜、茄子、黄瓜、泥鳅等；肝肾阴虚者多食百合莲子粥、石斛煎汤代茶等；寒凝肝脉者宜多食温经散寒之品，如小茴香、荔枝核等，忌生冷寒凉之品。

3. 情志护理　肝为刚脏，性喜条达疏畅，忌抑郁恼怒。应经常提醒患者闭目养神，避谈容易引起情绪激动的事。

4. 用药护理　滋阴养血补肝汤剂应空腹服用。重镇息风的方药常用龙骨、牡蛎等质地坚硬之药物，应先煎。出现了皮肤或者外阴瘙痒，阴囊湿疹热，可用苦参、马齿苋等煎汤外洗，或是龙胆泻肝汤内服、外洗。

5. 对症处理　肝气郁结引起的胁痛，可取胆、交感、十二指肠等耳穴埋豆，以缓解症状；肝阴不足引起的胁痛可用生姜、葱白、韭菜、艾叶，加盐同炒后热敷患处，或韭菜根捣烂用醋拌炒热熨痛处。黄疸者，可采用灸法退黄。阳黄者，取胆俞、阴陵泉、太冲、内庭等穴；阴黄者，取胆俞、脾俞、阴陵泉、三阴交等穴。患者少腹胀痛、阴器收缩引痛时，可在腹部取神阙穴艾灸或隔姜灸，或热熨小腹。神昏、抽搐者，应立即使其平卧，将其头偏向一侧，有义齿者，取下放好，于臼齿处放置牙垫，防止咬伤舌体，还可立即指掐或针刺人中、合谷等穴位。抽搐者，勿强压肢体，以免损伤筋骨，并保持肢体在功能位置。加强床旁防护措施，以防发生坠床事件。四肢不温者注意保暖。鼻出血者及时止血，可用适量棉球蘸取云南白药填塞鼻腔，或用手指压迫鼻根两侧位置，或用冷毛巾敷于额部，可榨取藕汁凉服，或白茅根煎汤凉服等。外阴瘙痒、湿疹者，宜穿宽松柔软棉质衣裤，忌穿紧身衣裤，局部保持清洁干燥。嗳气吞酸者，每日用生理盐水给患者做口腔护理，保持口腔清洁。小便短赤者可用白茅根、仙鹤草煎水频服。

（四）胆病

胆病多因湿热侵袭、肝病影响所致。胆病有虚实之分，实证常见有肝胆湿热证、胆郁痰扰证。胆病以口苦、黄疸、胆怯、易惊为常见症状。伴有目眩，善太息，胸满胁痛，呕吐苦水，易怒，烦躁不寐，惊悸不宁，苔黄腻，脉弦滑者，为实证；虚烦不寐或噩梦惊恐，触事易惊或善恐，短气乏力，目视不明，口苦，苔薄白，脉弦细者，为虚证。胆病的护治原则：实证宜清化痰热，和胃降逆；虚证宜益胆宁神。胆病的饮食护理：患者饮食宜清淡，少食膏粱厚味、油炸食物及蛋黄，忌暴饮暴食和饮酒。病情主要观察口苦、黄疸的变化。避免情志刺激而致惊恐，可采用"惊平之""思胜恐"等方法。患者胆小易惊、睡眠不宁时可用艾灸百会、关元穴等方法。应保持患者环境安静，避免噪声或其他因素对患者的刺激。

五、肾与膀胱病的辨证施护

（一）肾病的辨证

肾病常见为阴、阳、精、气亏损，故肾多虚证。常见有肾阳虚证、肾阴虚证、肾虚水泛证、肾气不固证、肾精不足证。

1. 收集四诊资料 有腰膝酸软或疼痛、耳鸣耳聋、齿摇发脱、阳痿遗精、水肿等，精少不育或经闭不孕、呼吸气短而喘、二便异常为常见症状。注意患者面色、水肿、呼吸、腰膝酸软或疼痛程度、小便等。

2. 四诊合参辨证分型 主要症状伴有阳虚者为肾阳虚证；伴有阴虚者为肾阴虚证；伴有周身浮肿，下肢尤甚，按之如泥，腰腹胀满，尿少，动则喘息者，为肾虚水泛证；伴有小便频数而清或尿后余沥不尽，或遗尿，或小便失禁，或带下清稀而多，或胎动易滑者，为肾气不固证；伴有先天不足，或生长发育迟缓、早衰，或生育机能下降者，为肾精不足证。

（二）肾病的护治原则

肾阳虚者，温补肾阳；肾阴虚者，滋养肾阴；肾虚水泛者，温阳化水；肾气不固者，固摄肾气；肾精不足者，填精补肾。

（三）肾病的护理措施

1. 生活起居护理 病室应洁净、通风、冷暖适宜。肾阳虚者居处向阳，光线充足，注意双膝盖的保暖。肾主骨生髓，久立伤骨，因久立伤腰肾，肾藏精，而精生髓、髓为骨之液，可养骨，故久立会损伤人体骨骼的功能。肾病患者一般机体抵抗力差，应多休息，避免劳累，尽量减少体力劳动和脑力劳动，节制房事，以免进一步损伤真元。

2. 饮食护理 肾病患者应以营养丰富的食物为主，或以血肉有情之品补养为佳。"过咸伤肾"，故饮食应咸淡适中。肾阳虚者宜适当食用温补之品，如核桃、狗肉、韭菜、牛肉、桂圆、桂皮、狗肉粥、羊肉虾米汤以温补肾阳，还可适当服用芥末、胡椒，饮食要温热，忌生冷寒凉之品。肾阴不足者应滋阴益肾之品，如甲鱼、鸭肉、枸杞子、山药枸杞粥、枸杞炖鸭汤，忌辛燥之品。肾精不足者应食用益精填髓之品，如乌鸡、虾、牡蛎、黑芝麻等。长期服用激素的患者易出现阴虚阳亢，应清淡饮食，忌食辛辣刺激的食物，如花椒、香葱、大蒜等。

3. 情志护理 恐伤肾，应嘱患者检查中出现一些指标不正常时不要大惊小怪，护理人员应耐心、亲切地与患者交谈，避免制造不必要的惊恐。肾病患者多病情缠绵，应主动与其家属、亲友、单位交谈沟通，在情感上、经济上关心善待患者。

4. 用药护理 补肾药宜文火久煎，饭前空腹温服。

5. 对症处理 腰痛者可热敷肾俞、命门、腰阳关等穴，肾阳虚所致泄泻者可采用温针灸、隔附子灸或艾条灸，可取足三里、天枢、中脘、肾俞、命门、脾俞等穴。长期使用激素或抗生素后出现虚汗者可用糯稻根须煎水泡足或沐浴，气喘者病室内空气宜新鲜，避免烟雾、灰尘及异味刺激。

（四）膀胱病

膀胱病多因湿热侵袭、肾病影响所致，常见病证为膀胱湿热证。膀胱病以尿频、尿急、尿痛、尿闭为常见症状。膀胱湿热证表现为：尿频、尿急、尿道灼痛、小腹胀痛迫急，或有发热腰痛，尿色黄赤短少，或尿血，或尿中有砂石，舌红苔黄腻，脉数。膀胱病的护治原则：清热利湿。膀胱病患者应多饮水或饮绿茶。保持居室干燥、清洁。注意个人卫生，保持会阴部清洁，每日用温开水清洗外阴，勤换内裤。尿闭的患者可采用少腹膀胱区按摩；亦可用食盐250g，炒热，布包熨腹，冷后再炒热敷之；或用葱白 1 500g,切细包布,炒热交替熨脐下,或每晚睡前热水泡脚达温通之目的。

第四节 卫气营血辨证施护

 ———————————— 导入情境与思考 ————————————

某女性,78 岁,因高热不退 3d 而就诊。

平素体弱,时值春夏交接之际,气温偏高,3d 前感受外邪,高热不退。现身热夜甚,口不渴,心烦,不寐,偶有神昏谵语,胸腹部出现红色斑疹,舌红绛无苔,脉细数。中医护理特色门诊护士考虑为感受疫气之邪。

请思考:

1. 四诊合参,请辨别证型并说明理由。

2. 根据该患者证型,提出护治原则及辨证施护的指导意见。

卫气营血(syndrome differentiation of weifen,qifen,yingfen and xuefen)辨证是温病辨证纲领之一,也是一切外感温热病(包括急性传染病在内)的证候分类方法之一,是将外感温热病在发生发展过程中所表现的不同证候按照一定规律进行分析、归纳,从而概括为气分证、卫分证、营分证、血分证四个不同的证候,用以说明病位深浅、病情轻重、病变特点、病邪传变的一种辨证方法。因此,卫气营血辨证包括卫分证辨证、气分证辨证、营分证辨证、血分证辨证。

> ### 知 识 拓 展
>
> #### 卫气营血辨证源流
>
> 著名清代医家叶天士全面吸收了《内经》《伤寒论》等论著中有关卫气营血的理论精华,在六经辨证的启发下,汲取历代医家运用卫气营血理论阐发外感病机的理论成果,结合自身临床丰富经验,创造性总结出卫气营血辨证。他在《外感温热篇》中对温病的病因病机、浅深轻重、病程不同阶段、传变规律、辨证治疗进行了系统论述,逐步形成并创立卫气营血辨证施治与护理的纲领。

一、卫分证辨证施护

(一)卫分证的辨证

卫分证主表,邪在肺与皮毛,多见于温热病的初期阶段。外邪侵袭人体后,卫气奋起抗邪,临床以发热和恶风(寒)同时出现,脉浮、少汗或无汗等为基本特征。

(二)卫分证的护治原则

以汗法为原则,发汗以驱邪外出。

(三)卫分证的护理措施

1. **病情观察** 密切观察体温的变化;观察患者服药后的反应,如汗出的情况、咳嗽、舌脉等变化情况。

2. **生活起居护理** 保持室内空气畅通,避免直接受风,衣服薄厚寒暖适宜。

3. **饮食护理** 在饮食上以清淡素食半流质菜粥、软饭为宜。

4. **用药护理** 参照表证用药护理。

5. **对症处理** 发热和恶风(寒)轻重不同,决定测量体温的频率,热轻者每日 2 次,热重者(38℃

以上),4~6h 一次。高热无表邪者,可用温水或酒精擦浴,也可针刺合谷,十宣穴放血。

二、气分证辨证施护

(一) 气分证的辨证

气分证主要是病邪由表入里或直接侵犯气分、邪正剧烈相争的阶段。气分证主里,病在胸膈、肺、胃、肠、胆等脏腑,见于温热病的热盛阶段,临床以高热不恶寒,反恶热,口渴喜饮,气粗,舌红,苔黄,脉数为主要表现。

(二) 气分证的护治原则

以清热为原则。

(三) 气分证的护理措施

1. **病情观察** 密切观察神志、体温、咳嗽、面色、二便、舌脉等变化情况。

2. **生活起居护理** 注意通风,避免空气闷热,勿使患者直接受风,以免腠理闭塞,散热不利。

3. **饮食护理** 以清淡甘凉流质为宜,如雪梨浆、五汁饮(梨汁、荸荠汁、芦根汁、麦冬汁或甘蔗汁、藕汁)、西瓜水、绿豆汤、米汤等。忌油腻、辛辣、葱姜、海腥等食品。

4. **用药护理** 中药汤剂取汁凉服或微温服,服药后观察体温、神志、舌脉等。如体温渐降,汗止渴减,神清脉静,为病情好转。若患者服药后壮热烦渴不减,并出现神昏谵语,舌质红绛,提示病已由气分发展为营分,气营两燔;若药后壮热不退而出现四肢抽搐或惊厥者,提示热盛动风,应立即报告医师采取救治措施。

5. **对症处理** 高热期可结合针刺,如取十宣(放血)、大椎、曲池、合谷、风池等穴,退热效果也较好,还可予以物理降温。若患者大便秘结,腹部拒按,可给予灌肠以通便,或给予大黄、番泻叶等泡水代茶饮。

三、营血分证辨证施护

营分证是多由气分不解而内传,或由卫分逆传而直入营分,亦有发病而即见营分证,是邪热入于心营的病重阶段,病在心与心包络;其病变趋势可由营转气,表示病情好转,而由营入血,则表示病情加重。

血分证为温热病的最深重阶段,见于温热病的末期,邪热已深入肝、肾,重则耗血、动血。血分证候以高热、躁扰昏狂、斑疹透露、舌色深绛以及出血倾向为主要特点,此为热甚阴竭、引动肝风之象,进一步则发展为亡阴亡阳之险候。热邪陷入营血为温热病中的一个重要环节,有很多严重证候都在这个阶段发生,甚至死亡。

(一) 营血分证辨证

营分证候:以身热夜甚,口干但不甚渴,心烦不寐,甚或神昏谵语,斑疹隐隐,舌红绛,脉细数。

血分证候:身热灼手,狂躁谵语,斑疹透露,色紫或黑,吐血、便血、尿血,舌质深绛红,脉细数,或四肢抽搐,颈项强直,角弓反张,牙关紧闭,脉细弱或弦数。

(二) 营血分证的护治原则

营分证以清营透热为原则,血分证以凉血散血为原则。

(三) 营血分证的护理措施

1. **病情观察** 密切观察神志、瞳孔、生命体征的变化,汗出、皮肤斑疹及二便情况,有无出血。

2. **对症处理**

(1)热闭证:由邪热内陷心包、清窍闭阻所致,可表现为深度昏迷、舌绛、苔焦黑,病情极为险恶。昏迷者按昏迷护理常规处理,并给予物理降温,配合针刺人中、十宣(放血)、涌泉、印堂、百合、内关等穴,以清热开窍。

(2)痰蒙:因湿热痰浊内蒙清窍而成。一般呈浅昏迷状,发热大多不高,喉间痰声辘辘,舌苔浊腻黄厚。护理上应注意保持呼吸道通畅,及时清除口腔积物,以防引起窒息。可针刺丰隆穴或给服竹沥汁 20~30ml 化痰,必要时给予吸痰。饮食上注意忌食肥甘厚味。

(3)腑实:胃肠实热内闭,邪无出路,浊热上扰神明,以至昏谵。伴腹胀疼痛拒按、便秘等阳明腑实证。对此,除进行发热的常规护理外,还可采用灌肠通便,以使热退神清。

(4)注意痉厥先兆,做好预防和护理工作。痉厥多发生在温热病的极期,主要表现为抽搐频繁有力,牙关紧闭,颈项强直,甚则角弓反张,两目直视,肢冷昏厥,脉洪数或弦数,舌红或绛。护理人员要做好对动风先兆的观察,如患者出现不时惊惕、肌张力增强、颈项有抵抗感、两目凝视等变化,应向医生报告病情。抽搐发生时为防止舌咬伤,应当置牙垫,或以压舌板用纱布裹好将牙撬开,或用开口器将口张开。

(杨 柳)

思 考 题

1. 如何鉴别八纲辨证中表证与里证、寒证与热证、虚证与实证?

2. 某男性,30 岁。胃脘痞满,口臭,频频泛恶,牙龈肿痛,大便秘结,舌红苔黄,脉数。

(1)该患者的病位是什么?

(2)该患者的病机是什么?

(3)该患者的辨证要点是什么?

3. 某男性,25 岁。口舌生疮,心烦失眠,小便黄赤,尿道灼热涩痛,口渴,舌红无苔,脉数。

(1)如果运用八纲辨证,患者属于什么证?

(2)应选用什么护治原则?

(3)应采用哪些护理措施?

URSING

第八章

辨 体 施 护

08章 数字内容

学 习 目 标

知识目标：
1. 掌握九种体质辨体施护的方法。
2. 熟悉体质的分类及九种体质的特征。
3. 了解体质的形成因素。

能力目标：
能运用辨体施护的方法进行体质辨证及施护。

素质目标：
体会中医药文化的博大精深,培养以维护和促进人类健康为己任的专业价值观。

体质现象是人类生命活动的一种重要表现形式,与健康和疾病密切相关。早在医学起源时期即出现了对体质的认识。古希腊希波克拉底在《自然人性论》一书中提出"体液学说",认为人体有4种体液,分别是血液、黏液、黄疸汁和黑胆汁,它们的组合构成了人体的"特质"。

中医对体质的论述始于《黄帝内经》,书中对体质的论述颇为详细。在中医体质学中,体质是指人体生命过程中在先天禀赋和后天获得的基础上所形成的形态结构、生理功能和心理状态方面综合的、相对稳定的固有特质。个体体质的不同,表现为生理状态下对外界刺激的反应和适应性上的某些差异性,以及发病过程中对某些致病因子的易感性和疾病发展的倾向性。

第一节　体质的形成因素

一、先天因素

先天,是子代出生以前在母体内所禀受的一切,包括先天禀赋,父母生殖之精的质量,父母血缘关系所赋予的遗传性,父母生育的年龄、身体状态,以及在母体内孕育过程中母亲是否注意养胎和妊娠期疾病所带来的一切影响。

(一)先天禀赋

先天禀赋是体质形成的基础,是人体体质强弱的前提条件。汉代王充在《论衡》中指出"夫禀赋渥则其体强,禀赋薄则其体弱。"说明先天禀赋的差异会导致筋骨强弱、肌肉坚脆、皮肤厚薄、腠理疏密的不同。体质差异的本质在于由禀赋所决定的体内阴阳气血多少的不同。《素问·调经论》曰:"人之所有者,血与气耳。"说明形成不同体质差异特征的一个重要原因是先天气血的差异,而各种体质类型的差异特征也无不是这种先天气血差异方面的反映和表现。正如《灵枢·阴阳二十五人》中记载"其肥而泽者,血气有余;肥而不泽者,气有余,血不足;瘦而无泽者,气血俱不足。"体质差异特征的另一个重要原因是阴阳方面的差异。若先天禀赋充足,则体质无偏,即属平和质;若先天禀赋不足,则因其不足的表现,分为了各种体质类型,或偏阴不足,或阳不足,或气血不足,即"素体阴虚""素体阳虚"或"素体气血俱不足者"的体质。

(二)婚育、种子

父母生殖之精的优劣多寡、身体健康状况、是否有血缘关系、结婚及生育的年龄、怀孕的时机等,均与胎儿未来的体质状况密切相关。《医宗金鉴·妇科心法要诀》曰:"男子十六而精通,必待三十而娶,女子十四天癸至,必待二十而嫁者,皆欲阴阳先实。然后交而孕,孕而育,育而其子必坚壮长寿也。"一般来说,青壮年时期人体气血充足,肾精充沛,是体质最为强健的时期,此时生子,则后代体多健壮;反之,高龄生子,气血不足,肾精已衰,则后代体多虚弱。因此,为保证子代体质健壮,应选择最佳生育年龄,既不应早婚早育,也不宜高龄生育。

早在春秋战国时期就有"男女同姓,其生不蕃"的认识。现代生物医学认为,近亲结婚的父母会对后代产生严重的影响,不仅增加胎儿发生畸形、流产或患遗传性疾病的风险,也会使后代出现体质缺陷等。因此,婚姻法明确规定禁止近亲结婚,以提高人口质量。

父母的生殖之精为子代体质的基础,父母生殖之精的优劣决定子代体质的强弱。父母元气的盛衰、营养的优劣、情志的苦乐以及年龄、嗜欲、生活行为方式都会影响"精"的质量。聚精之道在于寡欲、节劳、息怒、戒酒、慎味。《医宗金鉴·妇科心法要诀》中提出"男子聚精在寡欲,交接乘时不可失,须待絪蕴时候至,乐育难忍是真机。"男女媾精,胎孕乃成。《素问·上古天真论》提到若父母"以酒为浆,以妄为常,醉以入房",将明显妨碍胚胎的正常发育,从而影响子代体质,故在种子过程中要杜绝不良因素的影响。

(三)养胎

孕母要"食甘美""调五味"以保证其自身及胎儿获得充分的营养。北宋徐之才在《千金方·养胎》就提出:"妊娠一月,饮食宜精熟酸美,宜食大麦,无食腥辛。"《万氏妇人科·胎前章》亦认为孕产期饮食尤为重要:"多食酸则伤肝,多食苦则伤心,多食甘则伤脾,多食辛则伤肺,多食咸则伤肾,随其食物伤其脏气、血气、筋骨,失其所养,子病自此生矣。"由此可知,妊娠期饮食应合理搭配,科学安排,食物种类丰富多样,注意饮食禁忌,这就是"养胎"。张介宾亦指出,孕母的体质及孕期药食、起居、精神状态等皆可影响胎儿,《景岳全书·妇人规》曰:"盖凡今之胎妇,气实者少,气虚者多,气虚则阳虚。而再用黄芩,有即受其损而病者,有用时虽或未觉。而阴损元,暗残母气,以致产妇羸困,或儿多脾病者,多由乎此。"由此可见,孕母胎养不当可导致子代的阳虚体质。

(四)护胎

孕母要注意起居规律,劳逸结合,"顺时气而善天和",使身体处于最佳状态,远离一切可能对胎儿产生不良影响的因素。如孕母应该注意防止病邪侵入,避其毒气;注意饮食、起居、衣物卫生,保持优良生活环境,防止环境、水源、空气污染;避免剧烈活动及跌仆损伤等,尤其在妊娠早期和围产期。这就是"护胎"。朱丹溪曾提出,小儿体质禀受于先天,与乳母关系最为密切,如"乳母禀受之厚薄,情性之缓急,骨相之坚脆,德行之善恶,儿能速肖","且儿之在胎,与母同体,得热则俱热,得寒则俱寒,病则俱病,安则俱安",就详细地说明了母子体质的胎传关系。

(五)胎教

孕母还要注意自己精神、情操、道德的修养,保持良好的精神、心情状态,以"外象内应"方式给胎儿的生长提供一个优越的内外环境,保证胎儿的正常发育。孕妇在妊娠期间的精神状态可影响胎儿的生长和对疾病的易感性,使个体体质的发育呈现出某种倾向性。《素问·奇病论》说:"人生而有病癫疾者,病名曰何? 安所得之? 岐伯曰:病名为胎病,此得之母腹中时,其母有所大惊,气上而不下,精气并居,故令子发为癫疾也。"可见,古代医家早已认识到孕母在妊娠时的情志紊乱可以影响到胎儿的发育,形成易发"癫痫"的体质因素。

二、后天因素

先天遗传因素所形成的生理体质是人一生体质的基础,决定着个体体质的相对稳定性和特异性。但由先天因素决定的体质特征并非一成不变,后天各种因素的综合作用也可逐步影响先天的体质特征。

(一)饮食营养

长期的饮食习惯和相对固定的膳食结构均可通过脾胃的运化作用影响脏腑气血的盛衰偏颇,形成稳定的功能趋向和体质特征。因此,膳食营养是体质形成中重要的影响因素之一。科学的饮食习惯、合理的膳食结构、全面而充足的营养可增强人的体质,甚至使某些偏颇体质转变为平和体质。《素问·异法方宜论》中指出,饮食习惯是形成地域人群间体质差异的重要原因,如东方"鱼盐之地","其民食鱼而嗜咸","鱼者使人热中,盐者胜血,故其民皆黑色疏理,其病皆为痈疡";西方"其民华食而脂肥,故邪不能伤其形体,其病生于内"。饮食内伤亦是造成体质偏颇的常见诱因之一。饮食偏嗜可导致脏腑气血阴阳的偏盛偏衰而形成偏颇体质。《素问·五脏生成篇》中说:"多食咸,则脉凝泣而变色;多食苦,则皮槁而毛拔;多食辛,则筋急而爪枯……"饮食不节亦会影响脾胃功能,造成阴阳气血失调,从而影响人的体质。如长期摄入不足,气血化源不足,易使体质虚弱;饱食无度,日久损伤脾胃,可引起形盛气虚的体质。

(二)生活起居

生活起居的规律与否会对脏腑气血阴阳盛衰偏颇造成不同的影响,从而形成体质的差异。劳逸适度能促进人体的身心健康,维持和增强体质。而过度的劳累和安逸都会对人体的体质产生不良的影响。长期劳作过度易损伤筋骨肌肉,消耗气血阴阳,使脏腑精气不足,功能减退,多形成虚性体质。《素问·举痛论》曰:"劳则气耗……劳则喘息汗出,外内皆越。"过度的安逸易使人体气血不畅,脾胃功能减退,可导致痰瘀型体质或虚性体质。《灵枢·根结》亦称:"血食之君,身体柔脆,肌肉软弱。"

　　一般情况下,房事是人的正常生理活动,但应当有所节制。只有这样,才能固肾惜精,保持体质强健。若房事过度,则精气阴阳大伤,肾脏受损,势必影响其他脏腑生理功能活动,从而导致体质虚弱。古人早在《素问·上古天真论》中就已指出:"……醉以入房,以欲竭其精,以耗散其真,不知持满,不时御神,勿快其心……故半百而衰也。"

(三) 精神情志

　　情志是人体对外界客观事物刺激的不同反应,属正常的精神活动范畴。脏腑化生、储藏的气血阴阳是精神情志活动产生的物质基础,同时人的精神状态和七情的变化也影响着脏腑气血的功能活动。情志舒畅,精神愉快,则脏腑功能协调,气血调畅,体质健壮。正如《灵枢·本藏》所说:"志意和则精神专直,魂魄不散,悔怒不起,五脏不受邪矣。"若长期受强烈的精神刺激,引起持久不懈的情志异常波动,超过人体的生理调节能力,就会影响脏腑功能,导致机体阴阳气血失调或不足,从而形成某种特定体质。如长期精神抑郁,情志不畅,则脏腑失调,气血阻滞,易形成气郁体质或瘀血体质。经常忿怒者,易化火伤阴灼血,形成阳热体质或阴虚体质。情志异常变化导致的体质改变还与某些疾病的发生有特定的关系,如郁怒不解、情绪急躁的"木火质"易患中风、眩晕等病证,忧愁日久、郁闷寡欢的"肝郁质"易诱发癌症。

(四) 自然环境

　　自然环境可影响人体的形态结构、生理功能和心理活动,从而影响人的体质。《素问·宝命全形论》曰:"人以天地之气生,四时之法成。"说明人是自然界长期进化的结果,其生命过程必然受到整个自然界诸多不同因素的制约和控制。地理方域不同,气化各异,各方居民在不同方域的影响下有不同的体质禀赋。《素问·阴阳应象大论》曰:"东方生风""西方生燥""中央生湿""南方生热""北方生寒"。如南方之人易感风、热、暑、湿之邪,其阴虚内热之体质较多见;北方之人易感风、寒、燥邪,其阳虚内寒之体质较多见。此外,地势的高低也会对体质产生影响,其本质是太虚气化作用的结果。《素问·五常政大论》曰:"崇高则阴气治之,污下则阳气治之,阳胜者先天,阴胜者后天,此地理之常,生化之道也。"由此可知,地势高则阳气胜,气化先于平地,常现春夏景象;地势低则阴气旺,气化晚于平地,常现秋冬景象。地势差异使当地居民有相应的体质禀性,并呈现"一州之气,生化寿夭不同""高者其气寿,下者其气夭"的规律。

(五) 社会环境

　　社会的发展变迁使人类的生存环境、生活习惯、社会习俗、饮食结构等具有迥然不同的特征,因此不同历史条件下人类的体质也就表现出与其所处时代相适应的变化趋向。①生活环境:随着经济水平的提高、生活条件的改善,当代人摄取热量过多,又缺少运动,造成湿热内蕴体质类型的人群增多。②社会心理:《素问·上古天真论》指出,上古之人"美其食,任其服,乐其俗,高下不相慕,其民故曰朴……所以能年度百岁。"表明和谐的社会心理是保持健康长寿的重要因素。当代社会生活的剧变、信息流量的膨胀、效率意识的增长、人际关系的复杂等因素,使得现代人精神紧张、情绪躁动、焦虑不安。强烈的精神刺激易造成机体阴阳气血失调,从而改变人体的体质状况。

(六) 疾病因素

　　疾病通过损伤人体正气而改变人体的体质。疾病的病机不外乎正邪斗争及阴阳失调两大方面。邪气本身可以伤正,而正气在与邪气长期斗争过程中也会逐渐消耗,如早期不能及时消除邪气,或在后期不适时补养正气,必会造成正气渐亏,体质下降。阴阳失调之病机,早期可能是阴盛抑阳或阳盛抑阴,这种失调如果不及时纠正,必会导致阴阳的一方亏损,甚至产生阴损及阳或阳损及阴的局面,日久形成虚损体质。一些慢性疾病的病机多为虚实夹杂,虚为气血津液、阴阳的偏衰,实为痰湿、水饮、瘀血等病理代谢产物积聚,虚实互相影响、互为因果。无论是虚是实,都会影响胃之受纳、脾之运化,从而使阳气生成乏源,若不能得到及时调养,久之会形成阳虚体质。若病后调理不当,体质尚未恢复,脾胃运化功能较弱时过食肥甘厚腻,或滥用补益药物,或长期使用攻伐伤正之品,导致脾运功能难以恢复,水液代谢失调,渐生痰湿,日久可形成痰湿体质。

(七) 药物因素

药物有寒、热、温、凉四气之分,酸、苦、甘、辛、咸五味之别,若长期偏用某些性味的药物,或不根据个体的体质特点用药,人体脏腑气血阴阳就会出现偏盛偏衰,从而改变人体体质。朱丹溪《格致余论·大病不守禁忌论》中指出:"饮食失宜,药饵违法,皆能致伤。"如不分寒热虚实,滥用苦寒攻下或滋腻补益之品,久之会引起体质发生变化,如清法、汗法、下法、补法误用或用之太过,皆可损伤阳气。

小儿脏腑娇嫩,易虚易实,用药不当更易引起小儿体质的变化。清代陈复正《幼幼集成·药饵之误》曰:"小儿气血未充,一生盛衰之基全在幼时,此饮食之宜调,而药饵尤当慎也。"清代吴鞠通《温病条辨·解儿难》亦曰:"其用药也,稍呆则滞,稍重则伤,稍不对证则莫知其乡。"如果用药过于温燥,则易伤稚阴,使小儿有阴虚内热的体质特点;如果用药过于苦寒,则易伤稚阳,使小儿有阳虚内寒的体质特点。

第二节　体质的分类及其特征

　　　　　　　　　　　　　　　　导入情境与思考

某女性小儿,5 岁,因纳差 2 年余而就诊。

平素身体瘦弱,食欲差,进食量少,稍有不慎易感冒,平均 1 个月感冒 2 次,感冒后不易治愈。平时不爱说话,也不爱运动。服用各种营养粉、维生素,效果不明显。一次父母在观看完电视养生栏目后,认为孩子的体质属于气虚质,故带孩子前来中医护理特色门诊就诊。

请思考:

1. 该患儿体质符合气虚质的特征吗？气虚质的形成与哪些因素有关？

2. 如何指导该患儿通过饮食调理体质？

3. 在该患儿生活起居方面,护士应如何对其父母进行指导？

一、体质的分类方法

体质分类是根据人群中的个体各自不同的表现,按照一定的标准,采用一定的方法,通过整理、分析、归纳而进行全面系统的分类,分成若干类型。古代医家应用不同的体质分类方法,将体质划分为不同的类型。《黄帝内经》中关于体质分类的内容论述颇多,有阴阳五行分类、阴阳多少分类、体型分类、勇怯分类等多种分类方法,分别将体质划分为不同类型。《黄帝内经》对体质的观察、总结和分类促进了中医体质理论的形成和发展,其分类的思想和方法对现代的体质研究仍具有重要的指导意义和价值。在《黄帝内经》的基础上,张仲景根据临床观察提出了强人、赢人、盛人、虚弱家、虚家、素盛今瘦、阳气重、其人本虚等多种体质特征,从不同侧面描述了体质的差异。张介宾从禀赋的阴阳、脏气的强弱偏颇、饮食好恶、用药宜忌等方面,将体质分为阴脏型、阳脏型、平脏型 3 种类型。

现代学者结合临床实践对体质类型进行划分,比较有代表性的是胡文俊的四分法、匡调元的六分法、母国光的九分法、王琦的九分法等。目前公认且临床运用较多的是王琦的九分法,其将体质类型分为 9 种,分别是平和质、气虚质、阳虚质、阴虚质、痰湿质、湿热质、血瘀质、气郁质、特禀质。该法建立了 9 种体质类型的概念系统,并对体质类型的命名、特征、表述的原则等进行了规定。

知 识 拓 展

体质的勇怯分类法

《灵枢·论勇》根据人格心理特征在勇怯方面的典型差异,将体质分为勇和怯两种类型,并论述了勇士和怯士两种体质类型的人在心理特征、外部特征及与脏腑组织的形态结构等方面的差异。如"勇士者,目深以故,长衡直扬,三焦理横,其心端直,其肝大以坚,其胆满以傍,怒则气盛而胸张,肝举而胆横,眦裂而目扬,毛起而面苍,此勇士之由然也。""怯士者,目大而不减,阴阳相失,其焦理纵……肝系缓,其胆不满而纵,肠胃挺,胁下空,虽方大怒,气不能满其胸,肝肺虽举,气衰复下,故不能久怒,此怯士之所由然者也。"

二、九种常见体质及其特征

中华中医药学会 2009 年 4 月 9 日正式颁布了《中医体质分类与判定》标准,该标准成为我国第一部指导和规范中医体质研究及应用的文件。该标准中包含了《中医体质分类与判定表》,具体判定标准和方法详见附录。

（一）平和质

1. 定义 先天禀赋良好,后天调养得当,以体态适中、面色红润、精力充沛、脏腑功能状态强健壮实为主要特征的一种体质状态。

2. 体质特征

（1）形体特征:体型匀称健壮。

（2）心理特征:性格随和开朗。

（3）常见表现:面色、肤色润泽,头发稠密有光泽,目光有神,鼻色明润,嗅觉通利,味觉正常,唇色红润,精力充沛,不易疲劳,耐受寒热,睡眠安和,胃纳良好,二便正常,舌色淡红,苔薄白,脉和缓有力。

（4）对外界环境适应能力:对自然环境和社会环境适应能力较强。

（5）发病倾向:平素患病较少。

（二）气虚质

1. 定义 由于一身之气不足,以气息低弱、脏腑功能状态低下为主要特征的一种体质状态。

2. 体质特征

（1）形体特征:肌肉松软。

（2）心理特征:性格内向,情绪不稳定,胆小不喜欢冒险。

（3）常见表现:主项有平素气短懒言,语音低怯,精神不振,肢体容易疲乏,易出汗,舌淡红、胖嫩、边有齿痕,脉虚缓。副项有面色萎黄或淡白,目光少神,口淡,唇色少华,毛发不华,头晕,健忘,大便正常,或虽便秘但不结硬,便后仍觉未尽,小便正常或偏多。

（4）对外界环境适应能力:平素不耐受寒邪、风邪、暑邪。

（5）发病倾向:平素体质虚弱,卫表不固,易患感冒;或病后抗病能力弱,易迁延不愈;易患内脏下垂、虚劳等病。

（三）阳虚质

1. 定义 由于阳气不足,失于温煦,以形寒肢冷等虚寒表现为主要特征的一种体质状态。

2. 体质特征

（1）形体特征:多形体白胖,肌肉松软。

（2）心理特征:性格多沉静、内向。

（3）常见表现:主项有平素畏冷,手足不温,喜热饮食,精神不振,睡眠偏多,舌淡、胖嫩、边有齿痕,苔润,脉象沉迟。副项有面色㿠白,目胞晦黯,口唇色淡,毛发易落,易出汗,大便溏薄,小便清长。

（4）对外界环境适应能力：不耐受寒邪，耐夏不耐冬，易感受湿邪。

（5）发病倾向：多发为寒证，或易从寒化，易患痰饮、肿胀、泄泻、阳痿等病证。

（四）阴虚质

1. 定义　由于体内津液精血等阴液亏少，以阴虚内热等表现为主要特征的一种体质状态。

2. 体质特征

（1）形体特征：体型瘦长。

（2）心理特征：性情急躁，外向好动，活泼。

（3）常见表现：主项有手足心热，平素易口燥咽干，鼻微干，口渴喜冷饮，大便干燥，舌红少津少苔。副项有面色潮红，有烘热感，两目干涩，视物模糊，唇红微干，皮肤偏干，易生皱纹，眩晕耳鸣，睡眠差，小便短，脉象细弦或数。

（4）外界环境适应能力：平素不耐热邪，耐冬不耐夏，不耐受燥邪。

（5）发病倾向：平素易患有阴亏燥热的病变，或病后易表现为阴亏症状。

（五）痰湿质

1. 定义　由于水液内停而痰湿凝聚，以黏滞重浊为主要特征的一种体质状态。

2. 体质特征

（1）形体特征：体形肥胖，腹部肥满松软。

（2）心理特征：性格偏温和，稳重恭谦和达，多善于忍耐。

（3）常见表现：主项有面部皮肤油脂较多，多汗且黏，胸闷，痰多。副项有面色黄胖而黯，眼胞微浮，容易困倦，平素舌体胖大，舌苔白腻，口黏腻或甜，身重不爽，脉滑，喜食肥甘，大便正常或不实，小便不多或微混。

（4）对外界环境适应能力：对梅雨季节及潮湿环境适应能力差，易患湿证。

（5）发病倾向：易患消渴、中风、胸痹等病证。

（六）湿热质

1. 定义　以湿热内蕴为主要特征的一种体质状态。

2. 体质特征

（1）形体特征：形体偏胖。

（2）心理特征：性格多急躁易怒。

（3）常见表现：主项有平素面垢油光，易生痤疮、粉刺，舌质偏红，苔黄腻，容易口苦口干，身重困倦。副项有心烦懈怠，眼睛红赤，大便燥结或黏滞，小便短赤，男性易阴囊潮湿，女性易带下量多，脉象多见滑数。

（4）对外界环境适应能力：在潮湿环境或气温偏高时，尤其是夏末秋初、湿热交蒸之时较难适应。

（5）发病倾向：易生疮疖、黄疸、火热等病证。

（七）血瘀质

1. 定义　体内有血液运行不畅的潜在倾向或瘀血内阻的病理基础，以血瘀表现为主要特征的一种体质状态。

2. 体质特征

（1）形体特征：瘦人居多。

（2）心理特征：性格内郁，心情不快易烦，急躁健忘。

（3）常见表现：主项有平素面色晦黯，皮肤偏黯或色素沉着，容易出现瘀斑，易患疼痛，口唇黯淡或紫，舌质黯有瘀点或片状瘀斑，舌下静脉曲张，脉象细涩或结代。副项有眼眶黯黑，鼻部黯滞，发易脱落，肌肤干或甲错，女性多见痛经、闭经，或经色紫黑有块、崩漏。

（4）对外界环境适应能力：不耐受风邪、寒邪。

（5）发病倾向：易患出血、癥瘕、中风、胸痹等病证。

（八）气郁质

1. 定义 由于长期情志不畅、气机郁滞而形成的以性格内向不稳定、忧郁脆弱、敏感多疑为主要表现的一种体质状态。

2. 体质特征

（1）形体特征：形体偏瘦。

（2）心理特征：性格内向不稳定，忧郁脆弱，敏感多疑。

（3）常见表现：主项有平素忧郁面貌，神情多烦闷不乐。副项有胸胁胀满，或走窜疼痛，多伴善太息，或嗳气呃逆，或咽间有异物感，或乳房胀痛，睡眠较差，食欲减退，惊悸怔忡，健忘，痰多，大便偏干，小便正常，舌淡红，苔薄白，脉弦细。

（4）对外界环境适应能力：对精神刺激的适应能力差，不喜欢阴雨天气。

（5）发病倾向：易患郁证、脏躁、百合病、不寐、梅核气、惊恐等病证。

（九）特禀质

1. 定义 由于先天禀赋不足或禀赋遗传等因素造成的一种特殊体质，包括先天性、遗传性的生理缺陷与疾病、过敏反应等。

2. 体质特征

（1）形体特征：无特殊，或有畸形，或有先天生理缺陷。

（2）心理特征：因禀质特异情况而不同。

（3）常见表现：遗传性疾病者有垂直遗传、先天性、家族性特征；胎传性疾病者有母体影响胎儿个体生长发育及相关疾病的特征。

（4）对外界环境适应能力：适应能力差，如过敏体质者对过敏季节适应能力差，易引发宿疾。

（5）发病倾向：过敏体质者易药物过敏，易患花粉症；遗传性疾病如血友病、先天愚型，即中医所称"五迟""五软""解颅"等；胎传性疾病如胎寒、胎热、胎惊、胎肥等。

第三节 九种常见体质的辨体施护

辨体施护就是以人的体质作为认知对象，从体质状态及不同体质分类的特性，把握其健康与疾病的整体要素与个体差异，在此基础上制订调护原则，选择相应的调护及预防方法，从而进行"因人制宜"的干预措施。

（一）平和质

1. 精神调摄 平和质在心理特征方面表现为精神愉悦，性格开朗。但由于心理状态、情志变化与内外环境等多种因素密切相关，精神刺激和情志变化不可避免，所以学会调摄精神，及时化解不良情绪，对防止平和质出现体质偏颇具有重要意义。平和质的人可以培养兴趣爱好来保持平和心态，如欣赏音乐、品读书画、种花养鸟等，以陶冶情操，振奋精神，保持心理健康。平和质的人还可以通过体育运动如打球、散步、跑步、爬山、游泳、习练太极拳等来保持情绪的稳定。

2. 饮食护理 平和质的人饮食调养的总原则是膳食平衡、均衡营养。首先气味调和，不可偏嗜。食物有四气五味的不同，五味又各有所归，"酸入肝，苦入心，甘入脾，辛入肺，咸入肾"，欲使阴阳平衡、气血充盛、脏腑协调，必须均衡摄入不同性味的食物，以保证正气旺盛、身体健壮。其次要顺时调养，即根据不同季节选择适宜的饮食，保持人体自身与外在环境的协调统一，以维持体质平和，促进健康。春季阳气初升，应摄入升而不散、温而不热的食物，如韭菜、芹菜、春笋等。夏季阳气隆盛，宜清补，应选用清热解暑、清淡芳香之品，不可食用味厚发热的食物，也不可食用过度寒凉的食物如西瓜、苦瓜等，其他清凉食物如菊花、金银花、芦根、绿豆等可酌情食用，以清热解暑。长夏湿气最重，应用淡渗利湿之品以助脾气健运，宜多食茯苓、薏苡仁、冬瓜等食物。秋季阳气收敛，阴气滋长，宜用平补之法，选用平性食物，不宜用大寒大热之品。同时，秋季气候干燥，宜食用濡润滋阴之品，如芝麻、甘蔗、梨、葡萄、沙参、麦冬等。冬季阳气收藏,阴气大盛,宜温补,选用温热助阳之品,如干姜、肉桂、羊肉、狗肉、胡椒等温补之品。

3. 起居调适 人体的生命活动随着年节律、季节律、月节律、昼夜节律等自然规律而发生相应的生理变化,因此起居也应与此保持一致才能保持健康。首先要做到起居有常,不妄劳作,就是要顺从人体的生命活动规律来调适起居,养成良好的起居习惯。起居规律能保养神气,使人精力充沛,生命力旺盛。否则,起居失调,恣意妄行,逆于生乐,以酒为浆,以妄为常,就会导致脏腑功能损害,适应能力减弱,体质下降,早衰或疾病。其次要顺应四时,调摄起居。根据季节变化和个人的具体情况,制订出符合自己生理需要的作息制度,并养成按时作息的良好习惯,使机体的生理功能保持稳定平衡的状态,以适应自然和社会环境的需要。

4. 运动养生 平和质的人可以根据年龄、性别、个人兴趣爱好的差异,自行选择不同的锻炼方法,保持和加强现有的良好状态,使体质水平得到进一步提高。同时,应做到积极主动,培养广泛兴趣爱好;运动适度,不宜过量;循序渐进,持之以恒;全面锻炼,因时制宜。

5. 调体方药 平和质者无气血阴阳偏颇,无明确调体方药。平素以保健为主,可适当使用扶正之品,但不可过于强调进补,少用药物为宜。

(二)气虚质

1. 精神调摄 气虚质的人应培养豁达乐观的生活态度,不可过度劳神、紧张,保持稳定平和的心态。脾为气血生化之源,思则气结,过思伤脾;肺主一身之气,悲则气消,悲忧伤肺,气虚者不宜过思过悲。

2. 饮食护理 气虚质的人宜选择性平偏温、健脾益气的食物,如小米、糯米、粳米、扁豆、山药、莲子、芡实、南瓜、包心菜、胡萝卜、土豆、黄豆、豇豆、香菇、豆腐、鸡蛋、鸡肉、鸽蛋、鸽肉、牛肉、淡水鱼、黄鱼、比目鱼、鹌鹑、党参、大枣、苹果、葡萄干、龙眼肉等,尽量少食或不食槟榔、空心菜、生萝卜等耗气的食物。常用的食疗方有黄芪童子鸡、山药粥等。气虚质的人不宜多食生冷苦寒、辛辣燥热等偏颇较大的食物,不能峻补、蛮补及呆补。峻补指用大剂量、药效较猛的补益方药,如参附汤、独参汤等;蛮补就是不问寒热虚实而乱补;呆补就是一味进补,不考虑脾胃的功能,导致腹胀、纳呆。

3. 起居调适 气虚质者居处要避免虚邪贼风,注意增减衣被。通风纳凉时门窗要敞开,避风保暖时门窗要紧闭。休息睡眠时要避免穿堂风、直吹风。适度运动,避免过度运动、劳作,适当增加睡眠时间。

4. 运动养生 气虚质的人主要是心肺功能的不足和脾胃的虚弱,慢跑、散步、登山等可以有效加强心肺功能,此外还可选用一些传统的健身功法,如习练太极拳、太极剑、八段锦、六字诀中的"吹"字诀等。气虚者不宜做大负荷和汗出过度的体力运动,做到"形劳而不倦"。运动锻炼宜采用低强度、高频率的方式,不宜汗出过多,应循序渐进,持之以恒。

5. 调体方药 气虚质者宜培补元气,补气健脾。代表方为四君子汤、补中益气汤等,常用药物有人参、党参、淮山药、黄芪、白术、茯苓、甘草、大枣等。由于"肾为气之根",因此可酌情加菟丝子、五味子、枸杞子等益肾填精之品。若偏肺气虚,常反复出现咳嗽、哮喘等病变,可选用玉屏风散。中药汤剂宜热服。

(三)阳虚质

1. 精神调摄 阳虚质的人应学会调节不良情绪的方法,做到和喜怒、去悲忧、防惊恐。可以选择以下几种方法调整情绪:一是增加户外运动;二是多见阳光,适当增加室内光照;三是听轻快、活泼、兴奋的音乐;四是与人倾诉,保持心境舒畅,提高心理素质;五是锻炼腹式呼吸,使气沉丹田,令阳气下潜,因气息深沉缓慢有利于稳定心神;六是多做一些静神而动形的活动,如习练太极拳、八段锦、五禽戏等;七是学习传统文化中修身养性的方法,尽量避免不必要的情绪波动,以增加保护心灵的钝感。

2. 饮食护理 阳虚质的人宜多食补脾阳、肾阳的食物,常用的有牛肉、羊肉、狗肉、鸡肉、虾、带

Note:

鱼、荔枝、龙眼、榴莲、樱桃、核桃、栗子、大枣、腰果、茴香、胡萝卜、生姜、辣椒、花椒等。常用的食疗方有当归生姜羊肉汤、韭菜炒胡桃仁等。阳虚质的人要少食生冷、苦寒、黏腻食物,如海带、紫菜、西瓜、黄瓜、苦瓜、冬瓜、梨、柚子、绿豆、绿茶,切忌冷冻饮料等,此外还应减少食盐的摄入,少用清热解毒的中药等。

3. 起居调适 阳虚质者耐春夏不耐秋冬,因此在秋冬季节要适当暖衣温食,以养护阳气,尤其要注意关节、颈背部、脚部等部位的保暖。夏季要避免出汗过多,不要贪凉露宿,以免损伤阳气。宜春捂,不宜秋冻。不能熬夜,熬夜最伤阳气。在阳光充足的情况下多进行室外运动,切不可在阴暗湿冷的环境下长期工作和生活。

4. 运动养生 阳虚质的人以振奋、提升阳气的锻炼方法为主。散步、慢跑,习练太极拳、五禽戏、八段锦,参加各种球类运动,均适合阳虚者。锻炼不宜在阴冷天或潮湿之处长时间进行,适合在春夏季阳光充足的时候进行户外运动锻炼,其他时间可在室内锻炼。阳虚质的人夏天不宜做过度的剧烈运动,冬季应避免在大风、大雪、大雾、大寒及空气污染的环境中锻炼。

5. 调体方药 阳虚质者宜补肾温阳,益火之源,代表方为金匮肾气丸、右归丸、还少丹等。常用药物有山茱萸、枸杞子、杜仲、菟丝子、冬虫夏草、肉苁蓉、杜仲、鹿角胶、附子、肉桂等。根据阴阳互根的特性,在温补元阳的同时佐以适量补阴之品如熟地黄、山茱萸,以达阳得阴助而生化无穷的功效。阳虚者,可阳损及阴,导致阴阳两虚,用药时切忌温阳太过,耗血伤津。温阳还要兼顾脾胃,只有脾胃健运,才能多进饮食,化源不绝,体质强健。此外,中药汤剂宜热服。

(四)阴虚质

1. 精神调摄 阴虚质的人应善于调节自己的不良情志,以舒缓情志,安神定志。学会正确对待喜与忧、乐与苦、顺与逆,保持稳定的心态。阴虚质的人在生活、工作中应避免争斗激惹,少参加快节奏、竞争性的文娱活动,多听轻音乐或吟诗作画,以怡情悦性。

2. 饮食护理 阴虚质的人宜多食具有滋阴潜阳功能的食物,常用的有芝麻、糯米、绿豆、苦瓜、乌贼、龟、鳖、鸭肉、猪肉、兔肉、牛奶、蜂蜜、豆腐、甘蔗、木耳、银耳、蔬菜、水果等。山药、莲子、百合既是蔬菜又是中药,阴虚质者平时可以多吃。常用的食疗方有莲子百合煲瘦肉、蜂蜜蒸百合、苦瓜排骨汤等。温燥、辛辣、香浓的食物伤阴,如花椒、茴香、桂皮、辣椒、姜、葱、荔枝、桂圆、杏、羊肉、狗肉等应少吃或不吃。

3. 起居调适 阴虚质者不适合夏练三伏、冬练三九,因为三伏天出大汗则伤阴气、消耗体力,三九天出大汗扰阳气、不利封藏。阴虚质者关节失去津液的濡养,可能会较早出现关节涩滞不利,故中年后不宜做磨损关节的运动,如爬山、上下楼梯、跑步等。阴虚质者适合湿润环境。阴虚质者要保证睡眠充足,严禁熬夜,以藏养阴气;节制房事,以惜阴保精;保持工作生活有条不紊;戒烟限酒。

4. 运动养生 阴虚质的人宜做中小强度的运动,如习练太极拳、太极剑、八段锦、六字诀中的"嘘"字诀等,避免大强度、大运动量锻炼形式,以少出汗为原则。皮肤干燥者可选择游泳,能够润泽肌肤,减少皮肤瘙痒。阴虚者不宜蒸桑拿。

5. 调体方药 阴虚质者宜滋阴补肾,壮水制火。代表方为六味地黄丸、大补阴丸。常用的中药有熟地黄、山药、山茱萸、牡丹皮、桑葚、女贞子等。滋阴应与清热法同用,清热可以存阴。此外,养阴还要兼顾理气健脾,因滋阴药多性柔而腻,久服易伤脾阳,引起纳呆、腹胀等,可加砂仁、木香、陈皮、鸡内金等理气健脾消导之品。阴虚质有精、血、津液亏损之不同,精亏者宜补肾填精为主,如六味地黄丸或左归丸;血虚者宜养血为主,如当归补血汤或四物汤;津亏者宜养肺胃之津,如益胃汤等。中成药宜用蜜糖水送服,中药汤剂宜温服。

(五)痰湿质

1. 精神调摄 痰湿者应增加社会交往活动,多参加集体活动,培养广泛的兴趣爱好,增加知识,开阔眼界。合理安排业余活动,以舒畅情志,调畅气机,改善体质,增进健康。

2. 饮食护理 痰湿质的人宜多食具有宣肺、健脾、益肾、化湿、通利三焦功能的食物,如准山药、薏苡仁、赤小豆、鲫鱼、鲤鱼、鲈鱼、白萝卜、冬瓜、紫菜、竹笋、辣椒、生姜等。痰湿质者可以适当食用偏温燥的食物,但生姜需要注意食用的时间,"冬吃萝卜夏吃姜,不劳医生开药方","上床萝卜下床姜,夜晚生姜赛砒霜"。痰湿质者要少吃酸性、寒凉、肥甘、油腻、滋补的食物,特别是酸性食物如山楂、醋、梅子、枇杷、碳酸饮料、肥猪肉、油炸食品等。常用的食疗方有山药冬瓜汤、赤小豆鲤鱼汤等。此外,痰湿质的人还需注意戒烟限酒。

3. 起居调适 痰湿质者要多晒太阳,多进行户外活动。居室要朝阳,保持居室干燥。痰湿质者可常洗热水澡,最好是泡浴,有利于痰湿的消散;穿衣要宽松,有利于湿气散发。痰湿者一年四季都要注意多排汗,此法可以平衡人体阴阳,改善体质。痰湿质者吃饭不可过饱,速度不宜太快。

4. 运动养生 痰湿质的人多体胖慵懒,不爱运动,应做较长时间的有氧运动。运动宜选择温暖处,可选择的运动项目很多,如散步、慢跑、游泳、武术、舞蹈,打乒乓球、羽毛球、网球等。

5. 调体方药 痰湿质者宜健脾利湿,化痰泄浊。代表方有二陈汤、泽泻散等。常用的中药有生黄芪、白术、茯苓、泽泻、陈皮、紫苏子、白芥子等。湿为阴邪,其性黏滞,宜温化通阳,根据病情需要酌情加桂枝、厚朴、干姜、补骨脂等,但须防止温热太过、水液受灼、化热生变。

临 床 研 究

调节痰湿体质,预防高血压

大量调查研究发现,痰湿体质是高血压的一个高危体质因素。因此,根据体质特点,采用合理的调养措施,优化生活方式,改善偏颇体质,是高血压的治本之法。李天星等提出高血压体质调节三级方案,为高血压的防治提供了可执行、可持续的对策:高血压一级预防是针对高血压危险体质人群,通过辨识体质做到早预测,并按照痰湿质的调养方案调节体质,进行早预防;二级预防是针对正常高值血压人群,参考高血压常规防控方法及痰湿质的调养方案制订辨体养生方案,阻止高血压的发生;三级预防是对高血压患者采用"辨体 - 辨病 - 辨证"相结合的诊疗模式,即在体质二级预防基础上,加入药膳、中药处方干预,以增加调体力度,并严格遵守高血压常规治疗方案,参考高血压中医常见证候,进行辨证调养。

(六) 湿热质

1. 精神调摄 湿热质者应静养心神。静养可以选择以下几种方法:一是传统养生文化,增强文化底蕴和生命的内聚力;二是掌握一些释放不良情绪的方法,如宣泄法、转移注意力、情志相胜法等;三是适当运动,如习练太极拳、八段锦、瑜伽等;四是经常做深呼吸;五是听流畅舒缓的音乐。

2. 饮食护理 湿热质的人宜多食具有清利化湿功能的食物,如薏苡仁、茯苓、赤小豆、蚕豆、绿豆、冬瓜、丝瓜、苦瓜、西瓜、白菜、莲藕、空心菜、萝卜、豆角等。体质内热较盛者,忌辛辣燥热、大热大补之物,少吃肥甘厚腻的食物,如辣椒、生姜、大葱、酒、奶油、动物内脏、狗肉、鹿肉、羊肉、麦冬等。湿热质的人最忌煎炸、烧烤之品。常用食疗方有泥鳅炖豆腐、绿豆藕等。

3. 起居调适 湿热质者居室宜清洁通风,清爽舒服。注意个人卫生,穿衣保持宽松,面料以棉麻、丝绸等透气散湿的天然材料为主,预防皮肤病变。戒烟限酒,保持二便通畅,防止湿热郁聚。进行运动锻炼,舒展筋骨关节。不熬夜,保证睡眠质量。

4. 运动养生 湿热质的人适合做大强度、大运动量的锻炼,如中长跑、游泳、爬山、各种球类运动、武术等。但应避开暑热环境,避免中暑。可以将健身力量练习和中长跑结合进行锻炼。还可以练习六字诀中的"呼""嘻"字诀,有健脾清热利湿的功效。

5. 调体方药 湿热质者宜分消湿浊,清泄伏火,慎用辛温之品。常用的代表方有泻黄散、龙胆泻肝丸、甘露消毒丹等。常用的中药有栀子、龙胆草、茵陈、大黄、苦参、茯苓、泽泻等。根据"火郁发之"的理论,可于泻火解毒之剂中加藿香、防风等,宣透化湿以散热。也可在清热化湿时佐以通利化湿的白茅根、竹叶等,使热从下泄。此外,需注意祛湿热的药物不能久服。

(七) 血瘀质

1. **精神调摄** 血瘀质者应养成开朗、乐观、平和的性格。培养兴趣爱好,如琴棋书画、爬山、跳舞、钓鱼等。学习传统修身养性的方法,增强自我调摄情志的能力。

2. **饮食护理** 血瘀质的人宜多食具有活血化瘀功能的食物,如山楂、油菜、番木瓜、韭菜、黄酒、葡萄酒等,但黄酒、葡萄酒只能少量饮用,以免伤肝。血瘀质的人应禁食收涩、寒凉、冰冻、油腻的食物如乌梅、苦瓜、柿子、石榴等,高脂肪、高胆固醇的食物如蛋黄、动物内脏等也不宜多吃。韭菜、洋葱、桂皮、生姜等适合血瘀质兼阳虚质的人吃;黑木耳、竹笋、魔芋、紫皮茄子等适合血瘀质者或血瘀质兼加湿热质、阴虚质者。玫瑰花、茉莉花泡茶喝有疏肝解郁、活血化瘀的作用。

3. **起居调适** 血瘀质者居室要温暖,避免寒冷。日常生活中注意动静结合,不可贪图安逸。多运动可舒展肢体,活动筋脉,有利于促进气血运行,改善体质。

4. **运动养生** 血瘀质的人可通过运动使全身经络、气血通畅、五脏六腑调和。血瘀质者应选择有利于促进气血运行的运动项目,如习练太极拳、太极剑、易筋经、五禽戏、步行健身法、保健按摩等。血瘀质者心血管功能较弱,不宜做大强度、大负荷的运动,应采取中小负荷、多次数的锻炼。

5. **调体方药** 血瘀质者所用方药宜活血祛瘀、疏经通络。常用的代表方剂有桃红四物汤、大黄䗪虫丸等。常用的中药有桃仁、红花、三七、生地黄、赤芍、川芎、丹皮、丹参、山楂等。可根据瘀血部位的不同进行加减,胸中憋闷者,可用血府逐瘀汤;瘀血头痛者,重用川芎,加全蝎、葛根等;有癥瘕者,可用桂枝茯苓丸加减,或加三棱、莪术、水蛭等。

(八) 气郁质

1. **精神调摄** 气郁质者应静心养神。养神可以选择以下几种方法:一是培养乐观向上的性格,精神愉快则气血和畅,有利于气郁体质的改善。二是培养积极进取的竞争意识和拼搏精神,保持胸襟开阔、开朗、豁达,树立正确的名利观。三是主动寻求生活乐趣,丰富和培养生活情趣,多参加有益的社会活动,广泛结交朋友。四是多参加集体文娱活动,看喜剧,听轻音乐,看富有鼓励、激励性的电视或电影。五是培养钝感,对人际关系、利益得失不要太敏感。六是学会发泄,掌握各种排忧解闷的方法。

2. **饮食护理** 气郁质者宜多食具有理气解郁、调理脾胃功能的食物,如大麦、荞麦、蘑菇、柑橘、柚子、萝卜、佛手、丝瓜、菊花、玫瑰、茉莉花、海藻、山楂等。常用的食疗方有橘皮粥、柴胡白芍炖乌龟和菊花鸡肝汤等。气郁质者应少食收敛酸涩之物,如乌梅、杨梅、杨桃、酸枣、柠檬等,也要少食冰冷食品。睡前避免饮茶、咖啡等提神醒脑的饮料。

3. **起居调适** 气郁质者居室宽敞明亮,温度、湿度适宜,衣着宽松,舒适大方。四时起居顺应自然变化,起居有常,生活规律。多去旅游,回归自然,有利于气机舒畅。

4. **运动养生** 气郁质的人尽量增加户外活动,坚持较大量的运动锻炼。锻炼方法主要有大强度、大负荷练习法,专项兴趣爱好锻炼法和体娱游戏法。大强度、大负荷的练习是一种很好的发泄式锻炼,如跑步、登山、游泳、打球、武术等,有鼓动气血、疏发肝气、促进食欲、改善睡眠的作用。有意识地学习某一项技术性体育项目,定时进行练习,从提高技术水平上体会体育锻炼的乐趣。打牌、下棋、跳舞、瑜伽等体娱游戏有促进人际交流、分散注意、提高自我认同感的作用,持之以恒,可以逐步改善气郁体质。习练太极拳、武术、叩齿、甩手、练习六字诀中的"嘘"字诀等活动,可以调息养神,舒畅肝气。

5. **调体方药** 气郁质者宜疏肝解郁,常用的代表方剂有柴胡疏肝散、逍遥散、越鞠丸等,常用的中药有柴胡、陈皮、川芎、香附、枳实、白芍等。要注意理气不宜过燥,以防伤阴;养阴不宜过腻,以防黏滞。如果气郁兼血郁,加桃仁、红花;气郁兼痰郁,加半夏、竹茹;气郁兼火郁,加连翘、栀子。气郁质者必须充分重视精神调节,如言语开导、顺情解郁、情志相胜法等。

(九) 特禀质

1. **精神调摄** 特禀质者其心理特征因禀质特异情况而不同,但多数对外界环境适应能力差,会表现出不同程度的内向、敏感、多疑、焦虑、抑郁等心理反应,可酌情采取相对应的心理保健措施,疏导不良情绪。应保持积极的态度,平和的心态,生活要弛张有度,避免过度疲劳。遇事冷静,避免过度紧张。

2. 饮食护理 特禀质者饮食应根据个体的实际情况制订不同的食谱。过敏体质者饮食宜清淡,忌生冷、辛辣、肥甘油腻及鱼腥发物,如鱼、虾、蟹、生蚝、辣椒等,以免引动伏痰宿疾。过敏体质者可食用固表粥和葱白红枣鸡肉粥。

3. 起居调适 特禀质者应依据个体情况进行选择。对过敏质者而言,由于容易出现水土不服,在陌生的环境中要注意日常保健,减少户外活动,避免接触各种致敏的动植物,如尘螨、花粉、油漆等,在季节更替时要及时增减衣被,增强机体对环境的适应能力,夏天注意防晒。

4. 运动养生 特禀质的人应根据特禀质的不同特征选择针对性的锻炼项目和方法,逐步改善体质,同时可练习六字诀中的"吹"字诀。过敏体质者避免春天或季节交替时在野外锻炼,以预防过敏性疾病的发作。

5. 调体方药 对于先天性、遗传性疾病或生理缺陷,个体一般无特殊调治方法,只能从亲代调治,防止疾病遗传。过敏质者可用益气固表或凉血消风法,常用方剂为玉屏风散或消风散,常用药物有黄芪、白术、荆芥、防风、蝉衣、乌梅、益母草、当归、生地黄、黄芩、丹皮等,以纠正过敏体质。若鼻流清涕,目痒鼻塞,可选用玉屏风散合麻杏甘石汤加减;若皮肤风疹、湿胜血热者,可选用消风散加徐长卿、紫草、赤芍等。

(王萍丽)

思 考 题

1. 痰湿体质和湿热体质的表现特征有何异同?

2. 某男性,65 岁。各体质类型转化分如下:平和质 75 分,气虚质 56 分,阳虚质 27 分,阴虚质 25 分,痰湿质 12 分,湿热质 15 分,血瘀质 20 分,气郁质 18 分,特禀质 10 分。

(1)根据体质辨证判定标准,该男性的基本体质属于哪种?

(2)如何对其进行饮食指导?

(3)该男性在生活起居方面应注意什么?

3. 某女性,48 岁。各体质类型转化分如下:平和质 75 分,气虚质 16 分,阳虚质 27 分,阴虚质 25 分,痰湿质 32 分,湿热质 25 分,血瘀质 10 分,气郁质 18 分,特禀质 10 分。

(1)根据体质辨证判定标准,该女性的基本体质属于哪种?

(2)该女性体质有哪种体质倾向?

(3)该女性如何通过饮食进行体质调护?

Note:

自我调养保健技能

09章 数字内容

学 习 目 标

● 知识目标：
熟悉头面五官保健、胸背腰腹保健及四肢保健的方法。
● 能力目标：
能运用所学的保健方法指导颜面、头、眼、鼻、口腔、耳、胸、背、腰、腹及四肢的保健。
● 素质目标：
体验中医护理的独特疗效,强化中医护理的责任担当。

中医学认为,人体是一个有机的整体,任何局部功能障碍必然会影响到整体功能。因此,养生保健时要从整体观念出发,从局部保健入手,即根据个人的具体情况,科学地进行某个特定部位的自我保健,从而达到防病、祛病、健康长寿的目的。

第一节 头面五官保健

一、颜面养护

《灵枢·邪气脏腑病形》指出:"十二经脉,三百六十五络,其血气皆上于面而走空窍。"说明面部的血脉丰富,面部的色泽与脏腑气血充盛有关。随着年龄的增长,脏腑精气逐渐减少,逐渐会出现面容的憔悴或色泽的变化。《素问·上古天真论》指出,女子"五七,阳明脉衰,面始焦,发始堕;六七,三阳脉衰于上,面皆焦,发始白……",男子"六八,阳气衰竭于上,面焦,发鬓颁白……"因此,随着年龄的增长、精气衰减,应注意颜面的保健,以延缓衰老。颜面部位暴露在人体上部,六淫之邪侵犯人体,颜面首当其冲,如果防护不周,颜面皮肤易老化。

(一) 科学洗面

经常洗面可疏通气血、保持颜面润泽光洁。

1. **水质** 洗面宜用含矿物质较少的软水,对皮肤有软化作用。

2. **水温** 水温因面部肤质的不同宜因人而异。中性皮肤水温以 30~36℃为宜;油性皮肤水温以 36~38℃为宜;干燥皮肤水温以 25~30℃为宜,不可过热。

3. **次数** 每日至少早、晚两次。洗脸时的手势以中指和无名指从脸的中央往外、从下往上画圆圈式地轻柔移动。

(二) 按摩养颜

面部按摩是颜面保健美容的重要方法,可改善皮肤和皮下组织的血液循环,增强皮肤和肌肉的弹性,促进皮脂腺排泄,使皮肤润泽、细腻,肌肉强健,皱纹舒展,有预防和延缓面部皮肤衰老的作用。

1. **推拿面额** 以一指禅推法推额部,按照从印堂→头维→太阳→鱼腰→攒竹→印堂的顺序,往返推 2~3 遍。此法可减少额部皱纹。

2. **拿头** 五指分开,指端着力,自前向后拿头顶部,如能沿督脉、膀胱经和胆经头部循行路线施术效果更佳。此法具有通经活络、防白发、美容防衰的作用。

3. **摩面** 搓手掌至发热,用双手从下向上、从内向外轻轻摩拭面部,以自觉面部微热为度。此法具有活血养颜、润泽皮肤、减少皱纹、防衰老的作用。

(三) 饮食养颜

古人在饮食养颜方面积累了丰富的经验,如《神农本草经》中记载冬瓜"令人悦泽好颜色"。中医饮食保健养颜要辨别体质的虚实寒热,选择与之相应的饮食,才能收到效果。

1. **补充水分** 补充足够的水分可改变皮肤干燥,减少皱纹,使皮肤润泽。每日水的摄入必须在 2 000~2 500ml,包括饮水和食物中的水分。水的摄入量可随着季节的不同适当调整。

2. **新鲜蔬菜和水果** 新鲜蔬菜和水果含有丰富的维生素、微量元素等,能防止皮肤衰老,保持皮肤细腻滋润。常用的美容蔬菜有冬瓜、白萝卜、大白菜、竹笋、黄豆、西红柿、胡萝卜、莲藕、菠菜、香菇、黑木耳、蘑菇等;常用的美容水果有苹果、梨、荔枝、龙眼肉、猕猴桃、西瓜、桃、柠檬等。可以根据个人体质选择不同性能的蔬果,以达到美容养颜的效果。

3. **含胶原蛋白和弹性蛋白的食物** 此类食物能使皮肤细胞变得丰满,弹性增强,肌肤充盈,皱纹减少,皮肤细腻而有光泽。此类食物主要有猪蹄、动物筋腱和猪皮等。

4. **含铁、锌丰富的食物** 铁是合成血红蛋白的主要成分,锌在皮肤中的含量高,决定着皮肤的光滑和弹性。应适量增加含铁、锌丰富的食物摄入,如动物肝脏、蛋黄、海带、芝麻、瘦肉及海产品等。

5. 美容膳食

（1）玫瑰五花糕：干玫瑰花 25g，红花、鸡冠花、凌霄花、野菊花各 15g，大米、糯米粉各 250g，白糖 250g。做成糕当点心吃，每次 30~50g，每日 1 次。此糕适用于肝气郁结所致的面部雀斑、黄褐斑等。

（2）红颜酒：核桃仁、小红枣各 60g，甜杏仁、酥油各 30g，白蜜 80g，黄酒 1 500ml。浸泡 7d，每日早、晚空腹饮用，每服 10~20ml。适用于脾肾两虚所致的面容憔悴、未老先衰、皮肤粗糙等。

（3）燕窝粥：燕窝 10g，糯米 100g，冰糖 10g。熬成粥即可食用。每日 1 次，连服 7~10d。适用于元气虚损所致的面色不华、颜容憔悴等。

（四）怡情养颜

日常生活中保持平和的心态、乐观的情绪、豁达的胸怀，有助于气血调和，平衡协调脏腑功能，使容颜红润亮丽。

（五）针灸养颜

针灸可以疏通经络，调理气血，起到延缓衰老和美容作用。面部施术一般多用针刺法，针刺颜面部的穴位用平刺法。艾灸用无瘢痕灸或温和灸法。颜面保健一般选择头面部的穴位，如印堂、头维、攒竹、鱼腰等，以及肝经、脾经、胃经、肾经、膀胱经、督脉或任脉的穴位，如脾俞、足三里、肾俞、涌泉、三阴交、中脘等。

二、头部保健

《素问·脉要精微论》有"头者，精明之府"，《本草纲目》亦有"脑为元神之府"，内藏脑髓，髓为肾精所化；头为诸阳之会，手足三阳经及督脉皆上行头面，足厥阴肝经和任脉亦上达于头，故脏腑精气皆上荣于头部。因此，做好头部保健，有助于疏通头部经络，通畅气血，既可正常发挥脑的功能，又可调节全身脏腑功能。

（一）头部保健操

1. 拍头运动　双手十指并拢，握成空拳，从额头开始拍直至后颈部，再从后颈拍至前额，反复拍头 20 次，拍头时动作要缓慢。常拍头有助于增强记忆力，缓解头痛、失眠等。

2. 转头运动　坐姿或站姿均可，挺胸收腹，两眼平视前方，全身放松，头部先顺时针方向转动 10 圈，然后再逆时针方向转动 10 圈，动作不宜过快，要平、要稳。常转头有助于锻炼颈部肌肉，防治神经性头痛。

3. 梳头栉发　将双手十指伸开，从前额发髻向后脑梳理头发，指端紧贴头皮，并向深部稍用力，但不要伤及头皮，每日早晚各做数次。常用手梳头可通经活络，疏通气血，延年益寿。

（二）按摩健脑

头部的自我保健按摩具有健脑宁神、开窍镇痛、聪耳明目的功效，有助于缓解头晕耳鸣、神经衰弱、失眠、头痛等。按摩的方法除推摩面额、拿头、梳头外，还有推眼眶及按揉穴位。

1. 推眼眶　以双手拇指指侧用一指禅推法从攒竹向眉尾方向推摩，反复 30 次。每日早晚各按摩 1 次。

2. 揉按穴位　用大拇指或中指指腹揉按神庭、头维、百会、四神聪等穴约 30s。

（三）药食健脑

健脑的中药和食物具有补肾填精、养心健脾、开通心窍的功效。常用的健脑药食有人参、百合、山药、益智仁、枸杞子、芝麻、桑葚、蛋类、核桃等。常用的健脑药膳如下：

1. 山莲葡萄粥　生山药（切片）50g，莲子 50g，葡萄干 50g，白糖适量，熬粥食用。适用于心脾两虚所致的形体瘦弱、神疲乏力、记忆力减退等。

2. 琼玉膏　人参 60g，茯苓 200g，白蜜 500g，生地黄汁 800ml。炖煮成膏状即可服用。每次 10ml，每天早晚各 1 次。适用于气阴精髓不足所致的心悸、疲倦乏力、记忆力低下、注意力不集中等。

(四) 药枕健脑

药枕属于中医外治法,即将中药装入枕芯中,利用睡眠时头部的温度,使药物的有效成分散发出来,以达到清心明目、健脑安神、调和阴阳的养生目的。如菊花枕,选用菊花干品 1 000g,川芎 400g,决明子 200g,白芷 200g,装入枕芯内,使药香缓慢挥发,一般每个药枕可连续使用半年左右。此药枕具有清热凉血、清利头目之功效。

三、眼睛保健

眼睛的视觉功能主要依赖肝血的濡养和肝气的疏泄。《素问·五脏生成篇》有"肝受血而能视",《灵枢·脉度》亦有"肝气通于目,肝和则目能辨物色矣。"肝血充足,肝气调和,循经上注眼目,则目能视物辨色。目的视物功能还依赖于五脏六腑之精的濡养。《灵枢·大惑论》指出:"五脏六腑之精气,皆上注于目而为之精,精之窠为眼,骨之精为瞳子,筋之精为黑眼,血之精为络,其窠气之精为白眼,肌肉之精为约束。"因此,眼睛的保健既要重视眼睛局部,又要重视脏腑与眼睛的关系。

(一) 闭目养神

中医养生学有"目不妄视""目不久视""目宜常冥"的论述。当眼睛出现疲劳时,可摒除杂念,全身自然放松,闭目静坐 5~10min,或每日定时做 3~5 次闭目静养,有消除视力疲劳的作用。

(二) 运目保健

1. **运目法**　左右上下运目,使眼睛转动灵活,锻炼眼外肌功能。具体方法:端坐凝神,头正,腰直,两眼球同时左旋转 5~6 次,再向左后视数次。然后向前注视片刻,再向右旋转 5~6 次,并向右后视数次,再前视片刻。后视,就是两眼球同时用力,向一侧外耳方向偏视。

2. **远眺运目**　可在清晨、休息或夜间有选择地望树木、蓝天、白云、远山、明月、星空等。此法能调节眼球功能,避免眼球变形而导致视力减退。但又不宜长时间专注一处,否则反而有害。

(三) 按摩健目

1. **摩掌熨目**　《圣济总录》载:"摩手熨目"可"保炼目睛"。其做法是:双手掌相搓至发热,在睁目时两手掌分别按在两目上,使其热气煦熨两目珠,稍冷再摩再熨,如此反复 3~5 遍,每日可做数次。此法有促进局部气血流畅、减轻视疲劳、明目提神的作用。

2. **捏按眼眦**　屏气后,用手捏按两目之四角,直至微感憋气时即可换气结束,连续做 3~5 遍,每日可做多次,有提高视力的作用。

3. **点按穴位**　用示指的指腹或大拇指背第一关节的曲骨,点按丝竹空、鱼腰、攒竹、四白、瞳子髎等穴,手法由轻到重,直至有明显的酸胀感为度,然后再轻揉几次。此法有疏通经络、运血明目、醒神明目、治疗目疾的作用。

(四) 药食养目

新鲜的蔬菜、水果、动物的肝脏、瘦肉,或适当用些鱼肝油,对视力有一定保护作用,切忌贪食膏粱厚味及辛辣大热之品。维生素 A 缺乏会导致夜盲或干眼病,应食蛋黄、黄油、牛奶,或黄绿色蔬菜及红黄色水果,预防维生素 A 缺乏。同时,还可配合以下有明目增视功效的药膳,保护眼睛,增强视力。

1. **杞实粥**　芡实 21g,枸杞子 9g,粳米 75g。煮粥,空腹食之。适用于脾肾两虚所致的视力减退、眼目昏花等。

2. **人参枸杞酒**　人参 20g,枸杞子 350g,熟地黄 100g,冰糖 40g,白酒 10L。药物在酒中浸泡 10~15d,用细布滤除沉淀,静置过滤,澄清即成。根据酒量,每次饮 10~30ml。适用于肝肾阴虚所致的头晕眼花、视物不清、目生翳障。

四、鼻部保健

鼻是呼吸的通道,肺通过鼻与自然界相通,肺之经脉与鼻相连,故《灵枢·五阅五使》有"鼻者,肺之官也",《灵枢·脉度》亦有"肺气通于鼻,肺和则鼻能知香臭矣"。鼻涕为鼻窍的分泌液,由肺津所

Note:

化。鼻涕的正常分泌有赖于肺气的宣发。鼻涕有润泽鼻窍、防御外邪、利于呼吸的作用。因此,鼻的通气和嗅觉功能,鼻涕的化生和分布,均依赖肺津的滋养和肺气的宣发运动。因为鼻位于呼吸道的最上端,是防御外邪入侵的一道重要防线,可以有效防止细菌入侵体内,所以鼻部保健非常重要。

（一）冷水浴鼻

多呼吸新鲜空气,一年四季用冷水洗鼻,可有效改善鼻黏膜的血液循环,增强其对外界环境的适应能力,预防感冒及其他呼吸道疾患。冷水浴鼻的方法:将鼻孔浸在冷水或盐水中,随吸气将水吸入鼻腔,让其充分与鼻黏膜接触,稍停一会儿再将水呼出,反复 1~3min。注意防止水呛入气管。

（二）按摩健鼻

按摩鼻部可增强鼻周围气血流通,可使鼻部皮肤润泽,具有润肺、预防感冒、防治各种鼻炎的作用。

1. **拉鼻**　用拇指与示指夹住鼻根两侧并用力向下拉,由上向下连拉 16 次。

2. **擦鼻**　用两手大拇指的指背中间一节,相互摩热后,摩擦鼻梁两侧 24 次。

3. **刮鼻**　用手指刮鼻梁,从上向下 36 次;或将两手鱼际相互摩擦至热后,按鼻两侧,顺鼻根至迎香穴,上下往返摩擦至局部有热感为止,此后再由攒竹向太阳穴推,至局部有热感,每天 2~3 次。

4. **按摩印堂**　用示指、中指或无名指的指腹点按印堂穴 16 次,也可用两手中指,一左一右交替按摩印堂穴。

5. **按摩迎香**　用两手的拇指或示指指腹按摩迎香穴至局部发热为度。

（三）健鼻功

《内功图说》有三步锻炼健鼻功法:两手拇指擦热,摩擦鼻关 36 次;然后精心意守,排除杂念,二目注视鼻端,默数呼吸次数 3~5min。晚上睡觉前,俯卧于床上,暂去枕头,两膝部弯曲,两足心向上,用鼻深吸清气 4 次,呼气 4 次,最后恢复至正常呼吸。

（四）鼻疗

此法属于中医外治法的范畴,指采用鼻腔给药的途径,以各种不同的方法将中草药纳入鼻中,从而发挥特定的效用,达到防治全身疾病目的的方法。鼻疗法具有使用方便、作用迅速、用药量小、疗效显著等优点。常用的鼻疗法有以下四种:

1. **滴鼻法**　滴鼻法是将药物制成水剂或油剂滴入鼻腔内治疗疾病的一种方法。滴鼻法可使药液直接作用于鼻部,迅速发挥祛邪通窍、清热解毒、活血化瘀等作用,除鼻部疾病外,还可使药液从鼻黏膜吸收,产生全身药理作用,治疗内、外、妇、儿各科疾病。

2. **嗅鼻法**　嗅鼻法是将药物制成粉末,煎取药汁,或鲜品捣烂,以鼻闻其气味的一种疗法。《医学启源》中提到:"药气从鼻孔中直达肺,通经贯络,透彻周身,卒病沉疴,从症用之,以助服药之所不及。"近年来嗅鼻法以及根据该原理发展起来的药枕、药物口罩、鲜花嗅鼻法等都得到了广泛的应用。

3. **香佩法**　香佩法是将芳香药末装在特制囊状布袋或绸袋中,佩戴在胸前、腰际等处,或装入贴身衣袋内,以防治疾病的一种方法。香佩法历史悠久,早在长沙马王堆汉墓出土文物中就有香囊。清代吴尚先《理瀹骈文》收载多首香配方,如避瘟囊、绛囊（盛有七宝如意丹）、抗痨丸佩囊等。

4. **搐鼻法**　搐鼻法是将药物制成粉末搐入鼻内治疗疾病的一种方法。由于本法所用的药物多为芳香走窜之品,吸入鼻腔中对鼻黏膜产生强烈的刺激作用,因而多伴有喷嚏反应,所以又称为"喷嚏法"。人为制造喷嚏有调动肾气、布达阳气、抵御外邪的作用。搐鼻法多用于外感病和精神困顿等。

临 床 研 究

取 嚏 法

取嚏法最早见于《灵枢·杂病》中"哕,以草刺鼻,嚏,嚏而已。"可见当时已认识到取嚏法有通利气机的作用。葛洪《肘后备急方》中载有用吹鼻、滴鼻、灌鼻、塞鼻等方式取嚏以治疗感冒,其取材多为常见的皂角、葱白、薤汁等物。《备急千金要方》中采用多种以芳香药为主的药物防治外感温热病，如用赤散搐鼻、用辟温杀鬼丸香佩等，后代论述瘟疫的医家对此多有引用和发挥。

现代医学研究发现，芳香类药物大都含有芳香萜类含氧衍生物或挥发油，这些物质在进入鼻腔后主要经鼻黏膜上皮细胞吸收进入体循环，可以防治上呼吸道感染。李立等通过研究发现中药防感香囊对流行性感冒症状及发病有潜在的预防作用。

五、口腔保健

口为饮食通道，主接纳和咀嚼食物，口为脾之窍，《灵枢·脉度》有"脾气通于口，脾和则口能知五谷矣。"涎为口津，由脾气布散脾精上溢于口而化生，具有保护、润泽口腔的作用。食欲、口味、涎的化生，都与脾胃的运化功能有关。"齿为骨之余"，由肾中精气充养。因此，脏腑的生理病理变化常反映于口腔的不同部位。同样，口腔的保健也能作用于脏腑，促进脏腑功能的强健。

(一) 固齿保健

1. 叩齿 晋代葛洪在《抱朴子》中曰："牢齿之法，晨起叩齿三百下为良。"《养生四要·慎动》亦曰："齿者，督之标也，齿宜数叩，叩则不龋。"叩齿可以促进牙体、牙龈、牙周组织的血液循环和组织代谢，促进唾液腺的分泌和清洁口腔，达到增强牙体稳定性和牙周功能的目的。叩齿的方法：摒除杂念，全身放松，口唇轻闭，然后上下牙齿有节律地相互轻叩作响，先叩臼齿 50 下，次叩门牙 50 下，再错牙叩犬齿部位 50 下。每日晨起叩齿 1 次或早、晚各叩齿 1 次。叩齿时所有牙齿都要叩，用力不可过大，防止咬伤舌头。

2. 咀嚼 咀嚼是另一种叩齿的方法，具有促进唾液分泌、健脾益胃、促进消化、强肾固齿、清口防龋的作用。

(1) 有物咀嚼：应细嚼慢咽，让食物在口腔中嚼细，充分刺激唾液的分泌，并与唾液充分拌匀后再下咽。除三餐进食时咀嚼外，平时还可适当咀嚼一些干果，促进对牙齿的锻炼和唾液的分泌。

(2) 无物咀嚼：是在口中无食的情况下所进行的类似嚼食过程的运动，是古代一种独特的传统养生方法。

3. 按摩 每天早起用示指按摩牙龈 10min。配合早晚按摩颊车、手三里、合谷穴各 1 次，可预防牙齿松动。或晨起，端坐，用示指、中指、无名指三指逐齿叩 3 下，循环 3 次。入睡前端坐，重复晨起叩齿法 1 次。

(二) 洁齿

1. 漱口 漱口能除去口中的浊气，清洁牙齿，西周时期《礼记》中记载"鸡初鸣，咸盥漱。"说明当时已有早起漱口的卫生习惯。孙思邈《备急千金要方·道林养性》曰："食毕当漱口数过，令人牙齿不败口香。"强调饭后必须漱口。《琐碎录》亦曰："热汤不可漱口，损牙。"提出漱口水的温度要适宜。由此可知，晨起或进食后必须用温度适宜的漱口水漱口。漱口用水种类很多，除水漱、茶漱、盐水漱外，还可用具有清热解毒、芳香化湿的中药煎水含漱，如甘草银花液等。

2. 刷牙 刷牙可以清洁口腔，按摩齿龈，改善牙周血液循环，增进抗病能力。提倡"早晚刷牙，饭后漱口"，睡前刷牙比早晨刷牙更为重要。《云笈七签》载："世人奉养，往往倒置，早漱口不如将卧而漱，去齿间所积，牙亦坚固。"正确的刷牙方法是顺牙缝方向竖刷，先里后外，力量适度。婴儿可用棉花棒蘸冷开水清洁口腔，儿童刷牙选用儿童牙刷。

(三) 咽津

唾液又称为金津玉泉、琼浆甘露、华池神水等。《备急千金要方》中记载："玉泉者，口中之唾也。朝旦未起，早漱津令满口乃吞之。"又有"人当朝朝服食玉泉"，并告诫"不欲多唾"，应该"数数叩齿饮玉浆"，以保身体健康。可见咽津具有重要的保健作用。关于咽津的方法，古代也有很多记载。南北朝时期陶弘景咽津法："清旦未起,先啄齿二七,闭目握固,漱满唾三咽……百病皆除。"明代冷谦咽津法："平明睡起时,即起端坐,凝神息虑,舌抵上腭,闭口调息,津液自生,渐至满口,分作三次,以意送下。"下面介绍两种常用的咽津方法:

1. 搅水津　舌搅口腔,闭唇鼓腮漱唾 36 下,分 3 口咽下,意送丹田。常练此法能增液补肾强身,防治口咽和胃肠疾病。

2. 搅海咽津　用舌在口腔中,牙齿内外轻轻搅动,古人称其为"赤龙搅海",以增加唾液,然后将唾液分 3 次咽下。或者与叩齿配合进行,先叩齿 36 次,后漱津咽唾。时间以早晚为宜。

（四）防治口腔病变

常见口腔病变有牙周炎、龋齿、口腔溃疡等。首先要预防这些病变,其次当病变发生后要及时治疗,以免造成进一步的损害。

（五）药食护齿

钙是牙齿发育不可缺少的营养成分,应多摄入含钙丰富的食物,如牛奶、芝麻酱、虾皮、黄豆等,同时吃含维生素 D 的食物,如鱼肝油、奶酪等。此外,还可进食具有补肝肾、强筋骨、固齿龈的药膳。如杜仲杞鹑汤,即鹌鹑 1 只,枸杞 30g,杜仲 15g,水煎取汁,饮汤食鹑,适用于肝肾亏虚之牙齿不坚、腰膝酸软者。

六、耳部保健

耳是听觉器官,为肾之外窍,《灵枢·脉度》有"肾气通于耳,肾和则耳能闻五音矣。"肾精及肾气充沛,髓海得养,听觉灵敏。此外,在耳郭上有全身脏器和肢体的反应点,可以根据耳郭的变化诊断和防治疾病。现代社会中环境污染和药物不良反应等对听力的损害非常严重,因此应重视耳部保健,不仅可以促进耳的健康,还可以防治全身疾病。

（一）按摩健耳

耳部按摩不仅可促进耳部气血流通,润泽外耳肤色,抗耳膜老化,预防冻耳,防治耳病,还可活跃肾脏元气,强壮身体,抗衰老,助长寿。常见的按摩健耳功法如下:

1. 按摩耳郭　将双手掌心对称按于两耳屏部,慢慢向下、向后至耳根,再向上至乳突,至颞部,再向前向下回到两侧耳屏。如此轻轻按摩,不计次数,按摩到两耳郭潮红发热为度。可防治耳聋、耳鸣。

2. 鸣天鼓　两手心紧贴两耳,两手示指、中指、无名指、小指对称横按在枕部,两中指尖相触,再将示指翘起叠在中指上面,然后把示指从中指上用力滑下,重重叩击枕部。此时耳内可闻洪亮清晰之声如击鼓。先左手 24 次,再右手 24 次,最后两手同时叩击 48 次。可防治耳鸣耳聋。在鸣天鼓时,要自始至终闭目养神,手法由轻到重。长期坚持,可收到强壮阳气、醒脑强智、聪耳明目、防治耳病等作用。

3. 双指对捏　用拇指和示指的指腹对捏耳穴。每穴每次 100 下,每日捏 4 次。如捏耳轮、对耳轮,可防治颈、腰、腿病;捏对耳屏,可防治头晕、头痛。

（二）耳勿极听

声音过响,用耳时间过长,或长期生活在噪声环境中,超过了耳膜负荷能力,易损伤精气,使心神不宁。《淮南子·精神训》载："五声哗耳,使耳不聪。"《千金翼方》中说："养老之要,耳无妄听。"妄听耗伤精气,损害听力。为避免听力受损,应做好必要的保护性措施,如在噪声大的环境中有意识地张开口,以利进入耳道的声波能较快扩散,避免巨大的声音对鼓膜的冲击性损伤。

（三）药食护耳

适当食用一些富含维生素 A、维生素 D 和钙、锌、镁的食物,如南瓜、胡萝卜、牛乳、芝麻、核桃等,有助于增加耳细胞的活力,强壮听小骨,提高耳部功能。此外,还可进食一些聪耳保健的药膳,以补益肝肾、养血填精及疏风清热、清泻肝火、利气通窍等。

1. 千金润耳汤　葱白 15g,牡蛎、白术、磁石、麦冬、白芍、生地、大枣各 30g,甘草 5g,水煎服,具有滋养肾阴、荣润耳窍、预防耳疾的功效。

2. 熘炒黄花猪腰　猪腰 500g,黄花菜 50g,生姜、葱、大蒜、食用油、食盐、白糖、芡粉适量。炒熟,顿食或分次食用。具有补肾益损、固精养血的功效,适用于肾虚所致的耳鸣耳聋、头晕乏力。

学 科 前 沿

脑 病 耳 治

　　脑病学是中医内科学的重要分支,涵盖了现代医学神经病学、精神病学等相关内容,包括抑郁症、中风、癫痫、脑瘫、失眠等。耳穴分布于耳郭的一些特定区域,与人体内脏或躯体各部位相对应。医籍中有许多关于"脑病耳治"的相关记载,如元代《卫生宝鉴》中记载灸"耳后青丝脉"治疗小儿惊痫,晋代《肘后备急方》"救猝死尸厥,以管吹其左耳中极三度,复吹右耳极三度,活"等。现代神经解剖学发现,耳甲区是体表唯一有迷走神经分布的区域,且刺激内脏耳穴区,激活迷走神经耳支,迷走神经传入纤维可将神经冲动传递到孤束核,在孤束核中继后再上传到中缝背核、臂旁核、海马、前额叶皮质等与抑郁症、癫痫、失眠障碍等脑病相关的脑区。因此,在中医理论的指导下,结合现代神经解剖学,李少源等学者提出"脑病耳治",即采用耳穴迷走神经刺激治疗脑病的新思路。

第二节　胸背腰腹保健

　　胸背腰腹部是人身体的重要部位,五脏六腑皆居于中,保持胸背腰腹气血流通,脏腑功能才能协调。

一、胸部保健

　　胸部保健按摩可宽胸理气,宁心安神,还能扩张冠状动脉,增加肺活量,对预防冠心病及呼吸系统疾病有良好作用。推拿乳房可以防治乳房疾病。

（一）推摩胸部

　　仰卧位,用双手掌面由上而下交替轻推胸部中线及两侧数遍,再用双手掌或多指从胸部正中任脉路线向两侧分推数遍,继之用双手掌或多指由上而下或由中线向两侧抚摸数遍。通过推摩达到宽胸理气的作用,可防治胸闷、气喘、心悸、咳嗽等疾病。

（二）拍胸部

　　用虚掌或空拳轻轻拍击胸部,可增强心肺功能和促使痰液的排出,用以防治呼吸和循环系统病症。

（三）推擦季肋

　　以两掌沿胸壁往返推擦,以局部有温热感为度,以达疏肝理气的作用。

（四）推胸胁

　　用一手的手掌平放在同侧胸部的乳头上方,斜行向下推抹,途经前胸正中两乳头之间,推向对侧的胁肋部。此法具有宽胸理气、止咳化痰、平喘降逆、舒肝利胆、消食散瘀等作用。

（五）按摩胸部腧穴

　　用拇指或中指揉按天突、膻中、灵墟、中府、云门等穴,每穴 1min,有宣肺理气、宽胸利膈、降逆化痰、清肺止咳等功效。

（六）推拿乳房

　　取坐位或仰卧位,用左手掌在胸部从左上向右下推摩,右手从右上向左下推摩,双手交叉进行,推摩 30 次。然后两手同时揉乳房正反方向各 30 圈,再左右与上下各揉按 30 次。女性还可做抓拿乳房保健:两小臂交叉,右手扶左侧乳房,左手扶右侧乳房,然后用手指抓拿乳房,一抓一放为 1 次,可连续做 30 次。

二、背部保健

背部为督脉和足太阳膀胱经循行之处,背腰骶部的穴位多是所属脏腑的俞穴,通过对背俞穴的刺激,可调和五脏六腑。背部按摩可直接作用于背部的肌肉、筋骨及脊柱小关节等,有强壮筋骨、预防背部慢性劳损的功效。

(一) 捶背

1. 自己捶打　正坐,双手握拳至背后,自下而上沿脊背轻轻锤打,捶打时身体可稍微前倾,至可以达到的最高位时,再自上而下至腰骶部,如此为 1 次,可连续捶打 5~10 次。亦可取站立姿势,两腿开立,全身放松,双手半握拳,自然下垂,活动时先转腰,两拳随腰部的转动前后交替叩击腰背及小腹,左右转腰为 1 次,连续做 30~50 次。此法可以舒筋通络,行气活血,有益于腰背四肢,并能增强脾胃消化功能,益肾强腰。

2. 他人捶打　坐、卧位均可,坐位时身体稍前倾,卧位时取俯卧位。两手向前平举,枕于头下。捶打方法与自己捶打相同,力度以震而不痛为宜,可用手掌面拍打,也可用拳轻轻锤打。

(二) 捏脊

俯卧位,裸背,术者用双手拇指与示指将脊柱中间的皮肤捏拿起来,自骶部开始,向上捏拿皮肤,左右两手交替进行捏拿,直至大椎,可连续捏拿 3 次。此法可调和脏腑,疏通气血,健脾和胃。注意不宜用力太大,速度不宜过快,两手配合要协调。

(三) 推七线法

术者用掌根推法分别推背部督脉,两侧夹脊线,足太阳膀胱经第一侧线和第二侧线,两侧共计 7 条线,每条线推 3~5 遍。推时应以掌根着力,手指在前,掌根在后,做到轻而不浮,重而不滞,自上而下推动。

三、腰部保健

腰部是保持人体直立功能的部位。在日常生活和工作中,腰部肌肉绝大部分时间处于紧张状态,导致腰部肌肉容易劳损。中医认为,腰为肾之府,腰部的好坏反映肾的虚实。通过腰部的保健,可以达到强腰壮肾的功效。

(一) 腰部按摩

两手背互相搓热后,成半握拳状,掌指骨节抵于脊柱正中,手背紧靠两侧腰肌,上下擦揉,直至腰部发热。不拘次数和时间,随时均可。此法主要按摩督脉之命门、腰阳关,膀胱经的肾俞、气海俞、大肠俞、关元俞等穴,有温补命门、培元补肾、固精止带、舒筋活血之功用。

(二) 揉按命门穴

右手或左手握拳,以示指掌指关节突起部(拳尖)置于命门穴上,先顺时针方向压揉 9 次,再逆时针方向压揉 9 次,如此重复操作 36 次,意守命门穴。每天按揉此穴,具有温肾阳、强腰脊等作用。

(三) 叩击腰骶

手握虚拳,以拳有节奏地叩击腰部脊柱两侧到骶部,左右皆叩击 36 次。每天叩击腰骶具有活血通络、强筋健骨等作用。

(四) 腰部运动

1. 转胯运腰　取站立姿势,双手叉腰,拇指在前,其余四指在后,中指按在肾俞穴上,吸气时将胯由左向右摆动,呼气时由右向左摆动,一呼一吸为 1 次,可连续做 8~32 次。

2. 俯仰健腰　取站立姿势,吸气时两手从体前上举,手心向下,一直举到头上方,随手指尖朝上,呼气时弯腰两手触地或脚。如此连续做 8~32 次。

3. 旋腰转脊　取站立姿势,两手上举至头两侧与肩同宽,拇指尖与眉同高,手心相对,吸气时上体由左向右扭,头也随着向右后方扭动,呼气时由右向左扭动,一呼一吸为 1 次,可连续做 8~32 次。

四、腹部保健

腹部属中下焦,内藏肝、胆、脾、胃、大肠、小肠、肾、膀胱、胞宫等,对食物的吸收与排泄具有重要作用,同时腹部还有生殖器官,担负着延续生命的作用。做好腹部保健,可以加强脾胃的运化功能,防治纳少、纳呆、腹痛、腹泻等病证;亦可温补肾阳,提高脏腑的生理功能及生殖功能。

(一)腹部保暖

腹部日常要注意保暖,年老或体弱者可用"肚兜"保健。肚兜的做法:将蕲艾捶软铺匀,盖上丝绵或棉花,装入双层肚兜内,将肚兜系于腹部即可。

(二)自我按摩

搓热双手掌,然后双手相重叠,置于腹部,用掌心绕脐沿顺时针方向由小到大转摩 36 圈,再逆时针方向由大到小绕脐摩 36 圈,立、卧均可,饭后、临睡前均可进行。可健脾胃、助消化,并有安眠和防治胃肠疾病的作用。按摩手法要轻柔和缓适中,切忌马虎粗暴。整个操作需 10~15min。患者饭前饭后 1h 内和酒醉后不宜按摩治疗。

(三)腹部点穴

在腹部按摩的基础上,重点对腹部穴位加以刺激,以增强保健功效。点穴方法:以拇指或示中二指依次点揉中脘、梁门、天枢、关元等穴,以调理胃肠功能,温补肾阳。每穴 20~30s。

(四)腹部推拿

1. 推摩脘腹　仰卧,术者站其右侧,用双手拇指或手掌由胸骨剑突部沿肋骨边缘做轻缓的"八"字形分推数次,双手掌自上而下分 3 条线交替推数遍,双手掌沿结肠走向顺时针交替推数次,然后用双手掌由上而下摩上腹、中腹及小腹 10 余次,再沿结肠走向顺时针抚摩数次。

2. 揉压腹部　用双手拇指或手掌着力,分 3 条线由上而下轻缓地揉至小腹数遍,而后用双手掌重叠或双手多指重叠,由上而下及沿结肠走向随呼吸缓稳地按压腹部数遍。

3. 推荡胃腑　用双手掌面着力,按置于中脘穴上,由上而下缓稳柔和地左右推荡胃腑,往返共做 10 次。

4. 调理中焦　以拇指或示中二指依次点揉中脘、梁门、天枢、关元等穴,以调理脾胃,温肾补肾。每穴点揉 20~30s。

第三节　四 肢 保 健

双上肢和双下肢总称为四肢。四肢由筋、骨、血脉、肌肉、皮毛组成。因心主四肢血脉,肺主四肢皮毛,脾主四肢肌肉,肝主四肢之筋,肾主四肢之骨,故五脏与四肢有关,而脾与四肢的关系尤为密切。手足是人体十二经脉必经之地,手指端和足趾端是人体阴阳经脉交汇之处,手足最能反映人体阴阳的协调与否。故历代医家非常重视四肢手足的保健。

一、上肢保健

(一)按摩保健

用自己的双手在身体某部位或穴位上揉、搓、提、拿、按压、拍打,以促进血液循环,改善消化功能,强壮筋骨,消除疲劳,安神健体,提高抗病能力。

1. 揉拿上肢　以拇指与其余四指分别揉拿上肢的内侧、前侧和外侧,力量应深沉且柔和。方向应从上向下,做 5~10 遍。

2. 点揉诸穴　以拇指或示中二指指端依次点揉肩髃、极泉、曲池、手三里、内关、外关、合谷、劳宫等穴各 30s。

3. 揉捻手指　以拇指的指腹与示指远节的桡侧揉捻手指，一次揉捻拇、示、中、无名指及小指。从指根到指尖揉捻 3 遍。应揉捻手指的两侧，揉捻的速度宜快，移动的速度宜慢。

4. 摇肩关节　先立正站好，右腿向前跨出一步，右手叉腰，摇动左侧肩关节；然后立正还原，再出左腿，摇动右侧肩关节。摇动的幅度宜大，速度适中，每侧摇动 20~30 圈。

5. 中指扣按劳宫法　双手做抓握动作，手指一握一松，中指扣住劳宫穴。

（二）推拿保健

上肢推拿具有缓解疲劳、治疗上肢疾病、改善上肢的运动功能以及改善末梢血液循环的作用。

1. 放松上肢肌肉　术者以拿法从肩到手放松整个上肢。放松时可以先放松上肢的内侧，然后再分别放松前、外、后面。也可用单手掌沿经络循行路线（手三阳经脉由下向上，手三阴经脉由上向下）揉数遍。

2. 运动上肢　术者分别运动上肢的肩关节和肘关节，使肩关节充分外展、内收、上举内旋、外旋，然后做肘关节的屈伸、摇动。

3. 拨揉上肢　术者用一手固定上肢适宜部位，另一手中指轻拨腋下大筋、拇指拨上臂大筋、中指拨肘下大筋各 3 次，以麻感传至手指为佳；而后再用双手多指由上而下柔和地拨肩至手部筋肉数遍，用一手握其上肢适宜部位，另一手小鱼际或掌指关节揉上肢数遍。

4. 搓摩上肢　术者用双手轻快地由上而下或由下而上往返搓上肢部数遍，要快搓慢移，以肩、肘、腕三关节为重点部位。然后用双手多指及掌部着力，轻快地摩肩至腕部数遍。

5. 叩击上肢　用空掌或虚拳由轻到重、再由重到轻地快速叩击上肢部数遍，以肩、肘、腕三关节为重点。

6. 摇动腕关节　术者五指与患者五指交叉握住，做环旋摇动。

7. 拔伸手指　术者以一手拿住患者的腕部，另一手半握拳，拇指盖住拳眼。示、中指轻轻挟住患者手指，然后迅速拔伸，使患者手指从医生手指中滑出，并从医生手中发出一声清脆的响声。如此依次拔伸拇、示、中、无名指及小指。

二、下肢保健

（一）足部保健

足部不适是人体早衰和发生病变的一个征象，"树枯根先竭，人老脚先衰""种树护根，养人护脚"。人体各个器官在脚掌都有对应的部位，所以把下肢保健作为促进健康长寿的一种方法。

1. 宜保暖　中医学认为"诸病从寒起，寒从足下生。"足下为阴经所聚，阴气常胜，又远离心脏，血液供应少，表面脂肪薄，保温力差，所以足部要注意保暖，耐寒力差的人或老年人更要注意。鞋袜应宽松、柔软和保暖，鞋要防水，透气性能好。

2. 勤泡洗　《琐碎录·杂说》有"足是人之底，一夜一次洗。"说明人们早就把睡前浴足看做养生保健的措施之一。足宜经常用温水泡洗，能刺激足部穴位，增强血液运行，调整脏腑，疏通经络，安神定志，从而达到强身健体、祛病除邪的目的。除温水泡脚外，还可以采用辨证药浴的方法。

（二）下肢按摩

按摩下肢穴位和刺激足底反射区，可解除疲劳，改善下肢血液循环，促进静脉血液回流，调节内脏功能。

1. 揉拿下肢　用揉法按揉大腿前侧，用拿法拿小腿的后侧。刺激要柔和，时间 3~5min。

2. 推擦涌泉　以两掌或两手拇指推擦涌泉穴，使有温热感，每侧 5min。

3. 点揉穴位　以拇指或示、中二指点揉血海、内膝眼、外膝眼、足三里、三阴交、涌泉等穴，每穴大约揉 30s。

4. **击打小腿**　以两手掌根有弹性地击打小腿后方,左右各击打 20~30 次。

5. **摩揉膝盖**　双手示、中二指拿住同侧下肢的内、外膝眼,余指夹持髌骨,掌心按于髌骨正中,沿顺时针和逆时针方向各用力揉按 24 次。

6. **按摩足部**　按摩足部主要是按摩穴位和足底反射区,可用指腹,也可用按摩棒、按摩球等按摩工具。作为日常保健,可在每个反射区按摩 2~3min,先左脚后右脚,每次按摩 30min 左右。按摩的力度顺序为轻→重→轻,以能忍受为限。按摩中如发现有异常的酸、胀、刺、麻、痛的感觉,或皮肤有结节状、条索状、沙粒状等印迹出现时,说明其对应部位可能有功能性疾病,需要重点按摩。

（三）下肢推拿

1. **下肢后侧拿法**　用拇指与其余四指在下肢的后侧做拿法,分别拿下肢的外侧、后侧、内侧,可使下肢后侧肌肉放松。

2. **下肢后侧击法**　术者两手五指分开,以手的尺侧有节律、有弹性地击打两下肢的后侧。击的顺序应自上而下,击打 3~5 遍。

3. **下肢后侧推法**　用掌推法作用于下肢的后侧。注意推的方向是自下而上推动,有利于下肢静脉回流。

4. **屈膝屈踝法和屈髋伸踝法**　前者是使受术者极度屈膝屈踝,以牵拉下肢前侧肌肉并使其放松。后者是将患者的下肢伸直抬起,并尽量屈髋伸踝,以牵拉下肢后侧肌肉并使其放松。

5. **搓涌泉**　以大鱼际着力,往返快速搓涌泉穴,至局部温热舒适。

[附]

八 段 锦

八段锦是我国古代传统的养生功法。八段锦有坐势和立势两种形式。八段锦的"八"字不单指段、节和八个动作,而是表示其功法有多种要素,相互制约,循环运转。正如明代高濂所著《遵生八笺·八段锦导引法》中提到的:"子后午前做,造化合乾坤。循环次第转,八卦是良因。""锦"字是由"金""帛"组成的,以表示其精美华贵。此外,"锦"字还应理解为是单个导引术式的荟萃,如丝锦那样绚丽精美。八段锦在历代相传中得到不断发展,流派繁多,现代较为流行的练习方法和歌诀见于清代梁世昌《易筋经图说》所附《八段锦》。常用立势形式,八段锦八势基本内容如下:

第一势:双手托天理三焦;

第二势:左右开弓似射雕;

第三势:调理脾胃须单举;

第四势:五劳七伤向后瞧;

第五势:摇头摆尾去心火;

第六势:两手攀足固肾腰;

第七势:攒拳怒目增力气;

第八势:背后七颠百病消。

（王萍丽）

思 考 题

1. 比较 4 种鼻疗法的异同点。

2. 某女性,32 岁,因两目干涩 1 个月而就诊。近期工作繁忙,经常在电脑前熬夜加班,出现眼睛干涩,视物模糊,不耐久视,前来就诊。请思考:

（1）如何指导该患者进行运目保健？

（2）该患者可选择哪些养目的食物？

3. 某男性，46 岁，因腰痛半年而就诊。半年前久坐后常出现腰痛、腰酸不适，在单位职工医院 CT 检查未发现异常，给予膏药外敷（具体名称不详），症状缓解。为彻底治愈，前来就诊。请思考：

（1）如何指导该患者进行腰部按摩？

（2）适合该患者腰部运动的具体方法有哪些？

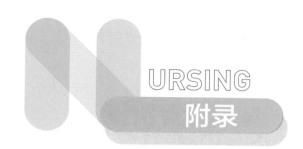

中医体质分类与判定表

1. **判定方法**　回答以下中医体质分类与判定表中的全部问题,每一问题按5级评分,计算原始分和转化分,依标准判定体质类型。

原始分:各个条目分值相加

转化分数:转化分数 = [(原始分 − 条目数)/(条目数 × 4)] × 100

2. **判定标准**　平和质为正常体质,其他8种体质为偏颇体质。平和质与偏颇体质判定标准见附表1;九种体质测量标准见附表2~附表10。

附表1　平和质与偏颇体质判定标准

体质类型	条件	判定结果
平和质	转化分 ≥ 60 分	是
	其他8种体质转化分均 <30 分	
	转化分 ≥ 60 分	基本是
	其他8种体质转化分均 <40 分	
	不满足上述条件者	否
偏颇体质	转化分 ≥ 40 分	是
	转化分 30~39 分	倾向是
	转化分 <30 分	否

附表2　平和质判定量表

请根据近一年的体验和感觉,回答以下问题	没有 (根本不)	很少 (有一点)	有时 (有些)	经常 (相当)	总是 (非常)
(1)您精力充沛吗?	1	2	3	4	5
(2)您容易疲乏吗?*	1	2	3	4	5
(3)您说话声音低弱无力吗?*	1	2	3	4	5
(4)您容易忘事(健忘)吗?*	1	2	3	4	5

续表

请根据近一年的体验和感觉,回答以下问题	没有 (根本不)	很少 (有一点)	有时 (有些)	经常 (相当)	总是 (非常)
(5)您感到闷闷不乐、情绪低沉吗?*	1	2	3	4	5
(6)您比一般人耐受不了寒冷(冬天的寒冷,夏天的冷 空调、电扇)吗?*	1	2	3	4	5
(7)您能适应外界自然和社会环境的变化吗?	1	2	3	4	5
(8)您容易失眠吗?*	1	2	3	4	5

判断结果:□是 □基本是 □否

注:标有*的条目需先逆向计分,即 1→5,2→4,3→3,4→2,5→1,再用公式计算转化分。

附表3 气虚质判定量表

请根据近一年的体验和感觉,回答以下问题	没有 (根本不)	很少 (有一点)	有时 (有些)	经常 (相当)	总是 (非常)
(1)您容易疲乏吗?	1	2	3	4	5
(2)您容易气短(呼吸短促,接不上气)吗?	1	2	3	4	5
(3)您容易心慌吗?	1	2	3	4	5
(4)您容易头晕或站起时晕眩吗?	1	2	3	4	5
(5)您喜欢安静,懒得说话吗?	1	2	3	4	5
(6)您说话声音低弱无力吗?	1	2	3	4	5
(7)您比别人容易患感冒吗?	1	2	3	4	5
(8)您活动量稍大就容易出虚汗吗?	1	2	3	4	5

判断结果:□是 □倾向是 □否

附表4 阳虚质判定量表

请根据近一年的体验和感觉,回答以下问题	没有 (根本不)	很少 (有一点)	有时 (有些)	经常 (相当)	总是 (非常)
(1)您手脚发凉吗?	1	2	3	4	5
(2)您胃脘部、背部或腰膝部怕冷吗?	1	2	3	4	5
(3)您感到怕冷,衣服比别人穿得多吗?	1	2	3	4	5
(4)您比一般人耐受不了寒冷(冬天的寒冷,夏天的冷空调、 电扇等)吗?	1	2	3	4	5
(5)您比别人容易患感冒吗?	1	2	3	4	5
(6)您吃(喝)凉的东西会感到不舒服或怕吃(喝)凉东西吗?	1	2	3	4	5
(7)您受凉或吃(喝)凉的东西后,容易腹泻吗?	1	2	3	4	5

判断结果:□是 □倾向是 □否

附表 5　阴虚质判定量表

请根据近一年的体验和感觉,回答以下问题	没有（根本不）	很少（有一点）	有时（有些）	经常（相当）	总是（非常）
(1)您感到手脚心发热吗?	1	2	3	4	5
(2)您感觉身体、脸上发热吗?	1	2	3	4	5
(3)您皮肤或口唇干吗?	1	2	3	4	5
(4)您口唇的颜色比一般人红吗?	1	2	3	4	5
(5)您容易便秘或大便干燥吗?	1	2	3	4	5
(6)您面部两颧潮红或偏红吗?	1	2	3	4	5
(7)您感到眼睛干涩吗?	1	2	3	4	5
(8)您感到口干咽燥、总想喝水吗?	1	2	3	4	5

判断结果:□是　□倾向是　□否

附表 6　痰湿质判定量表

请根据近一年的体验和感觉,回答以下问题	没有（根本不）	很少（有一点）	有时（有些）	经常（相当）	总是（非常）
(1)您感到胸闷或腹部胀满吗?	1	2	3	4	5
(2)您感到身体沉重,不轻松或不爽快吗?	1	2	3	4	5
(3)您腹部肥满松软吗?	1	2	3	4	5
(4)您有额部油脂分泌多的现象吗?	1	2	3	4	5
(5)您上眼睑比别人肿(上眼睑有轻微隆起的现象)吗?	1	2	3	4	5
(6)您嘴里有黏黏的感觉吗?	1	2	3	4	5
(7)您平时痰多,特别是咽喉部总感到有痰堵着吗?	1	2	3	4	5
(8)您舌苔厚腻或有舌苔厚厚的感觉吗?	1	2	3	4	5

判断结果:□是　□倾向是　□否

附表 7　湿热质判定量表

请根据近一年的体验和感觉,回答以下问题	没有（根本不）	很少（有一点）	有时（有些）	经常（相当）	总是（非常）
(1)您面部或鼻部有油腻感或者油亮发光吗?	1	2	3	4	5
(2)您易生痤疮或疮疖吗?	1	2	3	4	5
(3)您感到口苦或嘴里有异味吗?	1	2	3	4	5
(4)您大便黏滞不爽,有解不尽的感觉吗?	1	2	3	4	5
(5)您小便时尿道有发热感、尿色浓(深)吗?	1	2	3	4	5
(6)您的带下色黄(白带颜色发黄)吗?（限女性回答）	1	2	3	4	5
(7)您的阴囊部位潮湿吗?（限男性回答）	1	2	3	4	5

判断结果:□是　□倾向是　□否

附表8 血瘀质判定量表

请根据近一年的体验和感觉,回答以下问题	没有（根本不）	很少（有一点）	有时（有些）	经常（相当）	总是（非常）
(1)您的皮肤在不知不觉中会出现青紫瘀斑(皮下出血)吗?	1	2	3	4	5
(2)您两颧部有细微红丝吗?	1	2	3	4	5
(3)您身体上有哪里疼痛吗?	1	2	3	4	5
(4)您面色晦暗或容易出现褐斑吗?	1	2	3	4	5
(5)您容易有黑眼圈吗?	1	2	3	4	5
(6)您容易忘事(健忘)吗?	1	2	3	4	5
(7)您口唇颜色偏暗吗?	1	2	3	4	5
判断结果:□是 □倾向是 □否					

附表9 气郁质判定量表

请根据近一年的体验和感觉,回答以下问题	没有（根本不）	很少（有一点）	有时（有些）	经常（相当）	总是（非常）
(1)您感到闷闷不乐、情绪低沉吗?	1	2	3	4	5
(2)您容易精神紧张、焦虑不安吗?	1	2	3	4	5
(3)您多愁善感、感情脆弱吗?	1	2	3	4	5
(4)您容易感到害怕或受到惊吓吗?	1	2	3	4	5
(5)您胁肋部或乳房胀痛吗?	1	2	3	4	5
(6)您无缘无故叹气吗?	1	2	3	4	5
(7)您咽喉部有异物感,且吐之不出、咽之不下吗?	1	2	3	4	5
判断结果:□是 □倾向是 □否					

附表10 特禀质判定量表

请根据近一年的体验和感觉,回答以下问题	没有（根本不）	很少（有一点）	有时（有些）	经常（相当）	总是（非常）
(1)您不是感冒也会打喷嚏吗?	1	2	3	4	5
(2)您不是感冒也会鼻塞、流鼻涕吗?	1	2	3	4	5
(3)您有因季节变化、温度变化或异味等原因而咳喘的现象吗?	1	2	3	4	5
(4)您容易过敏(对药物、食物、气味、花粉或在季节交替、气候变化时)吗?	1	2	3	4	5
(5)您的皮肤容易起荨麻疹(风团、风疹块、风疙瘩)吗?	1	2	3	4	5
(6)您的皮肤因过敏出现过紫癜(紫红色瘀点、瘀斑)吗?	1	2	3	4	5
(7)您的皮肤一抓就红并出现抓痕吗?	1	2	3	4	5
判断结果:□是 □倾向是 □否					

A

B

C

Z

［1］ 陈佩仪. 中医护理学基础 [M]. 2 版. 北京: 人民卫生出版社, 2017.

［2］ 陈洪新. 中医基础理论 [M]. 4 版. 北京: 中国中医药出版社, 2016.

［3］ 徐桂华, 胡慧. 中医护理学基础 [M]. 3 版. 北京: 中国中医药出版社, 2016.

［4］ 李灿东. 中医诊断学 [M]. 北京: 中国中医药出版社, 2016.

［5］ 施洪飞, 方泓. 中医食疗学 [M]. 北京: 中国中医药出版社, 2016.

［6］ 马烈光, 樊旭. 中医养生学导论 [M]. 北京: 中国中医药出版社, 2020.

［7］ 孙秋华. 中医护理学 [M]. 北京: 人民卫生出版社, 2017.

［8］ 许能贵, 胡玲. 经络腧穴学 [M]. 2 版. 北京: 人民卫生出版社, 2016.

［9］ 孙秋华, 陈莉军. 中医护理学基础 [M]. 北京: 人民卫生出版社, 2016.

［10］ 高思华, 王键. 中医基础理论 [M]. 3 版. 北京: 人民卫生出版社, 2016.

［11］ 王之虹. 推拿手法学 [M]. 3 版. 北京: 人民卫生出版社, 2016.

［12］ 廖品东. 小儿推拿学 [M]. 2 版. 北京: 人民卫生出版社, 2016.

［13］ 刘明军, 孙武权. 推拿学 [M]. 2 版. 北京: 人民卫生出版社, 2016.

［14］ 石学敏. 石学敏针灸全集 [M]. 2 版. 北京: 科学出版社, 2016.

［15］ 凌昌全, 周庆辉, 顾伟. 腕踝针 [M]. 上海: 上海科学技术出版社, 2017.

［16］ 梁繁荣, 常小荣. 针灸学 [M]. 3 版. 上海: 上海科学技术出版社, 2018.

［17］ 梁繁荣, 王华. 针灸学 [M]. 4 版. 北京: 中国中医药出版社, 2016.

［18］ 赵吉平, 李瑛. 针灸学 [M]. 3 版. 北京: 人民卫生出版社, 2016.

［19］ 赵毅, 季远. 推拿手法学 [M]. 4 版. 北京: 中国中医药出版社, 2016.

［20］ 陈红风. 中医外科学 [M]. 4 版. 北京: 中国中医药出版社, 2016.

［21］ 谢建兴. 外科学 [M]. 4 版. 北京: 中国中医药出版社, 2016.

［22］ 穆欣. 中西医常用护理技术 [M]. 北京: 中国中医药出版社, 2018.

［23］ 王琦. 中国人九种体质的发现 [M]. 北京: 科学技术出版社, 2011.

［24］ 谢梦洲, 朱天民. 中医药膳学 [M]. 3 版. 北京: 中国中医药出版社, 2016.

［25］ 章文春, 吴选辉, 刘争强. 基于气论的经络实质探析 [J]. 中华中医药杂志, 2019, 34 (12): 5533-5536.

［26］ 钟嘉明, 黄键澎, 蒋丽等. 电针合谷穴所产生的运动皮层手面区之间的可塑性 [J]. 针刺研究, 2020, 45 (10): 829-834.

［27］ 韩佳炜, 杨继维, 陈林玲等. 针刺"水沟""内关"对脑出血大鼠血肿周围脑组织细胞凋亡相关因子表达的影响 [J]. 针刺研究, 2020, 45 (10): 812-817.

［28］ 王明振, 孙忠人, 邹儒文等. 热敏灸治疗神经系统疾病的研究进展 [J]. 中华中医药杂志, 2019, 34 (04): 1599-1601.

［29］ 文婷, 李干, 陈世彪等. 耳穴磁珠贴压对分娩镇痛中产妇体温、炎性反应及胎盘病理结果的影响 [J]. 针刺研

究, 2020, 45 (12): 1010-1013.

[30] 李亚静, 马纳, 屈金源. 眼部刮痧治疗视疲劳的疗效观察 [J]. 中华中医药杂志, 2018, 33 (9): 4235-4236.

[31] 孙明丽, 胡博, 阮娜. 不同厚度纱布中药湿敷对肝经郁热型蛇串疮皮损的疗效观察 [J]. 北京中医药, 2020, 39 (6): 622-624.

[32] 项春雁, 张微, 陈晓燕等. 穴位按摩随机对照试验文献质量分析 [J]. 护理研究, 2020, 34 (12): 2228-2230.

[33] 雷艳, 张晗, 杨小梦. 艾盐包热熨对胃癌患者放疗相关恶心、呕吐的临床效果 [J]. 解放军护理杂志, 2018, 35 (17): 58-60.

[34] 王红霞, 郭烁, 黄玲玲等. 泄浊解毒方联合系统涂药疗法治疗痛风性关节炎临床观察 [J]. 中华中医药杂志, 2020, 35 (07): 3774-3777.

[35] 谭玉婷. 中药离子导入法在老年脑卒中后失眠病人中的应用效果观察 [J]. 护理研究, 2017, 31 (22): 2737-2740.

[36] 莫选菊, 张晓, 彭继海等. 腕指抗阻运动联合蜡疗对系统性硬皮病患者手功能和生活质量的影响 [J]. 护理学杂志, 2021, 36 (02): 35-37.

[37] 魏昭晖, 王晓丽, 万生芳. 证及辨证思想的理论探讨 [J]. 中医研究, 2019, 32 (07): 4-6.

[38] 李立, 张弛, 崔鑫等. 中药防感香囊对成人流行性感冒预防效果的随机对照预试验 [J]. 中医杂志, 2019, 60 (12): 1747-1750.

[39] 李少源, 荣培晶, 张悦等. 基于耳穴迷走神经电刺激技术的"脑病耳治"思路与临床应用 [J]. 中医杂志, 2020, 61 (24): 43-47.